看護学教育評価の基礎と実際 第2版

看護実践能力育成の充実に向けて

田島桂子

前広島県立保健福祉大学副学長
保健福祉学部看護学科・教授

医学書院

看護学教育評価の基礎と実際
看護実践能力育成の充実に向けて

発　行	1989 年 4 月 1 日　第 1 版第 1 刷
	2007 年 1 月 6 日　第 1 版第 15 刷
	2009 年 6 月 15 日　第 2 版第 1 刷Ⓒ
	2024 年 2 月 15 日　第 2 版第 8 刷

著　者　田島桂子（たじまけいこ）

発行者　株式会社　医学書院
　　　　代表取締役　金原　俊
　　　　〒113-8719　東京都文京区本郷 1-28-23
　　　　電話　03-3817-5600（社内案内）

印刷・製本　三報社印刷

本書の複製権・翻訳権・上映権・譲渡権・貸与権・公衆送信権（送信可能化権を含む）は株式会社医学書院が保有します．

ISBN978-4-260-00933-1

本書を無断で複製する行為（複写，スキャン，デジタルデータ化など）は，「私的使用のための複製」など著作権法上の限られた例外を除き禁じられています．大学，病院，診療所，企業などにおいて，業務上使用する目的（診療，研究活動を含む）で上記の行為を行うことは，その使用範囲が内部的であっても，私的使用には該当せず，違法です．また私的使用に該当する場合であっても，代行業者等の第三者に依頼して上記の行為を行うことは違法となります．

JCOPY〈出版者著作権管理機構　委託出版物〉
本書の無断複製は著作権法上での例外を除き禁じられています．複製される場合は，そのつど事前に，出版者著作権管理機構（電話 03-5244-5088，FAX 03-5244-5089，info@jcopy.or.jp）の許諾を得てください．

第2版の改訂にあたって

　本書の第1版が出版されてからすでに20年が経過している．その間には，看護職者の名称の変更，教育課程の改正など看護職者を取り巻く環境の変化や看護の現場における患者・クライエントへの対応の仕方が，いろいろな面で変化している．これまで本書を改訂してこなかった理由には，第1版が看護実践能力育成を重視して，看護の本質に基づく看護学教育評価の基礎にかぎって著したものであり，さまざまな環境の変化には影響されないと考えていたからである．

　しかし，近年において，看護の実践能力の育成過程や看護との取り組み方が多様化しており，それらから教育と評価にかかわるさまざまな課題が生じているので，関連する基本的な事柄への共通認識の必要性を感じ，改訂を行うこととした．看護と教育が人を対象としているかぎり，人々の毎日の営みにかかわる看護と教育の基本が，大きく変わることは考えにくい．したがって，看護および教育の本質に立ち戻って，教育の成果を得るための教育方法と評価のあり方の検討が必至であるように思ったからである．

　今回の改訂は，現在の看護学教育のあり方，看護の現場からの声などにより日ごろ感じている，次のような素朴で当たり前の視点への再認識の必要性からの取り組みである．

① 看護および教育は，目前の対象となる人々との直接的なかかわりの過程で成り立つものである．

② 看護学教育は，教育制度や教育課程の改正，教育内容にかかわる微細な基準・規準の作成では看護の質を高める成果は望めない．それに先立ち，看護と看護学教育の目的の明確化と教育担当者の看護実践能力の育成が不可欠である．

③ 看護学の教育を期待する看護の実践能力育成につなげるには，すべての教育の過程で既修(習)内容を組み入れた関連内容の統合・総合化と，それらの活用方法への動機づけをはからなければならない．

④ 看護の教育の過程では，最小限の基本とその多様な活用方法に基づく発展的な想像・創造力の育成が不可欠である．

⑤ 生涯学修が必要な看護専門職者の教育では，確実な基礎教育を行い，継続教育の充実・発展の素地づくりを行う必要がある．

⑥ 看護専門職者としての発展を望むには，基準や規準，指示待ちではなく，自ら活動できる主体性・自主性をすべての学修過程に並行して取り入れる必要がある．

⑦ 看護学教育の評価には，教育・指導者の看護実践能力による教育とその過程における評価する目が重要な意味をもつ．

　これらの内容は，第1版の「序にかえて」で述べている看護学教育評価を考える際の課題の内容に向けて，確かな見解をもっていなければならない事項である．

したがって，本改訂では，看護学教育の現状をその変遷をふまえて振り返るための看護・看護学教育の基盤に必要な考え方，看護の考え方と看護実践能力との関係，教育の過程における看護実践の評価目標の考え方，統合・総合能力に関する評価方法および継続教育の過程における教育と評価の考え方などについて新たな項を加え，さらにこれらの考え方に基づいて第1版の全般の見直しを行っている．

　加えて，筆者の本書に託す気持ちを表現すると，①看護は現場で人と人とのかかわりのなかで生まれるものであること，②看護は形で規制されるものではなく看護職者・患者・クライエント，その他の人々との間で創造し実践されるものであること，③看護計画立案および看護診断の前に，人と直接的な関係のなかでのヘルスアセスメント（フィジカルアセスメントを含む）能力による人の総合的見方の強化の必要性，④総合・統合能力に関する評価方法の項で言及している「目標達成の過程を可視化し自信をもたせる」「思考のののぼりおりを活かした関連内容の統合・判断能力の育成」「他人との協調・対応能力の育成」などから主体性・自主性が芽生え，将来への発展が導かれる教育が，その基盤におかれることを切望していることである．看護実践能力は，その結果として自然に身につくものであると確信しているからである．

　最後ではあるが，長年，本書の第1版を愛用してくださった皆様と，本書の刊行に当たって，労をいとわずご配慮をいただいた医学書院の林田秀治氏に厚く感謝を申し上げたい．

2009年5月

田島桂子

初版 序にかえて

　教育は，"教え育てること""人間に他から意図をもってはたらきかけ，望ましい姿に変化させ，その価値を実現させる活動"といわれるように，学習者をある意図に基づいて変容（発達）させることを目的としている．そのためには，意図する内容を示す望ましい人間像を育むことを目的としてかかげ，その目的を具体化した目標を設定して教育が行われる．

　このように，学習者をある意図する方向に変容させることが教育の目的とするならば，学習者が変容したかどうかを確かめることが必要になる．教育評価は，その学習者の変容のしかたを教育の成果として確かめるための過程であるといってよかろう．このことは，かつてソクラテスが教授法として「問答法」を用いていたことからもうかがえる．

　しかし，教育は，「教える」「育てる」という言葉から成り立っているように，教える側と教えられる側の，人と人の間で行われるものである．そのために，教える側の教育観の相違や個人のもつ信条・感情に影響される面もある．教育観は，一般に文化の伝承ないし経験の伝達を重視するか，個性の顕現あるいは可能性の啓発を重視するかによって異なることになろう．

　看護教育においては，看護が人を対象にしていることから，人間形成を重視しなければならないとする考え方，理論の学習を十分にしておけばその他はその応用と考えてよいとする考え方，および看護の実践力を重視する考え方のいずれをとるかによって教育観の違いがあらわれる．こうした教育観の相違は，教育作用を成り立たせる因子の多様性，教育者個々の信条・感情の違い，あるいは評価規準の違いに影響されるもので，教育目標の設定のしかたはもちろんのこと，教育の過程および評価に対する考え方の違いともなってあらわれる．したがって，教育およびその評価は，このような要因に影響されながら成り立っていることを前提にし，そのうえにたって，目的に向かって学習者を変容させる方法を考えていかなければならないことになる．看護教育における評価は，看護職者の専任教員・臨床指導者，その他種々の医療関係従事者などによって行われているので，その背景には当然職種を超えた教育観の違いが存在しているはずである．このような評価をめぐる諸要因を克服するには，従来の教育評価の考え方および実施方法を十分に吟味し，改善に向けて努力することが必要であろう．

　これまでの看護教育評価に関する問題は，先に述べた指導者個々の信条・感情・価値観などのほかに，「評価」が一義的に考えられていること，「評価」の対象となる内容が必ずしも明確にされていないこと，それに影響されて評価の方法が一面的であること，などによるものが多い．これらの問題のなかで，まず取り組まなければならないのは，評価にかかわる指導者の，これまでの何らかの価値判断をするのに必要な試験をするのが教育評価であるといった，一義的な考え方を是正

することであろう．この評価に対する考え方が，望まれる方向で共通理解されると，その他の要因は，それに付随して改善されることが期待できるからである．そのうえで，多角的に学習者の変化を問題にできるようにすることを考慮にいれて，教育目標を具体化し，それに向かって評価ができるようにすることが望まれる．ここでいう教育目標は，多様な背景をもつ教育者間で意見の不一致がおこらないように表現されたものを指している．

　看護教育は，看護の実践を通じて健康管理面で社会に貢献できる人を育成することを目的にしている．そのために，卒業時には一定の到達目標を達成していることが期待されるので，その意味においても教育目標と評価との関係は十分に検討されていなければならない．ことに，看護実践を重視して実習を含めた教育を行っている看護教育では，知識・理解といった認知領域の学習にとどまらず，実習における看護実践力を最終的に問題にして，それまでの学習の過程における評価計画を多面的に立て，その成果を確かめるようにしなければならない．

　看護教育における評価をこのようにとらえると，これからの看護教育で望まれる評価を考えるには，次の諸点に応えていくことを課題にしなければならないであろう．

(1) 教育の過程における評価を，どのようにとらえればよいか．
(2) 教育目標を具体化するには，どのような方法があるか．
(3) 教育目標は，どのくらいの大きさまで具体化する必要があるか．
(4) 多角的に学習者の変化を問題にするには，どのような面を考えればよいか．
(5) 臨床実習における看護実践力を最終的に問題にするには，それまでの過程における学習をどのように考えればよいか．
(6) 看護実践能力，すなわち日々行う一つ一つの看護行為を行う能力を望ましい方向で評価するには，どのようにすればよいか．
(7) 指導と評価との関係をどのように考えればよいか．
(8) 多面的に取り上げる評価内容ないし評価目標と評価の方法との関係を，どのように考えればよいか．
(9) 看護教育ではことに態度面の評価が問題にされるが，教育の過程と態度面の評価との関係をどのように考えればよいか．

　これらの課題に応えていくには，教育内容の整理とその目標を明確にすることが不可欠となる．しかし，その目標を明確にするにあたっては，先に述べたように指導者の教育観の違いと教育内容の目標化の可能性が大きな問題となる．このうち，指導者の教育観の違いは機関の教育方針を設定することによって，ある程度統一できるが，教育内容の目標化については多くの困難が伴う．それは，学習者が学習内容をさらに深化・発展させられるように個別の能力に応じて教育しなければならないことと，看護が目ざすものがクライエントないし患者個々のニーズに合ったケアであるため，その内容は無限に広がり，すべてを教育目標として設定することが不可能といわざるをえないからである．たとえ教育目標を設定で

きたとしても，それらを特定の領域にまとめて，その範囲で一つ一つの目標を学習させれば教育が成り立つとは必ずしもいえない面があることも忘れてはならない．

　本書は，このような考え方のうえにたって，看護教育評価を考えていくのに不可欠な目標の設定方法について独自の試みを提案しながら，教育評価に対する筆者の考え方を中心に記述している．その意味で，「評価」そのものに対する考え方より，看護の内容の整理のしかたに偏った内容となっていることは否めない．人を対象とする看護の内容を単純化するのはなかなかむずかしいことである．ある意味で無謀な割りきり方をしている面や，一面のみを取り上げているところもあるかと思う．また，教育という立場から内容を解釈していることもあろう．しかし，この内容をたたき材料にして，読者諸姉が看護教育の基盤（看護の原理）となるものを追求され，それを土台に看護教育が目ざすものを確実に教授・学習できる過程を検討されれば幸いである．

　本書は，看護教育の発展のために甚大なご指導をいただいた故吉岡昭正教授（順天堂大学）に，その後の筆者の歩みをご報告することを願って取り組んだものである．執筆の過程では，医学書院看護出版部部長武田清氏に多大なご支援とご配慮をいただいた．深く感謝の意を表するものである．

1989年3月

著者

目次

第1章 看護・教育・評価の関係

1．看護・看護学教育の基盤に必要な考え方 ———————————————————1
- 1）看護実践の意味のとらえ方………3
- 2）看護実践の基盤に必要な看護の考え方………4
- 3）看護職者の業務範囲・権限にかかわる認識の仕方………4
- 4）看護基準にかかわる認識の仕方………5

2．看護学教育の考え方 ———————————————————————————5
- 1）看護学教育の目的のとらえ方と教育の過程………5
- 2）基礎教育と継続教育との関係のとらえ方………6
- 3）看護学教育課程の考え方………8
- 4）看護学の教育内容のとらえ方………8
  - (1) 教育内容精選時の基盤………9
  - (2) 教育課程と教育内容の構築・展開との関係………9
- 5）看護学の教育方法のとらえ方………12
  - (1) 看護の概念の教育方法………13
  - (2) 看護技術の教育方法………13
  - (3) 看護行為の教育方法………14
  - (4) 臨地実習の教育方法………14
- 6）教育評価のとらえ方………16

3．教育の考え方 ——————————————————————————————16

第2章 教育評価の基礎知識

1．教育評価とは何か ————————————————————————————20
- 1）教育評価の意義………20
- 2）教育評価の目的………21
- 3）看護学教育評価の領域………23
  - (1) 学習者の評価………24
  - (2) 教育方法および教育プログラムの評価………25

2．教育評価のための必要条件 ————————————————————————26
- 1）教授-学修過程における評価内容の多様性………26
- 2）到達度評価の必要性………27
- 3）教育目標設定の必要性………29
- 4）完全習得学習（マスタリー ラーニング）の導入………30
- 5）指導過程における段階的評価の必要性………31
- 6）自己評価の導入………34
- 7）教育評価のプロセス………34

　　　　8）よい教育評価の要件………37

第3章　教育目標と教育評価

1．教育目標の作成過程と教育評価　　42
　　1）到達度評価と教育目標………42
　　2）教育目標の作成過程………43
　　　（1）教育課程と評価との関係………43
　　　（2）評価の対象となる教育単位………44
　　3）教授-学修過程における教育目標と評価との関係………46
　　4）教育目標作成時の原則………47
　　5）目標設定時の留意点………49

2．教育目標と評価の目標　　50
　　1）教育目標の種類………50
　　2）教育目標のあらわし方………54
　　　（1）認知領域………57
　　　（2）情意領域………58
　　　（3）精神運動領域………59
　　3）評価の目標と教育目標………61

第4章　看護学教育の教育内容と評価

1．看護の考え方と看護実践能力との関係　　64
　　1）看護のとらえ方………64
　　2）看護実践能力のとらえ方………65

2．看護の内容とその教育内容　　70

3．看護技術と看護行為の構造と評価目標　　74
　　1）「看護技術」の構造………75
　　2）「看護行為」の構造………79
　　3）「看護技術」と「看護行為」の評価目標………80

4．看護実践の評価目標の考え方　　84

第5章　看護学教育評価の方法

1．評価用具の種類と活用方法　　88
　　1）精神運動領域に関する評価法………89
　　　（1）観察法………89
　　　（2）問題場面テスト………97

2）情意領域に関する評価法………98
　　　(1) 逸話記録………99
　　　(2) 面接法………100
　　　(3) 質問紙法………101
　　　(4) ゲス フー テスト………102
　　3）認知領域に関する評価法………103
　　　(1) 客観テスト………103
　　　(2) 論文体テスト………107
　　　(3) 口答法………108
　　　(4) 問題場面テスト………109
　　　(5) レポート………109
　2．評価用具の組合せ方 ──────────────────────── 109
　3．総合・統合能力に関する評価方法 ──────────────── 111
　　1）ポートフォリオを用いた評価………112
　　　(1) ポートフォリオの特徴と長所………112
　　　(2) ポートフォリオの種類と活用方法………113
　　　(3) ポートフォリオの評価(該当教育単位と併用の場合)………118
　　2）主体性・自主性の教育と評価………118
　　　(1) 教育方法の工夫………119
　　　(2) 評価方法………121
　　3）キャリア教育………121
　4．評価結果の処理方法 ──────────────────────── 122

第6章　看護学教育における教育単位と教育目標

　1．教育単位の設定 ──────────────────────────── 126
　　1）教育単位の構成内容………126
　　2）教育単位の設定………127
　2．教育単位の学修過程と目標作成過程 ────────────── 137
　　1）「看護行為」の構成内容と学修の過程………137
　　2）教育単位の目標作成過程………140
　　　(1) 知識(認知領域)に関する教育単位の場合………141
　　　(2) 技術に関する教育単位の場合──基礎的内容の学修段階………144
　　　(3) 技術に関する教育単位の場合──臨床における看護の学修段階………148
　　　(4) 情意領域に関する学修内容の場合………149

第7章　看護学教育における教授-学修目標と評価

1. 教授-学修過程の教育内容と評価の関係 ——————————152
2. 「看護技術」の教育単位の目標設定過程と評価 ——————155
3. 臨床実習における学習目標設定と評価 ————————————162
4. 臨地実習における看護過程の評価 ——————————————166
   1) 看護過程の意味………166
   2) 「看護過程」の評価の視点………168
      (1) 入院ないし受け持ち開始時の当面の看護計画立案過程における評価
       ………168
      (2) 看護行為の実施過程における評価………171
      (3) 日毎ないし退院(退室)時サマリーの書き方の評価………171

第8章　看護学教育課程の評価

1. 評価の段階と評価内容 ————————————————————174
   1) 教育課程作成段階の評価………174
   2) 教育計画に基づいた教育実施段階の評価………175
   3) 卒業生の活動状況からみた評価………176
2. 評価の基準・規準 ——————————————————————176
3. 授業評価とその活かし方 ——————————————————177
   (1) 授業評価の方法………178
   (2) 授業評価の活かし方………182

第9章　継続教育の過程における教育と評価の考え方

1. 看護基礎教育と継続教育との関係 ——————————————184
   1) 看護基礎教育の中心に求められるもの………184
   2) 継続教育の中心に求められるもの………186
2. 継続教育の教育内容の考え方 ————————————————187
3. 施設内教育の指導過程と評価の考え方 ————————————189
   1) 教育プログラムの作成過程の考慮事項………190
   2) 段階別教育プログラムと評価の考え方………190
4. 看護職者とキャリア教育・開発との関係 ——————————194
   1) 看護専門職者としてのキャリアの意味するもの………194
   2) 個々の成長過程を重視した教育・研修への留意事項………196
      (1) 現状の課題の克服………196
      (2) 指導体制の見直し………197

（3）取り組みの基盤に必要な事項………198

　付録………203
　索引………208

第1章 看護・教育・評価の関係

　教育においては，その成果を得て初めて教育の成り立ちが証明される．したがって，看護学教育においても，その基盤には成果を得る方法としての教育評価にかかわる見識がなければならい．しかし，教育評価の具体的な考え方に入る前に，看護学教育全般を視野に入れて，看護学教育の構成と教育の過程に付随する関係事項の本質と動静を認識しておく必要がある．具体的には①カリキュラム作成過程の基礎理論，②看護学教育の目的の確認，③看護の考え方および看護の具体的な実践内容，④教育科目と教育単位の考え方，⑤教育単位と教育方法との関係，⑥教育単位と教育評価との関係などがそれである．教育評価を行うにはこれらの内容を駆使する必要があり，各項目に関する十分な見識が求められる．そのなかでも②および③は重要である．

　その意味で，次のような内容の確認が求められる．

> 1 ）看護学教育の中心的内容となる看護実践能力育成の基盤に必要な考え方を明確にする．
> 2 ）看護学教育の構築・過程に付随する関係事項の本質と動静について，常に明確な見識をもつ．
> 3 ）教育の実際について再確認を行う．

1. 看護・看護学教育の基盤に必要な考え方

　確かな成果を期待して看護学教育を進めるには，関係教育機関の教育理念，目的・目標およびその背後に必要な関連する教育内容が明確であることが重要になる．したがって，各教育機関は特徴を組み入れた教育理念および教育目的・目標を設定し，それに見合う教育内容の検討を行う．これらの設定過程と必要な教育内容に関しては，教育に携わる者のすべてが認識を共有しておかなければならない．さらに看護学教育においては，その基盤に「看護学教育および看護基礎教育がめざすもの」にかかわる内容を明確にしておく必要があるが，大枠で次の事項がその方向性として考えられよう．

1）総合看護の理念に基づく基礎的看護実践能力の育成：学修者個々が生涯において，看護の専門職者として必要な看護実践能力を身につけ，社会貢献できる人材の基礎づくり
2）時代の変化に対応しながら看護職者の役割が担えるような基礎的能力の育成：これからの看護の歩みとして予測される高度医療，地域での看護活動の拡大・推進を視野に入れた教育による基礎づくり
3）これからの看護が世界規模で行われることを前提とした教育：一部の限られた人材による対応に止まらず，看護職の各々が世界で活動できるような基礎的能力の育成
4）看護職者としての発展的な社会貢献能力の育成：上記各項の基礎的能力の深化・発展に向けた研鑽を積みながら，グローバルな発展をしている社会において，看護職者としての十分な役割が果たせる能力の増進

　このような看護学教育の方向を定めても，関係者個々の「看護」「看護学教育」および「教育」の考え方については，さまざまなとらえ方があることが予測できる．したがって，教育評価の上での混乱を避けるために，ここで本書における必要事項の基本的な考え方を述べることにする．看護や教育についての多様な考え方を，同一にしなければならないという必然性はないが，教育評価について論じる際には，根底で大枠としての認識を共有しておかなければならない．それは見解の違いが評価結果に反映されるからである．

　看護の具体的な内容の考え方については後の章で言及するので，ここでは看護実践の評価を確実に行うのに大きく影響する，(1) **認識に違いがあるもの**，(2) **時の流れで看護の役割を変化させているもの**，(3) **看護の取り組み方で変化しているもの**，などについて取り上げ，看護学教育の過程とその評価において本書の基盤となっているものについて言及する．

1）看護実践の意味のとらえ方

　看護学教育の評価を考えるには，まず看護学教育の目的の共通理解が得られているかどうかから取り上げる必要がある．看護学教育の目的は「看護実践を通して社会貢献できる人材の育成である」とはだれもが考えていることであろう．しかし，この考えに基づけば看護実践能力は不可欠であるため，看護学教育の目的を「看護職者としての**看護実践能力を有する者の育成である**」と表現すると，必ずしも共通理解が得られるとは限らない．

　その意味で，少々乱暴な問いかけかも知れないが「看護は概念なのか実践なのか」という問いへの回答から考えてみたい．この問いに対しては，即座に「実践」と答えるグループ，「概念は不可避」なのでいずれかの選択となれば回答できないとするグループ，および過去の学修過程を想起して「概念」とするグループに分かれる．教育者・指導者の認識がこのようなところから異なれば，そこでの評価のプロセスおよび結果の出し方には差がでることになる．

　一般に「概念」は科学に裏づけられた体系的な知識，考え方と説明されるもので，「実践」は人間が何かを行動によって実行すること，つまり考えを行動に移すことと説明されるものであり，その行動は看護では看護技術を核として行われる看護実践であるといえる．その実践の核となる技術は，「技術とは科学の新知識を社会や企業の利益のために活用するノウハウである」と説明されるものである（江崎玲於奈による，2007）．

　このようにして「概念」と「実践」との関係をみれば，看護は「実践の科学である」と説明されるように，概念に裏づけられた実践として表出されるものとしてよかろう．したがって，看護はその裏づけをもった必要な実践としての行動となって初めて成り立つものであると共通認識して，教育評価と取り組まなければならないことになる．また，この両者の関係の背後には，実践の過程で新たな知識が生まれること，それらを次の看護に組み入れて看護を進化させることなどがある．それは１つひとつの看護実践の過程が，だれにでも活用できる看護技術に，対象の必要な個別情報を加味して考えられた，１つの仮説としての看護行為の展開だからである．看護は看護基準や看護手順を当てはめて行うものではない．その理由には，看護の実践過程には，細かな配慮，関心の向け方としての情意領域（変化への気づき，問題意識，価値判断，興味・関心，倫理観など）の内容がそれぞれに含まれることがある．加えて，中心となる技術は，現時点のエビデンスに基づく原理・原則を土台に行うことになるが，その過程では創造力を培うための刺激を受けており，それが看護の発展の契機ともなっているからである．

　看護実践の意味がこのように共通理解されていれば，看護学教育の目的を「看護実践能力を有する者の育成」とすることへの違和感はなかろう．この考えの基に，看護実践を行動レベルで具体化すると，次のように表現することができる．

- 看護実践の中核は看護技術である．

- 看護実践は1つひとつの看護行為の連続である．
- 看護行為は，看護技術を個々の状態に合わせて行うものである．
- 看護技術は，認知領域，情意領域，精神運動領域の内容で構成されている．
- 看護技術は，それを構成する基本動作から成り立っている．
- 基本動作の多様な組み合わせによって，看護技術および看護行為は創造されているものである．

2）看護実践の基盤に必要な看護の考え方

上記に示した看護実践に当たって求められる看護の考え方については，次のような共通理解がその基盤に必要になる．

- 看護の考え方を概念で理解するレベルに止めず，看護実践として行う具体的な看護行為で説明できるようになり，さらに，その行動の実践能力を身につける必要性まで認識させる．
- すべての看護実践は，健康の維持・増進および回復のために必要なものを，同時に組み入れて行うものであると理解し，その概念で看護を行えるようにする．たとえば，入院中の1つひとつの看護の過程には退院後の生活の仕方を組み入れて自立につなげた援助を行う．この実践過程にも，いわゆる「看護過程」の概念を用いていることを認識する．
- 看護職者の看護の場は，病院を含む医療関係施設と家庭および地域であることを常に認識できるようにする．

3）看護職者の業務範囲・権限にかかわる認識の仕方

ときの流れは看護の本来的に求められている役割の認識を変えているように思われる．看護の実践内容のうち，「療養上の世話」は，保健師助産師看護師法の第五条および三十一条に定められているように，看護師が独自の判断で実施できる業務範囲である．しかし，近年，生活の援助に関する内容においても医師の指示を受けるような傾向が加わってきている．この背景には，医療機関での高度医療との関連も考えられるが，入院患者の生活の援助については，回復後の生活へのスムースな移行を視野に入れて，看護職者が責任をもって対応する必要があろう．他方，患者のケアは医療関係職者のチームワークによって進められるものであり，看護の独自性があるとはいえ，看護職者が行う看護による他職種者の治療過程への影響についても考慮しなければならないことはいうまでもない．

したがって，看護職者が行う看護内容については，関係する他職種者がわかるようにして，それによる影響の有無についての話し合いを必要に応じて行わなけ

ればならない．もちろん，その過程は相互による指示の授受過程ではない．それには他職種者に看護の実践内容とその過程が説明できるようにし，また選択した看護行為の円滑な実践能力とそれによる他への影響についての十分な見識を身につけておかなければならない．これらの能力は看護行為の経験の積み重ねで身につけるものが多いので，臨地実習の過程での重要な学修内容となる．臨地実習では，患者・クライエントへの直接的な援助を重視し，看護職者独自の役割とそれを果たせる基礎的能力の育成を教育の中心におくような共通認識が求められる．

4）看護基準にかかわる認識の仕方

看護の実践およびその評価に当たっては，しばしば看護基準の必要性が浮上する．その際の看護基準は実施上不可欠なものと理解されているように思われる．しかし，「基準」の本来の意味は「比較して考えるためのよりどころ」であり，一面では，専門職者が日々の研鑽から身につけていなければならない内容だといえるものである．したがって，必要に応じて看護の実施前に立ち止まって確認するためのものとしては役立つが，その基準を当てはめて看護を行うものではない．看護基準については次のような見解をもって，教育・評価を行う必要がある．

- 基準は知識として活用するもの
- 看護は基準値以上に変化させるもの
- 基準は新知見で絶えず変更されなければならないもの
- 人間の生活・反応は基準値に必ずしも合致しない

なお，用具，薬剤等の使用時には，確実にマニュアル（手引き，取扱説明書など）を読む習慣を身につけることが求められる．

2．看護学教育の考え方

次に看護学教育について，教育の実情を踏まえながら，教育評価との関連で共通認識が求められるものをいくつか考えてみよう．

1）看護学教育の目的のとらえ方と教育の過程

看護学教育の目的は，「看護実践能力の育成」とされながらも，そのとらえ方は共通しているとはかぎらないことを，前項で「看護実践」の意味のとらえ方の違いから言及した．この違いは看護学教育を進める立場で考えると，看護実践を行うために必要な背後にあるさまざまな教育内容を明示しなければならないこととの関係が頭をもたげるからであろう．たとえば，認知領域にかかわる多様な内容，いわゆる人間性として表現されるような情意領域に関する内容，近年ではコミュ

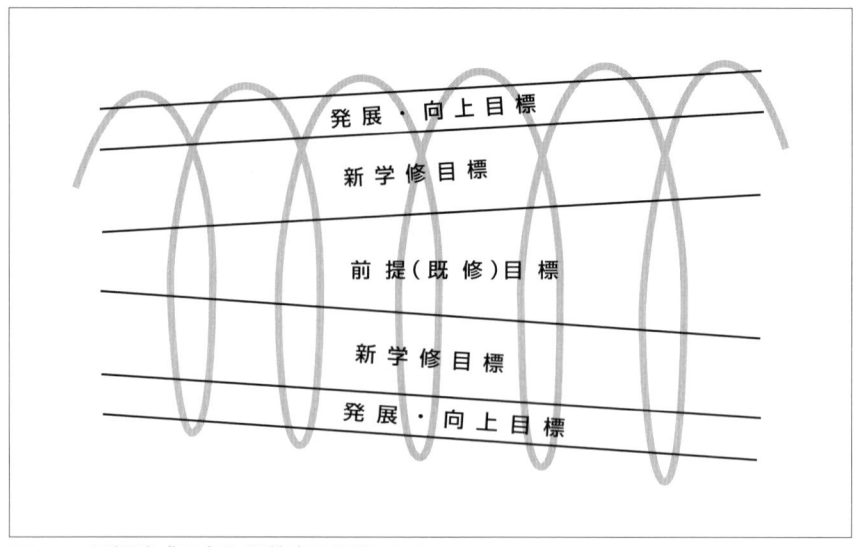

図1-1　目標達成に向かう教育の過程（田島，2002）

ニケーション能力の不足が問題視されていることから，この種の内容なども認識上では加わっている．したがって，これらの内容がすべて表現されて初めて，看護学教育の目的にかかわる内容が満たされるという考えがその背景にあることも推測される．教育は設定された教育年限をとおして行われるものであり，その教育の過程を考えると当然のことであろう．

しかし，これらをそれぞれ単独に学修した内容が存在していても看護実践には直接つながるものではない．看護実践は学修過程において，当面の学修内容に不可欠な既修内容を統合し，ケアとして組み立てられた形で存在するものだからである．つまり，1つひとつの看護実践は，4年ないし3年の教育課程で学修したすべての内容を組み入れて成り立っているといえるものだからである（図4-2，p.67，表7-5，p.163参照）．

したがって，看護学教育の目的とする「看護実践能力の育成」に対して期待する成果をだすには，上述のような考え方で看護実践の構造と教授-学修過程をとらえること，各教育科目ないし教育単位での学修過程のすべてが，それ以前に単独に学んだ内容を当該科目の学修過程に組み入れるプロセスとして教育することを，共通認識していなければならない．このことは，**図1-1**に示す目標達成に向かう教育の過程からも説明できる．さらに，この過程は継続教育においても同様のパターンで研鑽が進められることも意味する．常に既修内容として何が残っているかが重要である（図3-5，3-6，p.53-54参照）

2）基礎教育と継続教育との関係のとらえ方

看護学教育における評価を考えるには，ゴールと教育の過程を定める必要があ

るが，まず基礎教育と継続教育の関係にかかわる認識が共通であることを確認しなければならない．しかし，現在その両者において，教育制度の解釈が複雑になっている．それは看護師教育にいくつかのコースがある上に，保健師教育および助産師教育の位置づけにおいても多様性が生まれているからである．このことは保健師・助産師・看護師の教育のあり方にかかわる看護職者の認識の不一致があることに起因しよう．

　これからの看護職者の役割が，地域での看護活動の推進，医療機関での在院日数の短縮化，自己ないし家族による健康管理の推進などへのかかわりに移行することを考えると，現行の保健師・助産師・看護師の3つの資格を保有する看護職者が不可欠である．地域あるいは国際的な活動においてファーストエイドの役割を果たすには，その基礎資格として現行の保健師・助産師・看護師の3つの領域にかかわる幅広い基礎的能力が求められる．また，生活習慣病対策，少子化対策，高齢者の健康維持対策およびニーズに応じた援助などの推進には，看護職者が備える能力を最大限に発揮する必要がある．しかもそれには，十分な数のマンパワーによって，社会のニーズによる役割拡大を果たしながら，患者・クライエントへの直接的なケアで対応しなければならないからである．

　このような看護職者の役割に確実に対応するには，保健師・助産師・看護師教育の基盤に必要な看護実践の核となる看護技術の教育の充実が不可欠である．あらゆる場で看護実践に用いられる看護技術は，助産師に必要な特殊な技術を除けば，その他はすべて現行の保健師・助産師・看護師に共通して必要な技術である．具体的な看護技術とそれらの学修過程への取り込み方については，巻末の関係資料（pp.202-206）参照［田島ら：看護基礎教育における看護技術および認知領域面の教育のあり方に関する研究，厚生科学研究報告（平成13-14年度），p.64-68］．したがって，3種類の教育の過程で，地域・施設内などのあらゆる場で，必要な基本的な技術を当面のエビデンスを活かした原理・原則に基づいて繰り返し行い，確実な看護実践能力の基礎を培い，その過程で次の発展に向けての気づきができるような教育の過程をつくらなければならない．当然のことながら，助産師教育では，保健師・看護師に共通して求められる内容に加えて，助産師特有の技術を付加することになる．このように具体的な看護の実践過程を考えて，基礎教育と継続教育との関係を論議する必要がある．

　基礎教育が不十分な状態での継続教育は機能しない．また，基礎教育の不十分さを継続教育で補おうとする考え方があれば，両者において成果を生まないことになる．各種の専門領域を特化し，その領域の専門性を深め発展させるには，その基盤に幅広い基礎的能力が要求されるのは当然であろう．両者の内容面の関係については，第9章に述べている（p.184参照）．

3）看護学教育課程の考え方

　前述の看護基礎教育と継続教育との関係を明確にして，その基盤となる看護基礎教育においては，目的・目標が確実に達成され，看護の質の確保および発展に貢献できる素地づくりが必要である．それにはまず次のような大枠での留意事項にかかわる共通認識が望まれる．

- 教育の基盤には，学修者の生涯にわたる必要な素地と発展性にかかわる能力育成をおき，その成果として看護の質向上が期待できる教授-学修過程とそれに必要な教育環境をつくる．
- 看護学が人間を対象とする実践の科学であることから，それに役立つ人文・社会・自然科学関連科目を看護学のニーズから幅広く設定する．
- 看護学の基盤に役立つ設定科目は，その内容をすべての看護学の教育の過程で統合させて，看護の実践内容をより効果的にするために活かす．
- 看護基礎教育課程の看護にかかわる専門科目は，各看護学の専門領域での見識，経験をもつ者が担当し，必要な看護技術は対象年齢，健康状態および生活の場に応じて，それぞれの看護学で繰り返し行い実践能力を高めるという認識をもって組織する．
- 社会のグローバル化に対応できるように，履修領域と履修科目の単位数・時間数は世界の看護学教育に通用するように設定する．

　看護学教育課程の編成に当たっては，上記の留意事項と合わせてその展開過程が重要である．教育者個々が教育機関の目的・目標と，自己の担当科目との位置関係を明確にして，その他の関連内容にも目配りした教育の過程を創っていくことである．その教育の過程において，世界で活かせる確実な看護実践能力の教育が創られなければならない．

4）看護学の教育内容のとらえ方

　看護学教育で取り上げる教育科目は，看護学が人間を対象とする実践の科学であることから，幅広い基礎としての多分野の関連科目と，これらを基盤とする看護学にかかわる科目で構成することになる．看護学では，これらの学んだすべての内容を組み入れて看護実践能力の育成が可能になることから，それぞれの科目の確実な学修がきわめて重要である．看護は人の一生を通して，さまざまな状況下における生活行動を健康面から支援するものであり，看護専門職者には人間の生活行動のもつ特徴，多様性などの人間の理解につながる教養とともに看護を表出できる実践能力が求められる．

　次に教育内容の精選および教育単位の展開にかかわる考え方を取り上げよう．

（1）教育内容精選時の基盤

　看護基礎教育における看護学の教育内容は，次のような共通認識の基に精選し，それに基づく授業過程を経て，担当領域における看護実践能力の評価を確実に行う必要がある．つまり，具体的にイメージされる看護の考え方に基づいて，次のような展開を意識しながら，教育内容の精選と教育評価を考えなければならない．

- 看護基礎教育の各看護学は，看護実践能力の育成を中心として，対象の違い・看護の場の違いをとおした実践能力の基礎を学ぶものである．それには看護実践に必要な内容を分類・整理して教育単位を設定し，常に対象のライフスパンと生活過程を視野に入れた看護を実践できるようにする必要がある（図4-1, p.66参照）．
- 当面の学修内容に関連する既修内容を想起し，それらを効果的に活用して必要なケアの全体像をつくるのが看護実践の過程である．すなわち，すべての看護実践にかかわる学修過程は，多様な教育内容の統合過程である．
- 看護の実践過程では，精神運動領域の内容を中心として，関連する認知領域および情意領域の内容をそれに統合することが重要である．
- 看護の実践過程には，患者・クライエントとの直接的な関係によるヘルスアセスメント（フィジカルアセスメントを含む）能力が必要であることを重視する．

（2）教育課程と教育内容の構築・展開との関係

　教育課程の展開に当たっては，次の事項を勘案して，効果的に成果が出せるような教育内容の構築と展開が必要になる．

a．設定科目のすべてを視野に入れた教育単位の展開を図る

　現行の保健師助産師看護師学校養成所指定規則（以下，指定規則）の基礎分野で設定されている教育科目は，科学的思考の基礎，人間と人間生活の理解に役立つ内容であり，専門基礎分野の教育科目は，人体の構造と機能，疾病の成り立ちと回復の促進，社会保障制度と生活者の健康などに関する内容となっており，いずれも各看護学と不可分にあるものである．これらの科目担当者との密接な連携とともに，各看護学の担当者がこれらを既修内容として，担当する学修過程に効果的に組み入れていく必要がある．

b．各看護学は人間の成長・発達段階と看護の場の違いを学ぶ科目とする

　看護学は一般に，基礎看護学，小児・成人・老年・母性・精神・地域および在宅看護学で設定されていることが多い．これらの科目は人間の成長・発達段階の

違いと看護の場の違いを学ぶ科目として設定されているものである．したがって，看護基礎教育における各看護学の教育では，基礎的看護技術を対象と場の違いでの適用方法，対応時のアレンジのしかたなどの学修を中心とした看護行為を繰り返し行い，実践能力を身につけるようにする．看護基礎教育では，各看護学の専門性を学ぶのが主たる目的ではないので，基礎の範囲と臨地での適用・応用，判断のしかたなどにつながる発展的な内容との関係を意識する．専門性の追求は認定看護師ないし専門看護師コースにおける発展段階の学修にゆだねる必要がある．

c．教育内容は統合過程を視野に入れた既修内容と新学修内容で構成する

看護学の内容は，人の生活過程への健康面からの援助にかかわるものであり，さまざまな過去の学修内容を活かすことによって成り立っている．その意味で，入学後に学んだすべての内容とともに，入学以前の学習内容や生活過程を含むすべての経験が，看護に活かせる材料となる．したがって，担当科目ないし教育単位の教育内容の精選過程では，必要な中核となる行動目標を明確にし，その目標に関連する内容を既修内容と当該教育単位の中心となる新学修内容とに整理する．それらの内容は学修者にも示し，新学修内容の学修過程は既修内容との統合過程でもあることを認識させながら進められるように構成する．このうち，既修内容はさまざまな学修過程で活用され，かつ新学修内容は次の既修内容となることを認識する（図1-1 p.6参照．教育内容の整理過程は第6章参照）．

d．各教育単位の内容は次への発展のための基盤づくりとして組み立てる

看護学の科目はその時間数によっていくつかのまとまりの教育単位をつくることができる．その教育単位の教育内容は学習の転移における1ステージと考えて，既修内容，中心となる新学修内容（基礎目標），およびそれを次につなげていく発展・向上目標への動機づけを含めて組み立てる必要がある（図3-5，p.53参照）．その際には，次のようなことを考慮して組み立てるようにする．

教育単位の構成
- 類似の内容のまとまりをつくる
- 教育内容を構造化する
    - 看護技術の構造と基本動作との関係（p.75-79参照）
    - 看護技術と看護行為の関係（p.79-84参照）
- 原理とその発展にかかわる教授-学修過程として展開する
    - 原理→内容の組み立て→適用→応用
    - 既修内容→基礎（中心となる内容）→発展・向上の内容

e．学修の進度は学習の転移を考慮して定める

　看護の内容はそれ以前の学修内容を組み入れなければ成り立たないものである．それぞれの該当科目の教育単位で求められる看護実践能力の目標を分析すると，おのずから効果的な教授-学修の進度が整理されてくる．たとえば，日常生活行動への援助については，あらゆる場でボディメカニックに基づく行動，体位変換技術が求められる．最初にこの技術と取り組む教育単位を設置すると，それ以降の学修過程ではすべてにおいて既修内容として活用できる基本動作となり，効果的な学修進度をつくることができる．

f．初期段階での看護過程（看護計画立案重視）教育の是非を検討する

　近年，看護学教育の中心におかれているものに，初学者から看護過程，なかでも看護計画の立案を最優先させる動きがある．看護計画の立案は，ある程度，看護実践についての体験と看護の場における患者・クライエントの状況・変化などがとらえられなければむずかしい．言い換えると，必要な看護場面の1つひとつを患者と自己との関係でその援助過程を立体的にイメージできなければ，看護に必要な情報収集や必要な看護方法の選択に基づく看護計画の立案はできない．

　仮に理論的にフィジカルアセスメント・ヘルスアセスメント能力や看護診断につながる情報収集ツールの知識があったとしても，看護の実践過程における観察能力，変化への対応能力，多様な看護の方法の知識と技術がなければ看護の場において活用できる看護計画の立案はできないからである．実習開始時に看護計画の立案に向けた看護上の問題の整理や，すでにある看護診断用語から看護診断ラベルの選択をさせたりする動きがある背景には，看護計画が立案されていなければ，患者・クライエントにどのような看護を行えばよいのかわからないという考えがあるのかもしれない．

　しかし，既修内容を看護の現場で活かす臨地実習に向けての学修の準備としては，入学直後から「看護とは何か」「看護職者は何をすべきか」「看護職者が臨地で実施する技術についての学修」などの学修内容があるはずである．これらの既修内容を，臨地で目前の患者・クライエントに何が活かせるかを考えさせ，できるものから実施しながら対象をより理解し，必要な看護の実施過程を創造できるような経験を重ねていくのが臨地実習であろう．

　このような臨地学習の積み重ねと，その過程で現場での既修内容の活かし方，必要な内容の統合のさせ方，変化への気づきと対処方法，看護職者の役割などの指導なくして看護基礎教育での成果は望めない．確実な看護実践の学修が実施されていれば，おのずから現場で生きる看護計画立案ができるようになろう．その意味で，臨地実習での教育評価の視点は，臨地での患者・クライエントのケアを中心とした指導体制による結果として，患者・クライエントへの看護実践能力，対象の理解を深めた看護計画立案につながるような事項とする共通認識が重要である．

長年，臨地実習が看護計画立案の展開にこだわることができたのは，医療機関での患者の長期入院に支えられてきたともいえる．しかし，近年では入院期間が短縮化し，3週間をとおした受け持ちで学修を進められるケースは少なくなっている．看護は常にどのような状況からでも対応する必要があるものであり，担当した当日の状況から過去とこれからを推測・予測できるような学修過程の経験を重ねていくことにより，さまざまな状況下にある患者・クライエントに即座に対応できる基礎が身につく．看護の学修過程は本来あるべき看護の場を活かして行われる必要があること，いわゆる看護過程は1つひとつの看護の実践過程で学修したほうが，より対象の自立に向けた看護実践能力が身につき，さらに，その過程で看護に直接活かされる情報収集ができることを共通認識する必要があろう．

5）看護学の教育方法のとらえ方

　看護学のゴールは，看護実践能力の育成であることから，教育内容は必然的に看護実践を中心とした関連内容となる．したがって，教育内容，教育方法および教育評価は密接に関連することになり，これら3者の関係に基づいて教育の過程を創ることになる．

　看護学の特徴から，まず講義の位置づけ，演習・校内実習・臨地実習の違いを明らかにしておく必要がある．

> - 講義の位置づけ：一斉授業としての利点もあるが，講義は必要最小限に止め，しかもその内容は看護の実践との関係で理解できるようにする．わずかでも基礎的理解があるものについては，演習形式の導入が望まれる．
> - 演習：既修内容を活用しながら，グループワーク，グループダイナミクスなどを利用して，当面の学修内容を理論的に深化・発展させる教授-学修過程である．それには指導者側の教材の準備，誘導方法についての高い見識が求められる．
> - 校内実習：学内の実習室において，実験による検証，看護技術の訓練などを行う実践内容にかかわる教授-学修過程である．演習と校内実習とを区別し，理論学習と実証・技術学習との学修過程を整理する．
> - 臨地実習：臨地における看護実践能力育成のために，既修内容の適用，統合，応用・発展と，その場における新たな学修内容の追加・気づきにかかわる教授-学修過程である．実技の繰り返しで臨地における看護の感覚を総体的に身につけ，いろいろな状況下での対処・判断のしかたを学修させるのが目的である．

　次に，看護学教育において，共通理解が求められる特徴的な教育内容と教育方法の考え方をあげてみよう．

(1) 看護の概念の教育方法

　看護の考え方と自己の学修・訓練を要する内容が具体的にとらえられることを前提とする．評価では看護の概念とその具体的な実践内容を，看護関係者以外の人に説明できるかどうかと，それらの実践能力を身につける必要性が自覚できているかどうかを中心におく．看護学の基盤として，看護の考え方の教育は最も重要である．その理解のさせ方によっては，その後の学修への興味のもち方と期待される成果に大きく影響する．看護の考え方を理解させる方法として看護理論が用いられることが多いが，その取り上げ方には下記の2つの方向からの取り組みが考えられる．

a．帰納的方法

　初等教育からの学習内容，自己や家族の体験などを踏まえて，看護はどのようなことを行うのかを具体的に考えさせ，あげられた内容の類別を行い，その結果と既存のいくつかの看護理論とを照合させる．その過程で，現象としての具体的な看護の活動内容とその抽象化および理論との関係を同時に理解させることができる．初学者にとって，日常生活の援助内容などの身近なものから思考できる帰納法は理解しやすく，また個々の発想から整理されたものであり，その延長線上でのさらなる発展性も期待できる．

b．演繹的方法

　既存の看護理論から学修を始めて，個々の学修者が看護は何を行うのかを，具体的に自己の臨地における活動内容としてとらえられるまでを導く展開にする．この取り組みでは，単に理論の紹介に止めず，抽象と具象の関係を踏まえて，現象把握とその抽象化への思考過程を含めて理解させる必要がある．しかし，具体的な看護の行為を理解させるのに抽象度の高い理論を初期段階から用いると，その具象化まで導くのは容易なことではない．看護の考え方を抽象レベルでの学修に止めておくと，看護実践の育成にはつながりにくい．

(2) 看護技術の教育方法

　看護技術は看護実践の核になるものであり，確実な看護技術の教育が不可欠である．次のような展開を中心とし，手順に従った学習を避ける．評価は確実な基礎的看護技術を身につけているかどうかを観察法で確認する．またその技術を臨地のいろいろな場所で活用することを認識させる．

　次は看護技術の教授-学修過程で留意する必要がある重要な事柄である．
- 視覚的に看護技術を紹介し，その一連の流れを自己の部分練習の箇所（基本動作）として分節化させる．分節化した基本動作の部分練習から始め，1つの看護技術の効果的な流れを組み立てられるようにする．

- 看護技術に必要な認知領域の内容は，精神運動領域の内容に組み込まれるものであり，事前の説明時間を最小限に止める．認知領域の内容は行動のなかで，その根拠としてとらえさせる．
- 看護技術と看護行為との関係を認識し，看護技術が確実に実施できない段階から，対象の条件を加えないようにする．対象の条件を加えることによって，中心となる看護技術への関心が分散し，技術に焦点を合わせた学修への思考の幅を制限することになる．対象の条件を加えた看護実践（看護行為）は，別途発展目標として臨地での活動との関係を示唆する程度に止める．
- 看護技術はそのまま緊急時の対応技術となるので，行動レベルで確実に実施できるまで練習させる．
- 1つの看護技術の学修後，練習した基本動作の他の看護技術への活用方法を考えさせ，次の看護技術の学修を容易にする．
- 類似の看護技術がある場合は，まとめて教育できるように工夫し，少ない基本動作で多くの看護技術を実施できるようにする．

(3) 看護行為の教育方法

看護行為は臨地における看護実践そのものを意味する．臨地実習はその実践能力を育成するための教授-学修過程であることを認識して教育する必要がある．その評価は，初期段階では確実に看護技術ができるかどうかに視点を当てることになるが，徐々に対象の状況・反応を考慮した実践方法，対話，その過程の観察のしかたなどを組み込む．

それには次のような考えを根底におくようにする．

- 臨地で行う看護は，看護技術を対象の特徴，状況に対応させて，看護職者が個々に創造し実施するものである．
- 看護に必要な詳細な情報は，看護行為の過程で得られる．看護実践は，既存の知識・技術で考えた仮説で行われるもので，そこでさらに活かせる情報は，1つひとつの看護の実践過程で得られたものである．
- 日常生活行動への援助は看護職者の独自の判断で実施できることを前提として，その責任を自ら負う姿勢を培うようにする．
- 入院と同時に行う看護は，回復に必要な援助の過程をとおして，健康の維持・増進にかかわる援助を組み入れ，さらにそれらが退院に向けた指導となるように行う（図4-1 p.66参照）．

(4) 臨地実習の教育方法

臨地実習は学内で学んだ看護技術を適用して看護実践の基礎を学ぶ過程であり，看護学教育の中で最も重要な教授-学修過程である．次のような展開が必要である．なお評価は，看護技術の適用過程をいくつか選定した項目に対して観察法で実施し，さらに年齢・健康問題，生活環境などによる対応方法の違いを理解している

かどうかの確認を行う．

a．受け持ちケースについて
- 基礎実習段階からできるだけ日常生活行動の援助が必要なケースを選定する．症状が安定している脳神経・血管系疾患の問題をもつケースを受け持たせることも視野に入れる．
- 高学年の後半の実習においては，複数の受け持ちへの対応方法を学修できるようにする．
- 実習期間中に，病院・施設のチームメンバーとして参加できる日を設け，スタッフとともに看護を行いながら病棟の全体的な動きがわかるような体験の機会をつくる．

b．指導方法について
- ベッドサイドでの具体的な指導と，不十分な箇所はカンファレンスを有効に活用して，臨地における看護の実際を体験的に学べるようにする．看護実践能力は，臨地での既修の看護技術の適用経験の積み重ねで育成されるので，その過程での指導を重視する．
- 日々の看護ケアの過程を重視し，確実な実践能力と看護ケアの前後に考える必要がある内容をとらえさせ，ケアを通して変化が理解できるようにする．この過程の学修の繰り返しで，看護ケアと患者の全体像および回復過程のイメージがもてるようになる．この能力がなければ看護計画立案はできない．また，1つひとつのケアを通して，患者・クライエントへのかかわり方を学ぶようにすると，1日の受け持ちでも臨地実習の可能性をつくることができる（図4-1，p.66参照）．
- 最初は，患者・クライエントの1日の生活過程の視点と病棟の看護計画を利用することから始め，確実に必要な看護技術を学ぶ過程を繰り返す．看護はいろいろな状況下での対応が求められるので，すべての情報が最初から揃えられるとは限らないこと，そのためにだれにでも活用できる一般的な看護技術の習得の重要性を認識させる．
- 実習の初期段階から，看護過程の1段階となる看護計画立案や特定の枠組みを参考にした看護診断に取り組ませるのを避け，必要な看護の実施過程で患者・クライエントへの直接的なかかわりのなかでのヘルスアセスメント・フィジカルアセスメントを重視し，それらを土台に必要な援助内容を独自に考えられるようにする．
- 実習中の記録物は，毎日の経験内容の振り返りとし，その分析から，次第に患者・クライエントにあった看護実践の意味と，看護計画立案につながる対象となる人の全体像を把握できるようにする．

6）教育評価のとらえ方

　看護学教育評価の具体的な考え方は，後のすべての章においてそれぞれの関連事項として述べている．しかし，先へ進む前にこの章で以下のことは共通の認識としておきたい．

- 教育の過程はすべて評価の過程となる．
- 各看護学間で，評価の対象の中心におくものの事前調整を行う．
- 評価の対象とする内容のうち，中心におく内容は，いずれの看護の実践過程にも活かされる基本的なものとする．これらの内容については100％の重みづけを行い，他の一般に考えられている科目認定の基準値の60％と区別して考える．
- すでに既修内容となっているものが，不十分であることがわかれば，いずれの科目の内容であっても，互いに補充する姿勢で教育に当たる．既修内容の不備は該当領域での評価の対象とはならないことを再認識する．

3．教育の考え方

　教育は一般に，「人に他から意図をもって働きかけ，望ましい姿に変化させ，価値を実現させる活動である」といわれるが，このことは学ぶ者を主役としてその自主性を尊重し，働きかける者がそれを支援するという関係で両者が成り立っていることを意味する．

　しかし，そのかかわり方は一般にさまざまであることから考えれば，ある程度の事前の共通認識が求められる．看護学教育の目的とする，臨地での多様性に対応できる能力の素地づくりには，学ぶ者の自主性を啓発することが重要である．また，それにより学ぶ者と指導する者との関係も円滑に機能することになる．

　看護学教育では，学修者個々のもてる力をいかに活かすかを前提とした教育を考えることが最も重要である．かかわる時間の長短は個々の学修者によって異なることを前提とし，学修者の理解度に応じた対応が，全般的な成果につながることを認識する．それには学修者の学修段階を確実に評価できる能力が教育者に求められる．

a．学修者への対応として必要なもの

- 学修者の無限の可能性を引き出すのが教育者に課せられた役割である．試行錯誤しながら，学修者に自信をもたせるまで導く．
- すべての内容を説明で補うことなく，学ぶ者のそれまでの既修内容や経験を活用するようにする．関連事項にかかわる事前学修の習慣が身につくような環境をつくる．

- 看護にかかわる内容については，常に学ぶ者自身が実践過程を立体的にイメージする必要があることを意識できるようにする．それには関連する知識の事前の説明や手順の詳細な提示を避ける．また，考えることなく当てはめて用いるような枠組みの明示を避けるようにする．
- 学ぶ者が毎日できたもの，できなかったもの，考えたこと，努力を要するもの，疑問が生じて調べる必要があるものなどへの気づきを書き，自己の学修過程を分析できるようなプロセスをつくる．臨地実習中の記録はこの範囲に止める．
- 人を対象とする看護と教育には，類似性があることを認識させ，自己の学修過程が看護の方法として生きることを理解させる．

b．教育者に求められるもの

以下の内容にかかわる見識をもつことにより，学修者の位置の確認，指導内容の特定が行いやすくなる．また上記の各項への対応が容易になる．

- 指導は事前の説明によって始まるという概念を捨て，学修者のもつ無限の可能性を引き出す工夫を行うこと．
- 学修者が理解できる用語を使用し，確実に学修の成果が蓄積されるように導くこと．
- 初学者には理解可能な日本語による日本の看護の基礎がまず学べる環境をつくり，外国で利用されているような内容は，各自の発展的学修内容として紹介したり，継続教育の過程で必要に応じて学修するように導くこと．
- 教育にかける時間は，学修者個々によって異なることを前提とすること．
- 一斉に同じ枠組みを用いて評価結果を揃えようと考えないこと．理解の度合を確認する必要はあるが，表現方法は多様であってもよい．
- 看護を多様な側面から考えられること．学修者の多様な反応に対応するには，さまざまな角度から看護の考えを整理しておく必要がある．
- 看護実践過程の構成内容を分析し，構造化できること．
- 看護を多様な場において実践できること．

第2章 教育評価の基礎知識

　看護学教育評価を行うには，その意義と必要条件が本質で理解されていなければならない．長年，高等教育における教育評価は単位認定，成績と関連させて実施されてきたが，その理解では必ずしも教育成果とつながらないので，教育の過程を含めて考える必要がある．

　教育評価は学修者だけがその対象ではないので，結果によっては常にその目的に立ち戻り，関係者のかかわり方すべてのプロセスで見直す必要がある．看護学教育の内容は看護の性質から非常に複雑であり，さまざまな観点から検討して設定した教授-学修過程であっても，教育者が意図する結果になるとは限らない．教育評価には教育のプロセスのつくり方，かかわり方，および段階的な評価の取り入れ方などが関係するので，次の内容が，自己の教育の過程に活かされるようにしなければならない．

1）教育評価の意義および目的が教育の過程に反映できるように理解する．
2）到達度評価の必要性と評価可能な目標設定との関係を理解する．
3）教育の過程とそれに即した評価計画が多様な側面をもつ教育内容を組み入れて，立案できるように理解する．
4）教育の過程における段階的評価の組み入れとその結果の関係者へのフィードバックが機能するように理解する．

1．教育評価とは何か

「評価」という言葉は，一般に品物の価格を定めることや評定した価格といった「値ぶみをする」こと，あるいはよい・わるい，美しい・醜いなどの「価値判断をする」ことに用いられる．言い換えれば，ある事物や事象の価値を，ある特定の目的やニーズとの関係で測定することを意味している．この評価の意味を，「人」を対象とする教育の評価にあてはめると，教えられる学習者の学習状況や行動と，教える教育者の教育活動を教育の目的・目標や教育上のニーズに照らして，その価値の判定，すなわちその到達の度合いを判定するということになる．つまり，「教育評価」は，教育の目標に照らして，教育の効果を判定することを目的にするもので，単に，人そのものを値ぶみしたり，価値判断をしたりするものではないことを意味する．このことは，ブルームらが「評価は，実際にある変化がおこっているかどうか，またその変化の量や程度はどのくらいか，を明らかにするためのデータを体系的に収集することである」[2]としていることからもうかがえる．

ところが，教育評価の考え方が歴史的に選抜を目的とした試験制度から発展してきたことに影響されているためか，実際には学習者の何らかの価値づけをするための試験をし，成績をつけることを主目的にするという概念が根づよく残っていることは否めない．このような教育評価に対する一部の誤解を是正するには，教育評価の意義や目的を見直す必要があろう．

1）教育評価の意義

教育評価がなぜ行われるのか，その意義を明らかにすることは，教育そのものに対する考え方を明確にすることでもある．教育は，ある意図する方向，すなわち目的をもって，教える側と育つ力をもつ教えられる側との関係において，教授-学修の成果をあげようとするものである．教育評価は，その両者の関係において教育の成果があがっているかどうかの判定をするものといってよかろう．教育と教育評価は，このような表裏一体の関係にあり，教育の基本設計のなかに組み込まれているものである．

その意味で，従来の評価の目的が一般に学修者の成績の等級づけ，進級，クラス編成などに必要な情報を得ることに限られていたのに対して，今日の教育評価は教育の全般にわたってかかわろうとしているということができる．教育制度の改善に役立つ情報，カリキュラムの改善に役立つ情報，学修者の指導に役立つ詳細な情報，学修者が自己の学修状況をとらえていく過程における情報，指導者の指導方法の改善に役立つ情報および教育の成果を社会に知らせるための情報などを得るための評価が，それである．

このような考えのもとに，今日の教育評価は，教育目標の達成の度合いを決定

する組織的手続きであると定義されたり，教育に関する何らかの決定を下すのに必要な資料集めであると考えられたりしている．つまり教育評価は，教育目標を達成するために次のことをねらって行われているのである．

① 教育活動開始前からその活動計画を適切に立てるために，目標や直接的な教育内容の確認に必要な評価を行う．
② その教育活動の過程において，その活動をさらに効果的なものにするために，軌道修正に必要な学修の順序や教育方法に関する情報を得るための評価を行う．
③ その教育活動の段階ごとに，その成果を把握するために評価を行う．
④ 段階ごとの評価を経て，その領域の総括と総合能力育成の過程にかかわる情報を得るための評価を行う．

2）教育評価の目的

前述したように，今日の教育評価は教育の基本設計のなかに組み込まれ，教育の成果と教授・学習の能率を高めるために大きな役割を果たしている．それは，評価が教育の過程において，次のような機能と目的を果たすことができるからである．

a．管理目的（administrative purposes）

社会，学校管理者，教師の立場としては，日々の教育過程における評価をもとに，単位の認定，進級・卒業の認定，クラスないしグループ編成，カリキュラムの改善などに関する資料を得たり，入学試験のような選抜のための試験をすることが必要になる．円滑な学校経営を行うためには管理上必要な評価結果は不可欠であり，その機能を果たすために管理面からの評価が行われる．従来は，この点からの評価が大きな割合を占めていたが，今日では管理目的で行う評価が教育評価の中心をなすものではないと考えられている．

b．指導目的（instructive purposes）

指導する教師の立場としては，すでに学修している内容や，これからの学修予定内容に関する学修状況の確認，学修の優先順位・進度や学修方法の決定および改善，学修者の個人的変化（個人内評価）の把握をするための資料づくりに，日々の教育過程における評価を活用することになる．それに学修者のレディネスに合った教育内容の精選や教育方法・学修進度の決定をするには，新しい学修に入る前に学修者個々の予備的知識や技術をはかり，それをもとにこれからどの程度の学修を進めることができるか，あるいはどのくらいの成果が期待できるのかを事前に予測しておく必要があるからである．

さらに，学修の過程における評価は学修者の学修の進捗状況や遅滞状況を確認

することになり，学修の進度に応じた指導や個人差を考慮した教育の可能性にもつながる．このように指導的機能面から評価を活用することを目的として行い，学修者の水準を一定に引き上げるために大きな意味をもたせている．現在の教育評価は，この指導目的で行う評価を重視する方向にある．

c．学習目的（learning purposes）

　教育は学修者の育成，すなわち学修者の変容を期待して行われるために，学修者の立場からみた評価も問題にしなければならない．学修者にとって，教育の過程で行われる評価は，自分の学修状況を確認する機会となり，次の学修の動機づけになる．それはテストを受けることにより，自分が理解しているところと，理解していないところがわかり，欠点や学修の必要性が自覚できるからである．教師側で評価される内容を吟味すると，意図する学修の方向への動機づけにもなる．

　また，学修の過程で自ら自己評価をしていく習慣を身につけると，主体的に学修を発展させていくことにつながる．このような学修者からみた評価は，ある意味で先に述べた指導目的としての評価と一体をなすものであるが，学修者の自己の学修に対する関心を高めるために注意を喚起するのである．学修者が積極的にテストなどを受けて自分の学修状況を確認し，これからの学修の方向を決定し，それに基づいた学修をする習慣を身につけるのに役立つ評価として意味がある．これからの教育では，学修者の自己学習を中心とした学修をするのに役立つ評価が，さらに検討されなければならないであろう．

d．研究目的（research purposes）

　研究目的としての評価は，前述した管理目的・指導目的・学習目的で問題とする評価に研究的視点を当て，カリキュラム・教育内容・教育方法・評価方法などを検討するために行うものである．これらは相互に関連し合って成り立っているので，評価結果を多面的に活用できる．また，教育評価の研究では，適性検査や標準学力検査なども含めて検討することができる．看護基礎教育では，看護の方法としての技術指導を中心とすることになるが，その方法は多様に考えられるので，それらの有効性を比較検討することも重要な課題となろう．

　さらに，毎時の授業過程とその連続性などをデータ化できる授業計画を立案することによって，学修者個々の詳細な評価結果がだせる．教育ではこの種の授業計画を立案し，評価結果に基づく多様な研究を推進する必要があろう．

　これまで述べてきたように，教育における評価は，多様な目的をもって行われるものである．しかし，その目的のなかで，教育評価の中心となるのは，「教育者が指導目的で行う，学修者の指導に関するある決定を下すための情報を得る評価」と，学修者が「自己の学修上の決定を下すために必要な情報を得る評価」であろう．もちろん，学修者が自己の学修に関する何らかの意思決定を下すときには，

教育者もその評価結果について，多方面からアドバイスをする必要がある．さらに管理・研究目的で評価を問題にするには，できるだけ精度の高い多くの情報が必要で，それが選抜・認定，および教育計画の修正につながるものでなければならない．それには，教授-学修の過程における評価が妥当性のあるものでなければならない．このような考えのもとに，教授-学修過程における評価が確実に行われるようになると，ある意味では「試験」や「成績をつけること」に振り回されるという「評価」に対する学修者・教育者のもつイメージを変えることができよう．

3）看護学教育評価の領域

　教育評価の目的を達成するには，どのようなものが評価の対象になるのか，実際には，どのような活動をすればよいのかを明らかにしておく必要がある．

　一般教育において対象とされる評価の領域と対比させながら，看護学教育で対象とする評価の領域を考えてみよう．

　橋本[3]は，教育評価の主要な領域を便宜上の分類でしかも相互に関連づけて解釈しなければならないとしながら，次のように分類し，その内容を整理している．

- 学習の評価
- 知能・適性の検査
- 人格・行動・道徳性の評価
- 身体・健康の評価
- 家庭その他の環境の評価
- カリキュラム・教育計画・広域的教育の評価
- 選抜・配置の評価
- 結果の記録・通知

　このような内容に対して，看護学教育においては，准看護師教育を除けば高等学校までの後期中等教育終了者を対象とした教育を行うので，学習の評価，看護学教育内容と関連させた人格・行動・道徳性の評価，カリキュラム(教育課程)・教育計画・広域的教育の評価，選抜・配置の評価(適性検査)，結果の記録・通知などがその中心となろう．

　しかし，現在の看護基礎教育における評価は，改善の必要性が認識され，さまざまな試みがなされているとはいえ，いまだ専門科目とその関連科目に関する学習の評価，なかでも管理目的で学修者の成績をつけることが中心となっていることは否めない．さらに，その方法についても，いろいろな問題がある．たとえば，看護学教育では人を対象とした看護の実践能力を教育目標にかかげていながら，多くの科目の評価内容が知識に偏り，また臨床実習では技術の評価より記録類・情緒・適応性・態度などの評価を主にしているといったことがある．いずれもその内容の取り上げ方や評価方法の妥当性などについて問題が多い．

　その意味で，看護基礎教育における評価では，まず，教育内容の精選から取り

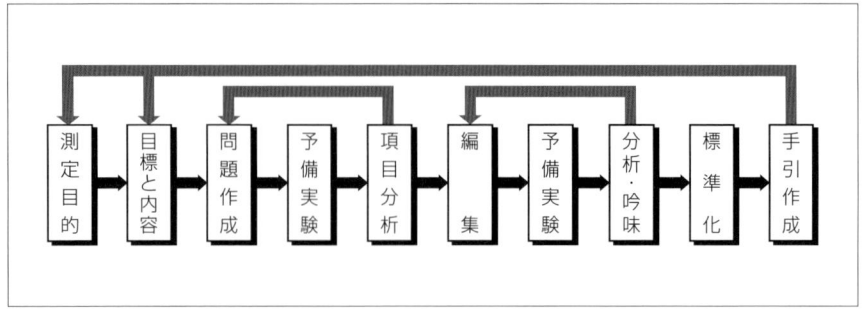

図 2-1　標準化テストの作成手続き
［橋本重治：新・教育評価法総説（上巻），p.232，金子書房，1976．による］

測定目的 → 目標と内容 → 問題作成 → 予備実験 → 項目分析 → 編集 → 予備実験 → 分析・吟味 → 標準化 → 手引作成

組む必要があろう．そのためには現在ある種々のテキスト類の目次に示される内容にとらわれず，「看護の実践力とは何か」ということを真剣に考え，その上で，学習（教授-学修過程）面の評価では，多面的な内容から精選した教育目標の設定，教育方法，学修者の自己評価，学業不振の診断などに力を入れる．さらに，学校経営のための教育課程の評価，選抜のための入学試験・適性検査，いわゆる指導要録といわれるような指導過程や結果の記録を検討していくことが必要であろう．

求められる各領域の評価を教育活動における実際の評価活動と結びつけて考えると，次に示すように教授-学修の過程にかかわる「学習者の評価」と「教育方法および教育プログラムの評価」を中心とすることになる．それぞれの内容と，取り組み方について簡単に説明しておこう．

（1）学習者の評価（教授-学修過程における評価）

入学時の選抜に始まり，その後は学修内容に応じて考えられた学修段階ごとに，主たる目標をもって評価を行うことになる．

a．入学のための選抜試験

「読む力」「書く力」「推理力」「語学力」と看護職者に必要な人間への興味・関心，表現力などに関する能力を全般的に評価できるような方法を考える必要があろう．一方では入学時の学力，適性検査ないし性格検査などの結果と卒業までの学修過程とを比較検討して，入学時の選抜方法を考えるための資料づくりをする．適性検査ないし性格検査については，すでに標準化されているテストを用いることもできるが，看護に必要な内容要素を考慮して，標準化されたテストをつくる努力が望まれる．

標準化テストの作成手続きとしては，図 2-1 が参考になる．

b．教授-学修目標設定のための事前的評価

看護の学修は，だれでも行っている日常の生活過程を問題にすることや，高等学校卒業時までに学習した人体や人間の健康に関する内容と関連するので，これ

からの学修に活用できる内容を確かめるために行う．この評価は必要な学習内容の選択に役立つだけではなく，すでに学習している内容を活用した授業ができることや，これからの学修を予測させられるので，学修者に興味をもたせ，かつ自主的学習の可能性を育てるのに役立つ．入学以後のすべての学修過程において，先行学修内容をこれからの学修内容との関係で確認することが望まれる．このことは当面の学修内容に既習内容を統合していく過程をつくることに役立つ．

c．学修途上における診断的評価

　教育方法との関係もあり一概にはいえないが，すべての学修内容を，学修者のすべてにわからせることはむずかしい．それに学修の順序は学習の転移，すなわち先行学修を次の学修に生かせるように考慮して決めていくので，次の学修を確実にするために，学修の途上で関連する既修内容の学修状況を確認するのは当然のことである．たとえば，看護技術の学修において，事前に知識を学修させるのはその必要がある場合であろう．その場合に次の技術の学修時に必要な知識を理解していなければ，技術の学修を円滑に進めることはできないからである．また，既修した基本動作を多く含む技術の学修過程では，それらの活かし方を確認し，次の技術の学修を容易にすることに役立つようにする．もちろんその際に看護の学修への興味・関心の示し方を評価することも重要である．

d．知識・技術・態度などを含めた能力認定のための総括的評価

　学修途上において必要な診断的評価をしながら学修されたとしても，その内容は非常に部分的なものであったり，特定の内容であったりする．このような学修の段階における限界を補う意味で，総括的評価は必要な内容を統合できるか，包括的にとらえられるか，といった観点からの内容も含めて，教育目標の到達状況を評価するために行う．学修の段階ないしまとまりのつくり方（表 6-6, 6-7, p. 135, 136 参照）によって，含める範囲は異なり，教育単位の終了時，基礎実習直前，設定された領域の臨床実習，卒業直前など，総括的評価の時期は多様に考えられる．

（2）教育方法および教育プログラムの評価

　教育上のニーズの診断や教育成果の判定をし，教育内容・教育評価および教育方法の妥当性を考えた教育計画が立てられるように検討していく．

a．教授-学修目標設定のための評価

　教育機関の教育目標設定のプロセスの評価や学修過程における事前的評価および学修終了時の評価結果を活用して目標設定の妥当性を吟味する．一方では，他の学校における結果と比較検討することも考えていく（p. 43, 44 参照）．

b．設定した目標に対する教育方法の評価

学修者の目標達成は教育方法と密接な関係があるので，授業評価ができるように指導案をつくって授業を行う．その成果は学修者の評価結果に反映される．その際には目標設定のしかたも重要であるが，それ以上に設定した目標とそれに必要な内容の性質に見合う教育方法の選定の仕方を学修の進め方を含めて検討することが必要である．それには具体化した教育内容にかかわる学修者個々の成果が，個別に論議できるようなデータが得られる授業計画が必要になる．

c．設定した目標の学修順序に関する評価

学修順序を考慮に入れた指導案をつくって授業を行い，学修者の反応をみていく．学習の転移は学修者の目標達成に大きく関係する．当該教育単位に必要な複数の目標にかかわる学修順序をあらかじめ考えて教授-学修過程の設計を行い，その順序の適切性をプロセスで吟味し，実施過程での修正および次回の教育に活かすデータとして収集する．

d．設定した教育計画に関する教育成果と記録

前項で述べた学修者の評価結果がすべて設定した教育計画に対する教育成果となる．この結果を現在活用している教育課程に反映させ，年度ごとの教育課程を評価する．結果の記録については，当該年度に実施した教育課程の評価結果，学修者の単位認定および学修過程に関する記録を書くことになる．このうち，単位認定に関する記録は公簿的意味をもつものであり，その記録方法を十分に検討する．ことに，進学の可能性を考慮して履修科目と学修時間数の表示を考える．

2．教育評価のための必要条件

1）教授-学修過程における評価内容の多様性

これまでの評価は前述したように，どちらかといえば，学修者の評価を中心とし，しかも知識の確認に偏っていたといえよう．その背景には，教育評価が学修者の行動の変容過程を問題にできる情報を得ることを第一義とすることから，教育内容と教育方法の関係，教育者の教育の進め方などの評価を抜きにして，「学習者の評価」を評価の中心としてきたことがある．しかもそれは学修者の成績をつけるのが評価と考えられており，その方法は紙と鉛筆によるペーパーテストの結果や提出された記録物に基づいて評価され，それが唯一の学修者を評価する方法であると考えられてもいた．このような学修者の筆記試験による評価が中心となっていたのは，結果の妥当性および客観性を追求してきた結果でもあるが，そ

のために取り上げられる範囲が知識に偏っていたことも否めない．

　いうまでもなく，人間の行動は1枚の紙片でははかりしれない複雑さをもっているので，学修者を評価するには，その内容面において多様性が求められる．それには知識だけではなく，現象を観察する力，問題解決能力，創造性，実践力および態度や意欲などの内容を幅広く問題にしていかなければならない．このような多様な内容の評価をしていくには，同時にその多様な内容に見合う妥当な方法を，それぞれに多方面から選択し，多角的な情報を収集できるような事前の緻密な計画の立案が必要である．

　知識だけに偏らず，評価内容を多方面から検討していくには，前述したように限られた内容でしかも「学習者の評価」だけに止まらず，「教育方法および教育プログラムの評価」「教育者の教育能力」なども含めて，教育上の要因となるあらゆる側面から評価していかなければならない．

　そのためには，教授-学修活動に関する多角的な評価活動を計画して，学修への参加状況なども含めた情報を集めるような工夫をし，かつ客観的な評価を行うための評価用具を検討する必要がある．

　看護学教育は，いうまでもなく看護実践力の育成を目標としているので，学修者の評価内容は，その能力を身につけるために必要な学修内容として分析・抽出されたものでなければならない．すなわち，患者またはクライエント（以下クライエントという）に行う看護技術を中心とした実践能力，それに必要な知識，応用・分析・統合能力および評価能力，創造力，観察力，問題解決能力，さらに態度に関する内容を含んだものである．これらの内容を具体化する方法および評価用具については後述する（第4章および第6章参照）．

2）到達度評価の必要性

　学修者を評価するということは，多方面から設定された目標に対して，1人ひとりの学修者が，どのような内容についてどれほど到達しているかを詳細に把握するということである．このような評価への取り組みを到達度評価というが，その評価を実際に行うには，そこで求められる多様な側面の評価資料の解釈のしかたについて明確な考え方をもっていなければならない．

　評価結果の解釈のしかたは，教授-学修目標の内容そのものに対する各学修者の到達状況を問題にする場合と，学修者個人の学修過程における変容状況を問題にする場合の2つに大別される．さらに，前者においては集団規準に基づく測定（norm - referenced measurement）を行う**相対(的)評価**と，達成規準に基づく測定（criterion - referenced measurement）を行う**絶対(的)評価**とがあり，相対評価では学修者がある特定の課題をどのくらい成就しているかについて学修者を全体的な比較においてとらえ，絶対評価では学修者の課題に対する達成状況を内容に照らして細かく問題にすることになる．しかし，この相対評価と絶対評価の評価

表 2-1　評価結果の解釈のしかた

	評価の規準	規準の性格	結果のあらわし方
絶対評価	教育評価達成の有無・程度	教育目標と直接的な関係　他者による評価	1．合・否　2．素点（正答率）　3．段階評定　4．誤答分析など
相対評価	属する集団に基づく成績分布	教育目標と間接的な関係　他者による評価	1．順位　2．段階評定　3．偏差値
個人内評価	同一学生の示すそれまでの学修状況・成績	教育目標と直接的・間接的な関係　自己評価	1．長所・短所　2．進歩の状況　3．プロフィール

　結果に対する解釈のしかたを実際に用いるときには，それぞれの特徴をともに生かす場合と，内容の特性からみていずれか一方の解釈にする場合とがある．それは，求める課題ないし内容によって明確な尺度を内容や数値であらわし，客観性の高い絶対評価ができるものと，経験的に過去の学修者と比較して判断したり，学修者間の比較において判断したりしなければならないことがあるからである．一方，後者の個人の学修過程の変化を測定する**個人内評価**では，学修者個々の長所や短所，進歩の状況および個人像が明らかにされる．

　それぞれの用語のもつ意味については，**表 2-1**のとおりである．以上の3つの解釈のしかたは，いずれか1つあればその他のものは不要であるというものではない．評価内容により，また時期により，その活用のしかたや軽重のおき方が異なることになる（p.30，図 2-3 は相対評価による成績分類基準の一例である）．

　前述したように，評価結果の解釈は相対評価ないし絶対評価，および個人内評価の観点からそれぞれの特徴を考慮して行わなければならない．しかし，学修者の評価が，ある意味で科目ないし進級の認定のための成績を出すことを偏重していたことにも影響され，一般的に教育における評価は認定のための成績として相対評価であらわすことが多かった．一方，資格試験を必要とする看護学教育では，一応，絶対評価を標榜はしていたが，絶対評価ができるように教育目標ないし評価規準が十分に検討されているとはかぎらず，ことに臨床実習や態度に関する評価では明確な位置づけをしないまま相対評価の考え方を導入していることも多い．

　このような現状のなかで，学修者の評価として到達度評価を重視する傾向がしだいに高まってきている．この動きは，1960年代初頭からみられるもので，次のような理由が考えられている．

①学修者の個別性を重視し，1人ひとりの教育目標の達成状況を確認しながら教育を行うことが社会的要求であるとされてきた．

②社会生活の高度化，高学歴社会の到来により，国民全体が高度な知識・技術・教養を身につけていることが求められるようになった．

③社会の変化に対応する力を教育に期待しようとして，教育課程の評価を学修者の評価を通じて行うことや，教育の収支を社会に報告する教育の責任(accountability)が問題にされるようになった．

④教育にテレビやコンピュータなどを用いた工学的アプローチが導入されるようになってきたが，それには教育目標を1つひとつの内容が確認できるような行動レベルまで具体化する必要があり，それに基づく評価をするようになってきた．

3）教育目標設定の必要性

今日の教育評価において到達度評価が重視されるようになったのは，教育が学修者の行動パターンを変化させ，改善していく過程と考えられるからである．その行動パターンの変化は，発見する力をもつことにより自信をもつといった内発的動機づけに基づくものが期待されている．すなわち，一般的な原理を知識として把握するだけではなく，自分自身で問題を解決する態度を身につけさせようとするものである．それには，独力で発見できる能力が身につくような教材を順序性をもって提供できるように，内容の整理と期待する目標の設定が必要になる．このようにして学修者の行動パターンを望ましい方向に改善するための内容が教育目標であり，それを具体的に表現しておかなければ評価はできない．それはいうまでもなく，目標に到達したかどうかで評価する絶対評価を行うには，評価可能な目標が明確になっていなければならないからである．

これまでの教育においても，何らかの形で教育目標は設定されていたはずである．しかし，その目標は学修の過程を考慮に入れ，かつ評価することを前提にしたものであったかどうかについては疑問がある．評価可能な教育目標を設定するには，教育内容を教育の進め方や方法との関係も考えて，目標の設定ないし精選をすることになる．すなわち，教育内容のまとまりのつくり方や学修の順序などを考慮にいれて各教育単位の目標を設定し，さらに，その具体化を考えていく（具体的な評価目標の考え方については後述する）．

看護学教育では看護職者以外の多くの講師にその教育をゆだねている科目があるので，看護の専任教員が担当する科目以外については，各科目の教育目標を科目担当教師に説明し，その上で綿密な打合せをする必要がある．しかし，教育目標を具体化すれば教育の成果が上がり，評価結果が全面的によくなるという保証があるわけではない．それは，教育内容のすべてに対して目標を設定するには限界があるということと，適切な評価を行うには教育目標を明確に設定すると同時に，教育方法および評価の方法やその学修段階の検討が欠かせないからである．

各教授-学修過程それ自体が評価のプロセスであることを前提として，教育を円滑に進められる教育者の能力が求められる所以である．いうまでもなく，教育の過程ではさまざまな克服すべき問題があったとしても，教育は学修者と教育者と

の関係において成り立っているので，両者が共有できる教育目標が教授-学修開始前に明確になっていることが不可欠である．

4）完全習得学習（マスタリー ラーニング）の導入

相対評価の方法は，わが国の小学校・中学校・高等学校における公式的な成績表示法として長い間採用されてきた．そのため，1学年の学習者全体の成績の平均値に照らして個人の成績を分類したものに基づいて学習者の成績を想定することが多く，**図2-2**の(B)に示すような学習者の大半が達成(成就)規準以上の範囲に入っている状態を想定することはまれであったといってよい．

それは，テストをある無作為に抽出した集団に実施すると，その得点は一般に0点から100点にわたって**図2-3**のような正規分布曲線を描くので，その原理に基づく評価が肯定されてきたこととの関連もあろう．結果が正規分布図を描く試験問題がよいといわれる所以である．

学修者が，ある意図する領域の目標を確実に達成するために学修している場合には，学修者全員の目標達成が望まれることはいうまでもない．このような結果を期待して学修過程をつくることを完全習得学習（マスタリー ラーニング）という．完全習得学習論は，1960年代はじめに学習者にはできる者とできない者とがいるが，学習に時間をかければできない者はいないというキャロル（J. A. Carroll）の考え方が発表され，それをもとにして，ブルーナー（B. S. Bruner）やブルーム（B. S. Bloom）らが発展させた学習指導理論である．この学習理論は，まず教育目標を具体化し，それを教育者と学習者が共有した上で教授あるいは学習のプロセスを系統化し，その過程の要所要所で学習の達成状況を評価する．そして，その結果をもとに，目標に達していない学習者に対しては**補充学習**をさせ，すでに目標に到達している学習者に対しては，さらに学習を深める学習（**深化学習**）をさせるようにして，すべての学習者に自信をもって次の新しい学習課題に向かわせようとするものである．その意味では，完全習得学習は絶対評価の重視を前提とした教授-学修の過程ということもできる（**図2-4**）．

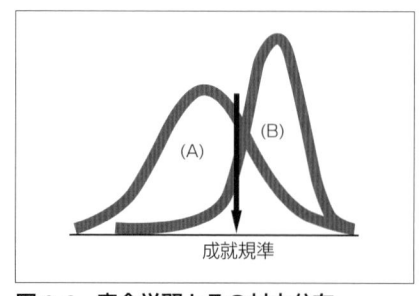

図2-2 完全学習とその対立分布

図2-3 成績分類基準の一例

［金 豪権・梶田叡一監訳：完全習得学習の原理，p.18, 34, 文化開発社，1977．による］

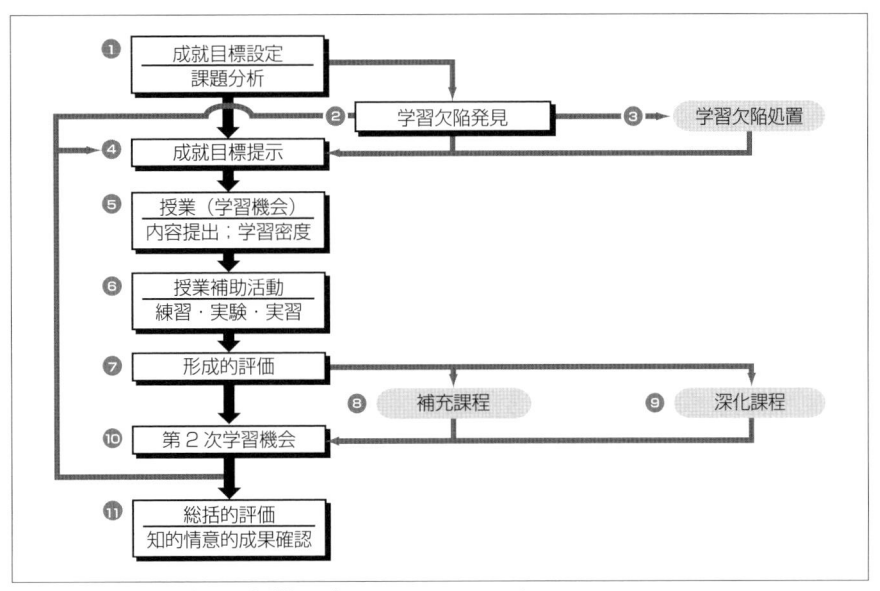

図2-4 完全習得学習の授業モデルのフローチャート
[金 豪權・梶田叡一監訳：完全習得学習の原理, p.127, 文化開発社, 1977. による]

　看護の実践能力を育成するには，種々の科目で学修した内容を統合する能力を問題にすることになるが，それには各科目における学修を確実なものにしておくことが課題となる．したがって，看護学教育に完全習得学習の考え方を導入できれば，学修成果をさらに高めることにつながるが，その際には看護学教育の特徴，高等教育のあり方を考慮にいれておく必要があろう．

5）指導過程における段階的評価の必要性

　教育目標を明確に設定した上で，効果的な到達度評価を実施するには，科目の終了時に試験を行うといった評価から，段階を設けて学修過程で継続的に行う評価へと考え方を改めていくことが大切である．このような評価の目的を達成するには，指導過程において次のような評価を行うことが望まれる．

a．事前的評価・プリテスト・診断的評価

　特定の学修課題の学修を開始する直前に行う診断的な評価で，これから学修する内容に関してどの程度知っているかを確認するために行う．その内容には，既習内容と，これから新しく学修する内容が含まれる．

b．形成的評価・中間テスト

　学修の途上で学修内容のまとまりをつくり，その到達状況を知るために行う評価で，学修者や教育者へのフィードバックのために行う．

表 2-2 試験の時期と機能

	教育成果に関する意思決定	教育計画に関する意思決定
プリテスト (事前的評価)	・選抜(クラスわけを含む) ・既修内容に関する能力判定 ・新学修内容に関する動機づけ	・教授-学修目標の修正 ・教授-学修計画の修正
中間テスト (形成的評価)	・当面の学修内容への動機づけ ・学修困難者の診断と学習への方向づけ ・目標到達者への深化学修の指示	・教授-学修方法の修正
ポストテスト (総括的評価)	・教育単位終了の設定 ・科目終了の認定 ・深化学修への示唆 ・卒業の認定 ・資格の認定	・教授-学修目標の修正 ・教授-学修計画の修正 ・教授-学修方法の修正
フォローアップ テスト	・教授-学修の確認	・教育計画全体の修正

c．総括的評価・ポストテスト・事後評価

特定の教育単位ないし科目が終了したときに関連内容の総合的な到達状況を知るために行う評価で，主に学修終了の認定のために行う．その内容には，形成的評価で取り上げた重要な内容の再確認，それらの活用方法および関係内容の統合能力と発展的活用方法などを含める．

d．フォローアップテスト

学修効果を確認するために，学修終了後一定の期間をおいて学修内容の定着状況を把握する評価である．

それぞれの評価に関する詳細については，表 2-2・3 に示すとおりである．
図 2-5 は，このような段階的な評価を行う過程とその結果を示したものであり，さらに図 2-6 は，形成的評価を導入した場合と導入しない場合をフォローアップテストの結果で比較したものである．図 2-6 の ① のカーブは継続的な学修を自分で行って学修目標に到達し，しかもフォローアップテストの結果もゆるやかで学修量が維持されていることを示し，同図 ② は形成的評価によるフィードバックを受けて，① と同じカーブを維持していることを示し，同図 ③ は科目終了時にいきなり総括的評価を受けた場合の結果を示している．

学修の成果は，学修終了後どれだけ学修内容が長期に定着しているかによって判断することになる．それには，自分で継続的に学修できない学修者に対しても学修成果が期待できる評価を行うために，学修終了時に行う科目終了試験ないし総括的評価だけではなく，形成的評価の導入を積極的に考えていく必要があろう．
看護学教育では，講義ないし校内実習で事前の学修をし，その後臨地実習でそ

表 2-3 形成的評価と総括的評価の特徴

	形成的評価	総括的評価
1. 機能	・個々の学修者の強点と弱点を詳細なデータで提供できる. ・以後の学修の方向性を明示できる.	・学修者が期待する当面の目標に到達したか否かを決定する.
2. 時期	・各教育単位の途中と終了時	・教育単位・科目終了, 卒業, 資格取得について決定するとき
3. 範囲	・毎時限の学修内容 ・意味ある学修内容のまとまり(個々の看護技術など) ・1教育単位	・認定に必要な学修のまとまりで評価する(各教育単位・授業科目における評価が中心となる).
4. 内容とサンプリング	・教育単位の内容のうち, 新しく学修する内容を中心にする. ・必要な原理に関する知識は確実に評価の対象とする. ・取り上げる内容にはできるだけ知識から問題解決までを含める.	・教育単位ないし科目のなかで, 原理となるような内容については再度確認する. ・該当する領域のなかで, 全体に関連する内容と発展的活用を考慮して抽出する. ・確実な学修を必要とする看護技術については必ず取り上げる. ・問題解決ないし応用問題に関する出題をして, 場への対応力の評価を加える努力をする.
5. 採点	・内容ごとの誤りを明確に指摘できるように採点する. ・点数をつけるのではなく, 内容の誤りを, 次の学習に生かせるよう具体的に記述する.	・単一な総合的な採点をする. ・合否の判定ができるような成績をだす.
6. 結果の報告	・教授-学修過程の修正のために, 該当者に報告する. ・学修者の合否判定につながる成績の記録には含めない.	・学修者の成績として正式な永久記録の一部となる.
7. 結果の学習者へのフィードバック	・次の学修の方向性が見出せるように, 個々の学修者に正解と誤りを直ちに詳細に伝える.	・合否
8. 結果の教育者へのフィードバック	・学修者の誤りを同定できる詳細な報告を行い, 教育方法の改善に役立てる. ・教育目標を吟味するための資料とする.	・教育単位ないし科目の内容ごとの合否の学修者数

れらの学修内容を統合しながら看護の実践能力を身につけることになる. 臨地実習で行われる学修は事前の学修に影響されることが多く, その意味でも学修の各段階で確実な評価をする方法を考えなければならない.

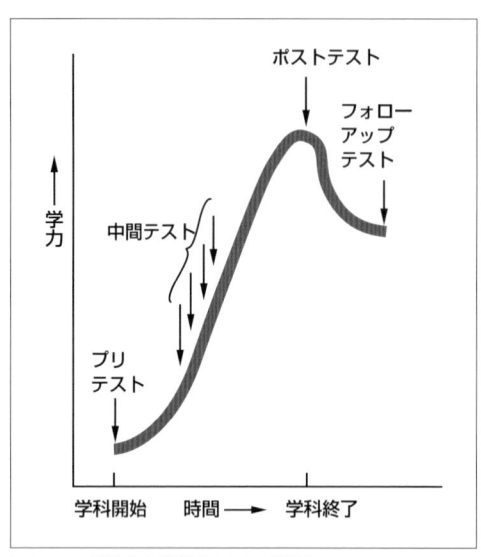

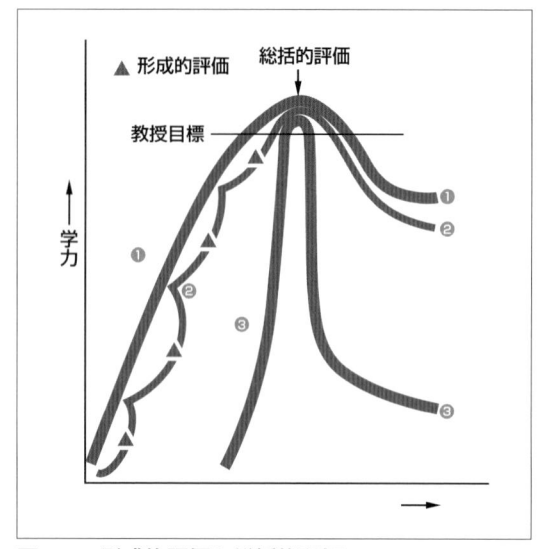

図 2-5　試験の時期による分類　　　　　　図 2-6　形成的評価と総括的評価

[日本医学教育学会監修：医学教育マニュアル1，吉岡昭正：医学教育の原理と進め方，p.70, 73, 篠原出版，1978．による]

6）自己評価の導入

　学修者の評価は，成績をつけることを前提として教育者が行うものとされてきた．しかし，学修そのものは学修者が行うのであるから，学修者が自分の学修過程ないし学修目標に対する到達状況に関心をもつのが当然であり，種々の教育理論において学修者の自己評価の導入が推奨されている．

　学修者が行う自己評価は，明示された学修目標に対する自分の到達状況を明らかにするものであり，その内容はできるだけ克明に記述するようにしたほうがよい．教育者は，学修者によって書かれた評価内容を教育者自身の評価と比較して指導上の参考にする．また学修者は，教育者による評価との差をもとに指導された内容で自分の自己評価のしかたと到達状況に気づき，これからの学修内容と学修のしかたをとらえることができる．ただし，学修者の自己評価は成績をつけるための参考にはならない．

　学修者の自己評価の方法として，学修者に自分の学修状況に関する感想録を書かせることもある．しかし，この感想録ないし反省記録の内容では，学修者の学修に関する一般的な考え方がわかるだけで，目標に対する到達状況を把握することはできない．これらの記録内容は，学修者の認識・関心にかかわる情報として，指導過程に活かせるものに止まる．

7）教育評価のプロセス

　教育評価についての考え方は，前項までに述べたとおりであるが，それを評価のプロセスとして概括すると，次のようになる．

(1) 評価の目的を明確にする（Why）

評価の目的を明確にするのは，取り上げる内容の範囲あるいは問題のつくり方，採点のしかたが目的によって異なるからである．評価は，どのような目的で行う可能性があるかを考えて，当面の目的を明確にする．次の内容を参考に，評価の主旨を明らかにする．

① 学修者の評価をするのか．
- 入学ないしその他の目的による選抜試験
- 個別の教授−学修目標の設定と事前の既習内容に関する補充のための事前的評価
- 学修の途上における診断的評価
- 知識・技術などを含めた能力認定のための評価

② 教育方法および教育プログラムの評価をするのか．
- 教授−学修目標設定のための評価
- 設定した目標に関する教育方法あるいは学修順序を決めるための評価
- 設定した目標に対する教育成果の判定

(2) 何を評価するのかを決定する（What）

評価の目的によって，(1) 学修者または学修方法，(2) 教員または教授法，(3) 教育プログラム，(4) その他（教育目標・教育設備・評価方法）などを対象とすることになる．

含める内容を明確にするには，いずれの場合も，多くの学修内容のなかから評価領域と評価の対象とする内容を精選する必要がある．それは，含める領域と内容によって評価のしかたが異なるからである．具体的にいえば，当面の評価の目的を満たすことを前提として，次のような内容を参考にして評価の対象とするものを明らかにすることになる．さらに，その内容は学修者を主語とした具体的な行動目標（behavioral objectives）であらわす．

① 教育の成果としてどのような能力を評価するのか，評価領域および評価内容を明確にする．概括すると，次のような領域の内容を問題とすることになる．
- 認知領域：事実や原理の想起，適切なデータの解釈，適切な問題の解決，患者への配慮の技術への組み込み方など
- 情意領域：積極的なかかわりをする姿勢，学修の習慣性，価値観・鑑賞力の育成など
- 精神運動領域：クライエントおよび家族への直接的な援助，説明のしかた，話の聴き方など

② 教育の過程で学修条件を整えるために，どのようなものを評価するのか．
- 教育内容（教育目標）の適切性
- 使用する教材の適切性
- 教育方法の適切性

(3) 評価のためのデータ収集の方法を立案する（How）

評価の目的および対象とする領域と内容が決まれば，次はその方法を実施できるように具体化する．

① 教育成果の判定のためには，評価対象ないし目標に対する妥当な評価方法を選択する必要がある．
- 評価用具の決定（p.88参照）
- テスト条件の決定

② 評価の過程では，どのようなことを問題にするのかを決め，必要に応じてそれを客観的に行えるような方法を考える．
- 学修者の反応をみる視点
- チェックリストの作成

(4) データ収集の時期について計画を立てる（When）

それぞれの学修領域の学修に対して，学修の開始時期から終了までを1つのまとまりとして，段階を考慮した評価が行えるような計画を立案する．データを収集する時期は学修の進度と関連させ，目的に照らして選定した評価領域と評価内容について評価できる時期を設定する．大別すると次の2つの視点から必要な計画立案を行う．

① 学修の過程で成果を段階的に確認するために評価するのか（時期と回数は，どのような学修内容の終了時に行うかで決める）．
- 学修前（プリテスト-事前的評価）
- 学修中（中間テスト-形成的評価）

② 教授-学習の成果を判定するために評価するのか．

学修成果の判定はさまざまな段階において行うことができる．ただし，看護学教育においては，絶対評価を前提にしていることが多いので，一学修領域の学修を中心とした評価となり，学期ごとや学年終了時の評価はあまり問題とされない．

- 教育単位終了時　（ポストテスト-総括的評価）　（設定された臨地実習の領域はこのいずれかに該当する）
- 科目終了時　　　（　　　同上　　　）
- 学期ごと　　　　（　　　同上　　　）　（実習に関する内容で総括的評価を行う場合は，このいずれかに該当する）
- 学年終了時　　　（　　　同上　　　）
- 卒業時　　　　　（　　　同上　　　）

(5) だれがだれを評価するのかを明確にする（Who，Whom）

評価の目的が学修者の評価であれば，教育者（臨床指導者も含む）が学修者を評価するが，教育方法などの評価であれば，学修者が教育者を評価することもある．また，評価の目的が教育目標や教育方法あるいは教育課程であれば，それらの内容の担当教師および教職員，外部の教育評価の専門家などによって評価を行うことになる．

(6) 前項の(1)～(5)のそれぞれにおいて決定されたものの一覧表を作成し，それに基づくデータを収集する
(7) 評価結果を判定する規準をつくる

評価の対象ないし目標によって，次のような視点を考慮して評価結果の判定を行う．

① 絶対評価による判定を行うのか．
② 相対評価による判定を行うのか．

看護学教育では絶対評価による判定を行うことが多いが，相対評価との使いわけは，いずれか一方に偏るのではなく，評価内容の性質によって相対評価の活用方法を判断することになる．たとえば，情意領域の評価において，標準値を定めるために対象にしている集団の相対評価結果を活用することが考えられる．

(8) 評価結果の報告をする

評価の目的によって，報告する対象および報告のしかたが異なる．次の内容を参考に目的に合った報告を行う．

① だれ(学修者・管理者・教育計画者)に報告するのか．
② どのような形式(できている点とできていない点―強点と弱点，合格か不合格，評価の有用性ないし採算性)で報告するのか．

(9) 評価の目的に基づいて最終的な判定をする

科目終了時であれば，単位認定にまつわる個別の成績としての意思決定を行う．教育プログラムの評価であれば，結果に基づいて教育内容，教育方法および教育計画の修正を行う．

8) よい教育評価の要件

前項で整理した評価のプロセスは，ある意味で評価を客観的に行うことを前提にした1つの試みであるが，それをさらに適切なものにするには，教育評価に関する理論的な見解をもっていなければならない．ことに，評価目標に合った評価用具を選択するために必要な知識は不可欠である．教育評価に関する評価用具は，長さ・時間・重量などの測定に用いられる測定用具のように客観性の高い値が得られるものとは異なり，客観的な評価結果を得るためには，次に示すような妥当性・信頼性・効率などを考慮しなければならないからである．

(1) 妥当性(validity)

妥当性は評価用具の備えるべき第一の条件といわれるもので，評価用具が評価の対象とした目標を的確にとらえ，評価結果と評価目標との関連性が高いことをいう．学修者の評価でいえば，測定しようとする特定の行動を，その評価用具で測定できる程度をいう．

妥当性にはいろいろな観点があげられ，橋本[3]は次のように，内容面からみた妥当性(内容的妥当性)，規準からみた妥当性(規準関連的妥当性)，および構成概

念面からみた妥当性(構成概念的妥当性)の3つにわけて整理している．

a．内容的妥当性(content validity)
測定される内容が評価の対象とした目標で指定している内容と一致あるいは代表しているかということである．

b．規準関連的妥当性(criterion - related validity)
テストの妥当性を判定するのに，そのテストの得点と他の独立した外的規準との関係を経験的ないし統計的手段によって定めることをいう．

c．構成概念的妥当性(construct validity)
学修者の抽象的な心理学的特質や能力などの，そのままでは観察できないものを測定する場合の妥当性を問題にすることである．

(2) 信頼性(reliability)

測定の一貫性あるいは安定性を意味し，何回はかっても，だれがはかっても，類似の結果を示すことができるものである．したがって，信頼性は妥当性の一部と考えてもよい．信頼性については，統計的手法を用いて検証する方法が一般に用いられるが，絶対評価を行う場合には評価規準を明確にすることによってその問題を緩和することができる．

信頼性の条件として，次のようなことがあげられる．

a．採点が客観的であること
採点が主観的であれば信頼性が低くなるので，できるだけ客観的な採点ができるような方法を選び，採点者の個人的な偏見や判断に影響されないようにしなければならない．評価用具の信頼性を高めるには客観テストを用いることが望まれるが，論文体テストでも明確な採点規準を設定して採点するようにすればよい．

b．問題の困難度を適切にすること
信頼度の測定は，統計上，得点の広がりに依拠しているので，テスト問題がむずかしすぎてもやさしすぎても，その得点の分散が小さくなって信頼度を低下させることになる．ただし，絶対評価におけるテストではあまり問題にならない．

c．問題が包括的であること
測定しようとしている領域の全体の内容を代表するような問題をつくるようにする．このことはテストの妥当性にもつながる．

d．学修者に正直な応答態度でのぞませること
知識・理解・問題解決能力などの認知領域の内容を測定する場合にはあまり問題にならないが，情意領域に関する内容を評価するときには問題になる．教育者と学修者の信頼関係が前提となるが，そのほかに，「正直に答えること」「あまり深く考えないで，なるべく速く解答すること」といった注意を与えることも必要である．

e．問題の内容が一義的であること

　　問題がいろいろに解釈されたり，いくつもの正答があるような問いをつくらないようにする．

(3) 効率(efficiency)

　評価の容易さ，経済面および時間の面で実用的であることをいう．妥当性と信頼性を優先させる必要があるために，効率は従的にならざるを得ないこともある．

(4) 客観性(objectivity)

　問題の正答に関する意見が一致する度合いをいう．すなわち，同じ領域の専門家であれば，だれがその問題を採点しても同じ結果が得られる性格をもっているものである．客観性は信頼性を決定する条件のうちで最も重要なもので，信頼性に含まれる内容として別分類しないこともある．

(5) 特異性(specificity)

　問題間の性質がそれぞれ異なることをいう．限られた時間を用いてテストすることが多く，できるだけ多くの学修内容を代表するような問題を設定するには内容面の重複を避けるようにする必要がある．

第3章 教育目標と教育評価

　教育評価には，意図的に到達させたい目標の設定が必要になる．しかし，教育の目標は，教育機関の教育目標から段階を経て，教授-学修過程の目標を設定することになる．したがって，教育機関の目標と教育課程をどのように設定するかによって目標設定の段階や表現レベルは異なるので，教育課程の構築過程と密接に関連させなければならない．さらに，看護の教育内容は，いわゆる知識を含む認知領域の内容，看護の実践にかかわる技術の精神運動領域の内容および態度面を含む情意領域の内容で構成されているので，これら3領域の内容とその相互関係を含めた検討を行う必要がある．

　また，教育評価に必要な目標は，教育内容を求める能力レベルで表現し，かつ教授-学修過程と密接に関連させなければならないので，次のような視点による理論的理解が必要である．

1）教育目標の段階的設定のしかたと教授-学修過程の目標との関係を，教育のプロセスを含めて理解する．
2）教育目標の種類とその用途を明確に理解する．
3）教育評価と教育単位との関係を，教育内容に対応した教育方法および評価計画を含めて理解する．
4）認知領域，情意領域および精神運動領域の目標の必要性とこれら3者の関係を立体的に理解する．
5）確実な評価結果を期待するには，教育目標の能力レベルを考慮する必要性を理解する．

第3章 教育目標と教育評価

1．教育目標の作成過程と教育評価

1）到達度評価と教育目標

　教育評価が教育目標の達成の度合いを決定する組織的手続きと定義されるのは，教育評価が教授-学修の成果として，個人の知識・技術・態度などの絶対的な修得や成長のしかたを明らかにすることを目的にしているためである．このことは，教育評価の考え方が集団規準に基づく測定・評価（相対評価）重視型から，達成規準に基づく測定・評価（絶対評価）重視型に転換し，いわゆる到達度評価（目標準拠測定・評価）の必要性が強調されている所以でもある．

　到達度評価の目的は，評価領域を明確にし，知識・理解・問題解決能力，技術，態度などに関する目標を具体的に設定して，必要な時点にその評価を行い，個別指導のための資料を得ることである（個別の到達度が異なることを前提とする）．学修者１人ひとりの学修を成功させるために，事前に具体化された教育目標に基づいて，その内容とマッチした到達度が測定できるテストを行い，具体的な内容をもとに個別に目標を到達していない部分に対しては補充学習を，到達している部分にはさらにその内容を深める深化学習をさせる必要があるからである．具体化した教育目標に基づく教育とその評価の過程では，教育目標や教育方法を検討できる資料も同時に得られることはいうまでもない．

　到達度評価をその目的に見合うように行うのは，並大抵のことではない．それには，次のようなことが保証されなければならないからである．

　① 評価可能な具体的な目標を必要な学修領域のすべてにおいて設定しなければならない．
　② 設定された目標に対して，適切な方法で評価しなければならない．
　③ 目標を達成していない学修者に対しては，必ずその内容に関する補充学習が保証されなければならない．

　到達度評価は，学修者１人ひとりを看護の実践者に育成するために看護学教育においても不可欠である．実際に到達度評価を考えていくには，まず教育内容面での観点や期待する能力を定めて教育目標を設定する必要がある．教育目標は，次の２段階を経て設定することが望まれる．１つは，取り上げようとする領域に関する教授-学修の成果として，どのようなことが期待されるかということを一般的に表現した一般教育目標（GIO；general instructional objectives，以下一般目標という）で，他はそれを達成したことを示すために，学修者は何ができればよいかを明らかにした，個別（特定）的行動目標（SBO；specific behavioral objectives，以下行動目標という）を設定するのである．

　教授-学修の過程で，直接的に評価の対象となるのは，各教授教育単位で設定される行動目標群となる．つまり，教育単位レベルで取り上げるような具体的な内

容を問題にしなければ確実に評価できるような目標は設定されないし，また，その学修の進行過程で目標が到達されたかどうかを評価できるような目標が必要なのである．教育評価にあたって，直接的な評価の対象とする教育単位と教育課程との関係を次にみてみよう．

2）教育目標の作成過程

(1) 教育課程と評価との関係

教育課程は，教授-学修の出発点から，ゴールである教育目標に到達するまでを，どのような学修内容をどのような順序で教育し，かつ経験させるかを計画したものであり，図3-1に示すような手順で，いくつかの段階における目標を設定しながら全体の計画を作成する．

教育課程には，抽象的な表現の目標から具体的な表現の目標まで，さまざまな目標が含まれるが，まずカリキュラム決定要因，すなわち看護に対する社会の要求，看護学の学術水準，学修者の特徴，教育機関の機能と目的，学修期間などの教育に対するニーズと制約を考慮して機関の一般目標が設定される（図3-2）．ついで，このようにして作成された機関の目標やカリキュラム決定要因などをもとに，カリキュラム形式の選択，教育内容のまとまりや優先順位が決定されて，授業科目とその一般目標が設定される．それに基づいて，各科目がいくつかの教授-学修のまとまり（教育単位）として区分され，それぞれの教育単位の一般目標が設定される．授業はその区分された教育単位ごとに進められるが，各教育単位では

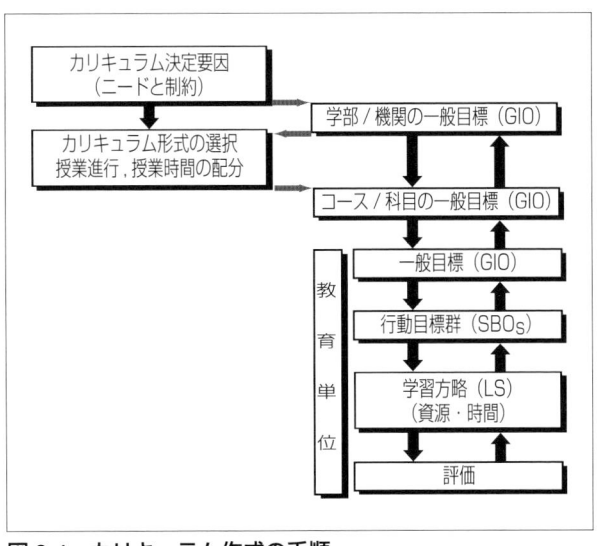

図3-1 カリキュラム作成の手順
［日本医学教育学会監修：医学教育マニュアル1, 吉岡昭正：医学教育の原理と進め方, p.21, 篠原出版, 1978. による］

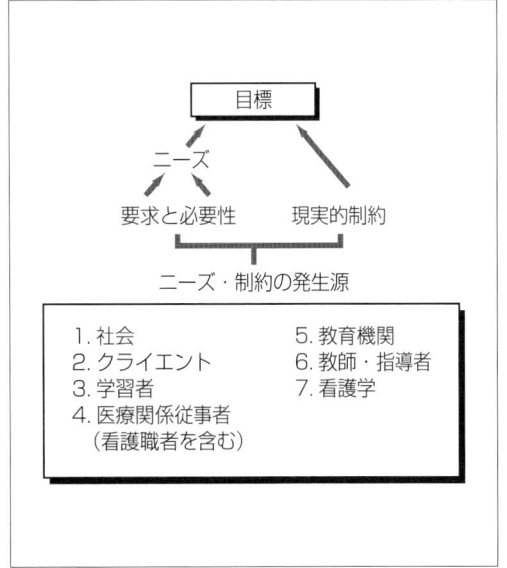

図3-2 教育に対するニーズと制約

一般目標に基づいて，さらに教育内容を具体的な行動目標としてあらわす．この目標は教育者にとっては教授目標であり，学修者にとっては学修目標となることから，教授-学修目標とよばれる．このようにして設定された目標のうち，教授-学修の過程で，直接的に評価の対象となるのは，各教育単位における行動目標群である．つまり，教育単位レベルで教授-学修目標を具体化し，それに基づく教授-学修方法を決め，その進行過程で目標が到達されたかどうかを評価するのである．

このように教育全体のプロセスをたどってくると，評価の最小単位は，各教育単位にあることが明らかになる．この各教育単位における評価結果を，それぞれの行動目標や科目の目標にフィードバックさせ，同時に教授-学修内容を検討すれば，教育課程の修正に役立ち，教育方法の評価にもつながってくる．このことからもわかるように，機関の教育目標と実際に評価の対象となる教育単位レベルの目標とは相互循環的に関連しているのである．

看護学教育における目標は，クライエントに行う看護能力の育成を終極の目的として設定するわけであるが，そのような能力を身につけるまでの学修段階の設定のしかたにはさまざまな考え方があってよい．それは，学修段階の設定のしかたが教育の過程に関する考え方や立案されている教育計画に大きく影響されることになるからである．したがって，評価のための目標は，その学修段階の設定のしかたによってさまざまな表現をすることになり，必ずしも常に一定の目標があるわけではない(具体的な評価目標については後述する)．

(2) 評価の対象となる教育単位

教育単位レベルの目標作成過程と評価との関係は，図 3-3 に示すとおりである．まず，区分された教育単位の一般目標に基づいて必要な教育内容を選定し，その内容の教育目標を明確にする．ついで，その教育内容と教育目標をもとに，前提行動の測定，つまり事前的評価(プリテスト)を行う．事前的評価の内容には，主たる学修領域に関する既修内容と，該当する教育単位の直接的な内容とを含め，既修の学修内容をどれだけ活用できるか，これから学修する内容に関する内容を

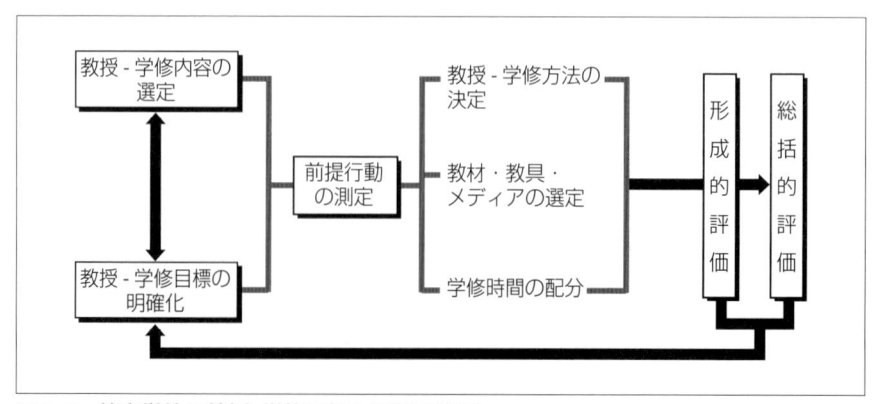

図 3-3　教育単位の教授-学修目標と評価の関係

どの程度理解しているのかを測定し，教育目標の設定に役立てる．

　実際の評価は，このようにして新たに設定された内容と目標に対して，教授-学修の方法を決定し，教材・教具・メディアを選定し，その内容に見合った学修時間を配分した教育計画を立てて実施することになる．評価は立案された教育計画のなかに組み込まれ，毎時間あるいは 2～3 時間ごとに形成的評価を行い，学修が終了した最終的な段階で，その教育単位における総括的評価を行う．形成的評価あるいは総括的評価の結果は，教育目標を再検討し修正する際に利用される（図 2-4，p.31 参照）．

　このように，評価は 1 つひとつの教育単位レベルで詳細に行われるものであるが，その評価結果は，目標に対する教授-学修方法と大きく関連してくる．また，教授-学修目標は，日々の教授-学修過程の実態のなかから考えられるものということができる．教育目標と評価は，このような関係にあり，各学習単位の内容が機関の目標を構成している内容をあらわしているということになる．

　では，その「教育単位」はどのようにとらえたらよいだろうか．一般に教育単位とは，「科目内容または学修者の学修経験を 1 つのまとまりのあるものにしたもの」とされている．その際，「1 つのまとまり」というのは，そのなかに含まれる 1 つひとつの小内容が相互にからみ合って，切っても切り離せない有機的な関連をもち，かつ強固な統一性を示すものをいう．まとまりのつくり方には，内容の性質によって大きいもの，小さいものがあるが，いずれにしても，単一の内容で構成されているものではないと考えたほうがよい．

　なお，時間数については，一般に 1 単位 15 時間のまとまりをつくるといわれているが，内容によってはそれを超えることもありうる．その場合は，さらに具体化した内容のまとまりで小単位をつくる．

　まとまりのつくり方としては，次のようなことが考えられる．
① 論理的統一性を重視した学問的知識としてのまとまり
② 技術的統一性を重視した特定領域の技術としてのまとまり
③ 心理的統一性を重視した学修者の興味を中心としたまとまり
④ 経験的統一性を重視した生活のなかの問題としてのまとまり

　さらに，教育単位目標の一般的なカテゴリーとなるものとして，次のようなことが考えられる．
① 学修すべき知識
② 身につける技術
③ 問題のとらえ方および焦点化，仮説の立て方などの知的操作
④ 見方，感じ方，考え方などの態度面の能力

　以上の内容は一般的なことで，どの教育単位にも画一的にあげられるものではない．ことに「学修すべき知識」と「身につける技術」については，内容によって両者を 1 つの教育単位内にまとめる場合と，別々にまとまりをつくる場合とが考えられるが，両者の関係を明確に整理した上でなければ，区切り方を決めるの

はきわめてむずかしい．

　看護学教育では，看護の実践力が最終の到達目標になるので，看護技術を中心とした教育単位を設定することが望まれる．ところが，看護技術を駆使して看護を実践するには，技術の背景となっている知的諸能力が必要不可欠である．そのため，知識ないし知的能力のみをまとめた科目を設定することも多いが，そのような科目においては当然，知的能力に関連する内容だけでいくつかの教育単位になる．一方，技術を含む科目では知的諸能力と技術（テクニック）とを関係づけるのが重要な学修課題であり，その両面にさらに態度面が加わってはじめて技術となるので，内容面でのまとめ方がむずかしくなる．学修の過程では知的諸能力と技術とを区別できるとしても，最終的には両者の統合が必要になるからである．したがって，技術の学修を中心とする教育単位では，主たる技術に関する目標（認知領域を含む）と，すでに学修している知的能力の活用に関する目標で構成される教育単位をつくることになる．

3）教授-学修過程における教育目標と評価との関係

　教育評価をしようとするときには，まず教育目標ないし評価目標を確認することから始める．同様に，指導あるいは授業は，一般に教育内容を考えることから始める．この指導あるいは授業と評価との間には，図3-4に示すような関係がある．学修者が目標に向かって現在の状態を改善するために努力するのを指導者が支える形で存在するのが教授-学修で，その目標に対して現状がどのようになっているかを段階的に確かめ，それを記述したり判断したりして次の教育に移るための資料をつくる目的で行うのが評価である．教授-学修と評価との関係をこのように考えると，日々の教育の目標と評価の目標とは，取り組みの方向は異なるが，同一のものでなければならないことになる．しかも，その目標は教授-学修と

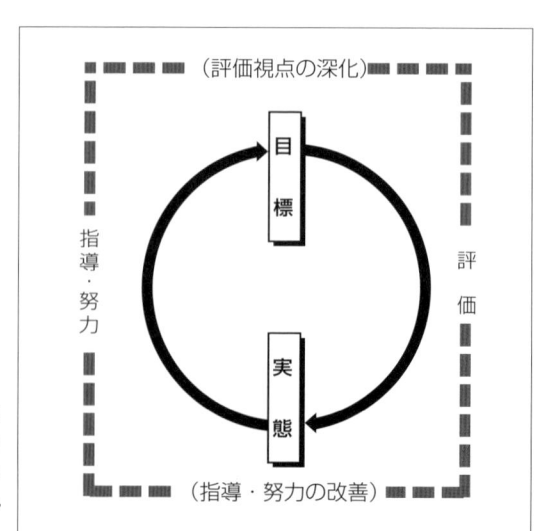

図3-4　指導・評価目標の有機的関連性
［梶田叡一：教育における評価の理論，p.31，金子書房，1975．による］

評価の過程をくり返しながら，より明確になったり精選されたりするものである．

しかし，実際の教育過程では，指導の過程で用いる目標とテストの範囲とする目標との2つの面から目標を考えることが多い．それは，学修の過程においては学修内容の全体を目標化して教授-学修を進め，学修終了時には，学修した内容のなかからテストにあてる時間を考慮して，必要な内容が抽出されているからである．このような考えは，これまでの教育評価が設定した学修領域の終了時に総括的評価を行うことを前提にしている結果ともいえるが，かぎられた時間のなかで多くのことを学修させ，少ない時間で学修者を評価しようとする1つの効果的な教育の方法として考えられているともいえる．

指導の過程で用いる目標と，テストの範囲とする目標は，形成的評価と総括的評価の活用のしかたとも大きく関連する．教育の過程で形成的評価を重視し，補充学習を含めた完全習得学習がなされていれば，設定した学修領域の終了時に行う総括的評価では学修内容の統合力を問題にしたり，向上目標，情意領域の目標などを含めて後続学修への転移を容易にするような評価とすることもできる．ところが，形成的評価が実施されなかったり十分でなかった場合には，総括的評価で，学修の過程で取り上げた目標を細かく問題にしなければならない．

教育内容と目標との関係をこのように考えると，教育の過程における教授-学修目標と評価の対象とする目標は，評価計画と密接な関係をもち，各教授（学修）単位時間の教授-学修目標は，教授-学修の進め方と評価計画の立て方に大きく影響される．また，設定した領域の学修内容に関する評価は，教育の過程で確実な評価がなされれば，単位認定ないし科目終了試験は必要としないとするか，前述したように総括的評価で取り上げる内容を該当する領域の内容にかぎらず，教育プログラムの連続性を重視して，いわゆる中核目標ないし基礎目標（p.53参照）の範囲に止まらない評価をするように計画することもできるわけである（目標の種類については次項で述べる）．

4）教育目標作成時の原則

目標は指導や評価に役立てるもので，それを活用するすべての人に同じ意味を伝えることができる表現でなければならない．また同時に，到達度や到達過程を測定できるものでなければならない．したがって，目標設定時には教育目標のもつべき性格として，次のようなことを考慮することが望まれる．

- 現実的（real）
- 適切（relevant）
- 理解可能（understandable）
- 論理的（consistent）
- 測定可能（measurable）
- 明確な（unequivocal）
- 行動的（behavioral）
- 実現可能（feasible）
- 達成可能（achievable）
- 観察可能（observable）

それぞれの項目には，次のようなことが期待されている．

ⓐ 現実的であること
　① 学修者が目標に到達したときに，どのようなニーズが満たされるかが明確になっていれば，学修者のモチベーションを高めることができる．
　② 目標には学修者のニーズが反映され，かつ目標は事前に学修者に理解されている必要がある．
　③ 目標は状況の変化に応じて変更できるように柔軟性をもっている．

ⓑ 理解可能であること
　① 目標は目標間で相互に関連させて編成しなければならない．
　② 目標は達成させたい行動を，教育目標分類学（taxonomy）に基づいて設定されると都合がよい．

ⓒ 測定可能であること
　① 目標が達成されたかどうかを評価するために，観察可能な行動用語を用いて測定できるようになっている．
　② 目標には学修者がそれを達成したことを示す際の一般的なレベルや条件が考慮されている．

ⓓ 行動的であること
　① 目標は学修者の行動をあらわす用語で具体的に示されている必要がある．内容を項目として抽出するだけでは目標にはならない．
　② 学修者の行動目標には，認知・情意・精神運動領域の内容が含まれるようにする．
　　このことは，本書で1つの看護のまとまりを行動目標と定義していることによる．

ⓔ 達成可能であること
　① 目標は学習の原則に則り，かつ心理学的に実施可能な用語で述べる．
　② 目標は達成に必要な時間，人的・物的資源などを確認した上で設定する．
　③ 目標は達成可能なレベルを示すように記述する．
　前記の内容のうち，ⓒとⓓは看護の行動目標の設定にあてはまるものである．

ⓕ 観察可能であること
　① 観察で評価できる目標を設定する．看護のすべての行動が含まれる．
　② 知識や理解の内容は，行動の裏づけとなり観察で必ず測定できるとはかぎらない．その場合は必要に応じて別途確認の方法を考える．

さらに，目標を明確にする方法として，次の4要素を考慮する方法がある．
- 内容（content）：目標にあげる直接的な内容となるもの
- 行動（activity）：学修者を主語とした行動の表現
- 条件（condition）：どのような条件下でその行動が期待されるのか，その条件や場面
- 規準（criterion）：その行動はどのくらいの正確さや熟達度でなされるか，期待する程度

表 3-1　教育目標を記述するための動詞

```
一般目標記述のための動詞の例
　　知る　理解する　適用する　解釈する　判断する　考察する　評価する
　　実施する　使用する　示す　身につける　創造する
　　認識する　感ずる　価値を認める

行動目標記述のための動詞の例
　・認 知 領 域：列挙する　述べる　説明する　具体的に述べる　記述する
　　　　　　　　分類する　類別する　比較する　対比する　関係づける
　　　　　　　　同定する　弁別する　選択する　予測する　推論する
　　　　　　　　一般化する　公式化する　使用する　適用する　応用する
　　　　　　　　演繹する　批判する　結論する　評価する

　・情 意 領 域：行う　尋ねる　助ける　関係する　寄与する　協調する　示す
　　　　　　　　見せる　表現する　説明する　相互に作用する　系統立てる
　　　　　　　　感じる　反応する　応答する　始める　参加する

　・精神運動領域：模倣する　実施する　行う　操作する　挿入する　動かす
　　　　　　　　整える　整備する　説明する　教育する　演示する　援助する
　　　　　　　　準備する　工夫する　創造する　熟練する
```

　これらの要素は，評価できる形で目標を具体化する場合に活用できるもので，一般に，行動目標を設定する際に用いると都合がよい．したがって，目標の1つひとつが認知領域・情意領域あるいは精神運動領域となることもある．なお，**表3-1**は教育目標を記述する際に用いる動詞の例である．

5）目標設定時の留意点

　さらに，内容の抽出方法や表現方法については，次の諸事項に留意する．

ⓐ **必要不可欠なもののみにしぼる**

① 重要だからとして，1つの目標も落ちもないように網羅してあげるより，ポイントをしぼって，確実に学修できるようにする．

② 該当する教育単位で，最終的に到達しなければならないような中心的な内容と，それに必然的に関連する内容のみを目標にする．

③ 目標をしぼって，教授-学修活動の視点が明確になるようにする．中心となる視点と，それに関係する周辺の内容との位置関係がわかるようにする．

④ 1教育単位における目標の数は設定単位の内容および学修の段階によって異なるが，「5～6時限で12～13個の目標」を目安とする考え方もある．目標の数は目標の表現の大小に影響される．

⑤ 指導の展開上は重要であっても，その領域の学修成果として残ることを必ずしも期待しないものは，目標としてあげる必要はない．

⑥ 指導の過程ではいくつかの目標に分類する必要があっても，評価に際して総合的な視点をもたなければならないものについては1つの目標にまとめる．

⑦ フローチャートによる授業設計をしたり，それに必要な内容間の形成関係図をつくるために，一般に考えられるような詳細な目標をつくることもある．しかし，高等教育ではその種の目標は必要ないであろう．

ⓑ **精選された目標は，それぞれの目標の領域と能力レベルを明らかにする．**

　すなわち，認知・情意・精神運動の3領域の区分と，それぞれの能力レベルを考えて目標表示をする（図3-7参照）．内容と能力レベルとのマトリックスをつくるのも1つの方法である．

ⓒ **目標相互の階層的関係を明確にする**

　① 目標間の階層的関係が，直接的に指導の順序性や展開過程をあらわしているとは考えなくてもよい．

　② 学修者の学修成立時における内容構成を想定できればよい（内容構成のしかたは多様）．

2．教育目標と評価の目標

1）教育目標の種類

　教育の過程で用いられる目標に関する用語には実に多くのものがある．一般に用いられている目標という用語をあげてみても，次のようなものがある．実際に目標を設定するには，これらの目標のそれぞれの意味を把握していないと混乱する可能性があるので，まず，大きさと内容面から目標をわけて用語の説明をし，その関連を考えておくことにする．

① **教育目標**

　教育上必要なものとして設定される目標のすべてを指している．したがって，その目標の表現のしかたにはさまざまなものがあることになる．機関の教育目標となる抽象的な目標から，看護の実践に必要な1つひとつの知識に関する目標のような具体的なものまで，広範な目標を包含する．

② **一般目標**

　取り上げようとする領域に関する一般的な目標で，具体的な目標をあげるにあたって，その範囲がわかるような形で表現したものである．主たる内容に「～のために」といった言葉をつけて表現したものなどがそれである．教育単位の区分を考慮して科目目標を設定すると，その目標のそれぞれが各教育単位の一般目標となる．

③ **行動目標**

　個別的行動目標ともいわれるもので，教育単位の一般目標を達成するために必要な内容を具体的な行動の形で表現したものである．すなわち，学習者に学習終

了後に達成させたい内容を，期待される行動の形で表現した目標をいう．しかし，一般には学修内容としての最小単位で表現されることが多いが，実際には期待する行動の意味のもたせ方によって，表現のしかたや目標の大きさはさまざまである．したがって，この用語を用いるときには，どのレベルの目標を問題にしているのかを明確にしておかなければならない．

看護の行動は，実践の可能性を目ざして明確な目標を設定する必要がある．その意味で看護学教育における目標は，**看護として 1 つの意味のあるまとまりをもつ大きさ**で表現し，この用語を用いることを提案したい．「目標行動」という用語が同義的に用いられることもあるが，その場合は，これ以上分析できないといった非常に細かい内容をあらわしていることが多い．

④ 細目標

1 つの行動目標を，さらにそれを構成する具体的な内容に分析して設定した目標をいう．看護の行動目標のように設定した場合には，その構成内容を分析して細目標を設定し，それを直接的な学修内容とすることになる．この段階の目標は，行動目標の学修を目ざして設定することになり，学修の過程でもそのことを意識して行う必要がある．行動目標を構成する認知領域，情意領域および精神運動領域の具体的な目標がそれにあたる．

以上の目標群は，「教育目標」という用語が多義に用いられていることを除けば，いずれも目標として表現する内容の大きさをあらわすのに用いられる表現といえる．したがって，表現したい目標のレベルに合わせて使いわけをする．

以下に述べる目標群は，一部では目標表現のレベルとも関連しているが，それ以外に目標の示す意味をあらわし，目標の設定ないしそれを活用する際の考え方となる．

⑤ 評価目標

教育内容を学修者が身につけたときの状態を，具体的に内容的要素と能力的要素であらわしたものをいう．たとえば教育内容に対する知識，関連内容との関係の把握，技術および態度といった学修者の能力的要素がわかるように指定することと，具体化した内容そのものをあらわすことである．このことは，評価目標にはこの両面が必要であることを意味している．

後期中等教育（高等学校）までは，文部科学省検定の教科書や学習指導要領があるので，教育内容に関しては一定の内容の規準があると考えられるが，高等教育の範疇にはいる看護学教育では，保健師助産師看護師学校養成所指定規則（指定規則）に示される教育科目を基準にするが，本来的にはそれぞれの内容についての公的規準は必要としない．したがって看護学教育では，評価領域に関する意思決定だけでなく，それぞれが独自に具体的な教育内容を含めた評価目標の設定が必要になってくる．具体的な内容的要素として問題にされるのは，先に述べた行動目標や細目標であり，能力的要素は，その遂行力を指すといえよう．

⑥ 期待目標

　教育の成果として最大限に期待するものを目標として表現したものである．教育は将来を見越して行うものであるから，機関の教育目標は理想を含めて表現される．そのため，具体的には基礎的な学修内容を土台に発展的に学修するもの，思考・応用・創造および態度といったその内容の達成には際限がないが，それを少しでも深めていこうとするもの，あるいは技術の熟練度などを含めて考えることになる．そのうち，期待目標は後に述べる発展目標および向上目標に匹敵するものと考えてよいが，これらの目標に関する内容でも，表現のしかたによっては具体的な形で評価可能な目標として設定できるものもある．

　期待目標という表現は，ある意味で教育者側からみた表現であって，学修者側からは努力目標ということもできよう．

⑦ 達成目標

　必ず到達させたい内容を目標として表現したものである．具体的には，前述の行動目標ないし細目標として具体化した目標がこれにあたる．その意味で，次に示す到達目標と同義語と解されている場合が多いが，思考・応用・創造および態度のような確実に到達しているかどうかを測定できない目標を含む場合には，それらの内容を含めて到達目標とするのは不適当とする考えから，両者を区別することもある．このように両者を使いわけると，達成目標は到達目標よりも範囲が広いことになる．

⑧ 到達目標

　教育の成果として必ず到達させたい内容を目標としてあらわしたものという意味では，達成目標と同義といってよい．しかし，内容面でその範囲を限定し，時間さえあればだれにでも到達できる基礎的な目標に用いる用語として到達目標をあて，達成目標と区別することもある．本書で用いる到達目標は，何らかの形で学修者全員が到達する目標として設定した範囲のものとする．

⑨ 最低到達目標

　最低これだけは到達させたいと考える内容を目標として表現したものである．到達目標の同義語とみることもできるが，対象領域で最重要視しなければならないもの，全員が完全に到達しなければならないものなどで，テストの範囲としてさらに内容を限定しなければならない場合，それ以上はゆずれない範囲の内容を示すものである．また，ある意味で関係領域の内容を代表するものとも，それがあれば他はいらないといった内容を精選したものと考えることもある．

　前述の目標のうち，期待目標・達成目標・到達目標および最低到達目標の4者については，相互の関係を明確にしておかなければならない．ことに達成目標と到達目標については，両者の関係を明確にしておく必要がある．確実な評価をするために，本書で用いる到達目標を，何らかの形で到達可能な目標として設定した範囲のものとすれば，それ以外の内容は期待目標であらわすことになり，とくに達成目標という用語は用いなくてもよいことになる．また，最低到達目標は実

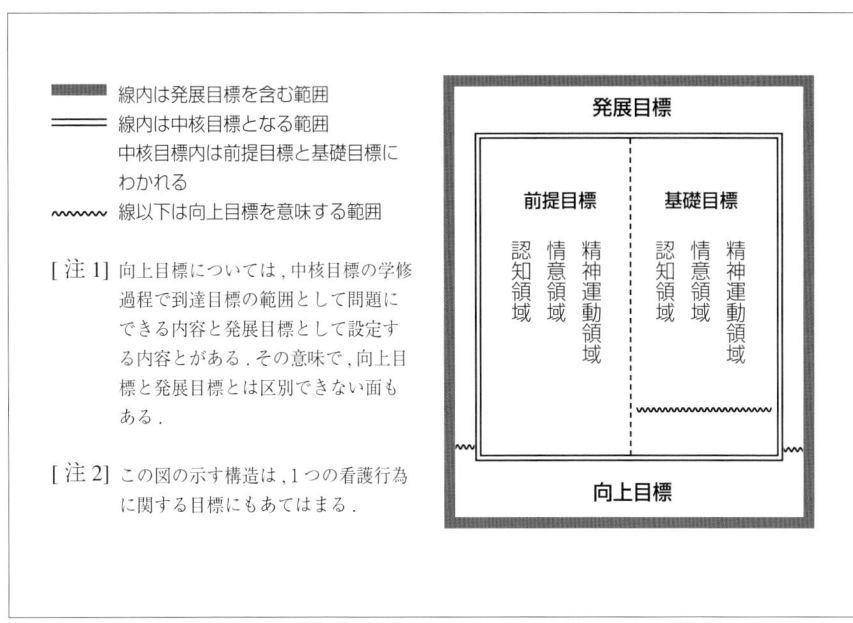

```
■■■ 線内は発展目標を含む範囲
═══ 線内は中核目標となる範囲
    中核目標内は前提目標と基礎目標に
    わかれる
〜〜〜 線以下は向上目標を意味する範囲

[注1] 向上目標については，中核目標の学修
      過程で到達目標の範囲として問題に
      できる内容と発展目標として設定す
      る内容とがある．その意味で，向上目
      標と発展目標とは区別できない面も
      ある．

[注2] この図の示す構造は，1つの看護行為
      に関する目標にもあてはまる．
```

発展目標	
前提目標	基礎目標
認知領域 情意領域 精神運動領域	認知領域 情意領域 精神運動領域

向上目標

図3-5 1つの設定した学修領域における目標とその関係（田島，1989）

際にテストを行う際に，内容をさらに限定するときに関連をもたせるようにする．

次にあげる目標群は，設定した学修領域の教育目標をあげるときに，内容の整理のしかたに関連するものである．目標間の関連は，図3-5に示すとおりであるが，実際に目標を表現するときには，次に示す目標のもつ意味を考慮して行うことになる．

⑩ **中核目標**

設定した学修領域の内容のうち，完全に身につけることが要求される内容を最終的に到達させたい目標としてあらわしたものである．認知領域では，1つひとつの理論・概念，あるいは問題解決の方法などがあげられ，看護の実際に関する内容では，1つひとつの看護技術ないし看護行為の形であげられる．看護学教育では，前述したように行動目標ともなる．

⑪ **基礎目標**

中核目標を支える内容として具体化したもので，そのうち当面の直接的な学修内容となるものを目標としてあらわしたものである．学修の時期によって，次に示す前提目標と密接な関係をもつもので，常に事前の学修内容を把握しておかなければならない．

⑫ **前提目標**

中核目標を支える内容として具体化したもののうち，当面の学修以前にすでに学修しており，当該学修にもそのまま活用できるものを目標としてあらわしたものである．学修の時期によって既修内容は異なるので，事前の学修内容を常に視野にいれておかなければならない．つまり，既修内容にかかわる前提目標は，既修内容を新学修内容に統合ないし活用しながら，学修を効果的に進めるために不

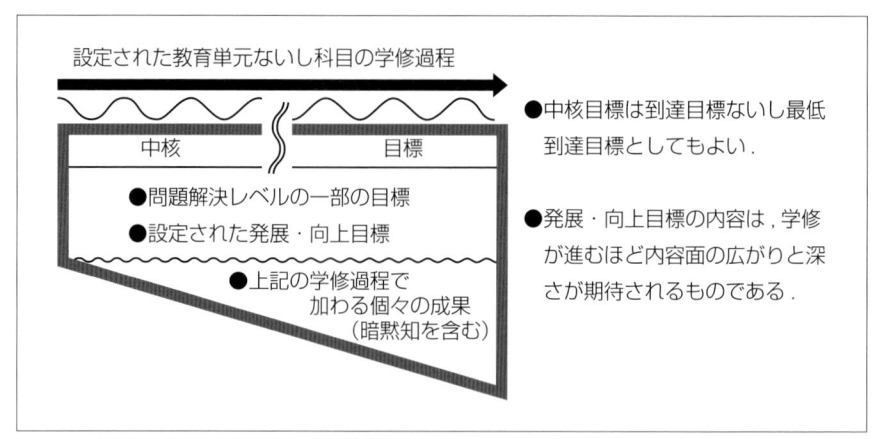

```
   設定された教育単元ないし科目の学修過程
━━━━━━━━━━━━━━━━━━━━━━▶  ●中核目標は到達目標ないし最低
┌─────────────────────────┐    到達目標としてもよい．
│  中核        目標       │
│  ●問題解決レベルの一部の目標 │  ●発展・向上目標の内容は，学修
│  ●設定された発展・向上目標  │    が進むほど内容面の広がりと深
│    ●上記の学修過程で       │    さが期待されるものである．
│      加わる個々の成果      │
│      （暗黙知を含む）      │
└─────────────────────────┘
```

図 3-6　学修の過程と教育目標との関係（田島，1989）

可欠なものである．ことに看護にかかわる内容は，すべてにおいて既修内容を含んで成り立っているからである（図3-5参照）．

⑬ **発展目標**

　中核目標が達成され，それを用いてさらに発展的な学修をするために設定された目標をいう．あげられる内容は，中核目標の内容によって決められるので，学修の段階によってその表現のしかたは異なる．完全習得学習の過程では深化学習の内容となる．具体的には，次の段階の学修内容との結び付け方，到達した目標の発展的な活かし方およびそれを土台として創造性への喚起を行う目標などが該当する．

⑭ **向上目標**

　設定した学修領域の内容を学修中に，それを土台に深まりや向上を期待することを目標としてあらわしたもので，論理的思考，指導性，社会性，人の見方，鑑賞力，創造性などに関する内容である．これらの内容は，個人内の変化および他人との比較で，その進歩・向上を把握することになるが，それを可能なかぎり行動特性として目標となるように表現する必要がある．上記の発展目標との違いは，中核目標の内容と直接関連しない学修内容の深化・発展を学修の積み重ねで会得するものといえる．この種の目標を方向目標とよぶ場合もある．

　なお，これらの内容を学修の過程として図式化すると，図 3-6 のようになる．いうまでもなく，各教育単位ないし科目は独自性をもつものである．

2）教育目標のあらわし方

　看護学教育は看護行為をクライエントに提供できる人材を育成する教育である．その看護行為は看護職者としての専門性を反映させた意図的な行為である．したがって，目標は，その意図的な行為を明らかにして設定されたものでなければならない．

わが国の看護学教育は，指定規則に定められた科目をもとに，あるいはそれを学校のニーズに合わせて部分的に変更しながら進められていることが多い．しかし，その教育は単に設定された科目を順序よく並べて，その路線に従って教育していれば，自然に看護職者が育成されるというものではない．前述したように，教育目標の作成過程を経て設定された科目に見合った教授-学修目標を明確にし，その到達度を確認しながら教育していくことが必要だからである．

　その目標は，どのように設定すればよいのかということが次の課題となる．学習心理学者のガニエ（R. M. Gagné）[5]は，1つの科目や学修課題のなかには多くの学習要素が含まれ，その学習要素が集まって階層的組織をなしていると考えている．つまり，学修する科目や課題は，多くの学習要素によって構成された学習構造をもつことを意味し，この学習要素は必要な学修内容の最終的学修課題と関連した一連の下位能力群と考えることもできる．

　学修内容を，このように学修の最終的学修課題とその学習要素との関係で考えると，両者の関係は，「最終素因の学習にいたるまでの多くの従属的な学習素因とその階層関係は，最終素因を出発点として，下向的な方向へと論理的な分析を加えることによって発見される」[6]ということになる．つまり，最終的学修課題を達成するには，具体的には何を学修していなければならないのか，という問いに答えながら，その内容を明らかにし，それを目標として設定することによって，学修内容ないし学修目標の明確化をはかる必要がある．また，これらの最終的学修課題に向かっての学修は，「学習者がすでに知っている最低の素因から始めて，最終課題に従属する一連の下位素因を順次に（上向的に）学習し統合していくことによって達成される」[7]ということで成り立つものである（ルビは筆者）．したがって，教授-学修目標を設定するには，前述の最終的学修課題とその学習要素との関係およびその学修過程を考慮することが重要になる．

　このような階層関係に立脚した学習素因のもつ構造を明らかにして，教育目標を設定する1つの方法として，ブルームらの理論がある．

　ブルームらは教育目標の分類に際して，教育的・論理的・心理学的側面から目標を分類することの必要性を強調し，次のような具体的な注意事項をあげている．

① 分類する学習のまとまりはカリキュラムの1つの構成要素となるように区分されたものである．
② 学習はさまざまな段階を経て行われるものであるから，目標の表現にあたっては用語の定義や一貫性に留意する必要がある．
③ 学習が統合性・順序性を問題にしたり，高度な精神的プロセス，態度，価値観などに支えられており，一般に承認されている心理学的原理や理論に矛盾がなく，内容の相互関連性を重視しなければならない．

　さらに，ブルームらは，「教えるということは，達成されるべき最終モデルを頭のなかに描きながら，ある時期にはある段階へと集中する」[8]ことを前提として，「複雑な最終的成果を，個別的にある順序をもって達成していかなければならな

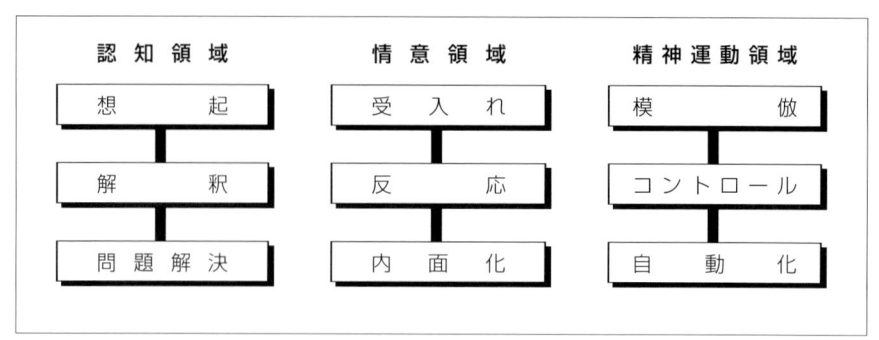

認知領域	情意領域	精神運動領域
想起	受入れ	模倣
解釈	反応	コントロール
問題解決	内面化	自動化

図 3-7 教育目標の分類

い構成要素の形に分析すること」を教育技術としている．ここでいう「複雑な最終的成果」とは，学習から生じるほとんどの行動が，認知領域(cognitive domain)，情意領域(affective domain)および精神運動領域(psychomotor domain)の3つの領域を含んでいるということを意味する．この考えに基づいて，目標を上記の3つの領域の視点から分析して，教育内容を学習構造として整理したうえで教育を始めることを提唱している．この3つの領域の概略を述べると，次のようになる．

(1) **認知領域**：知識の習得と理解および知的諸能力の発達に関する諸目標からなる．

(2) **情意領域**：興味，態度，価値観・習慣などの，意志や情緒と正しい判断力や適応性の発達に関する諸目標からなる．

(3) **精神運動領域**：神経と筋の協調を要する一連の行動群で，手先の各種技術ないし技能や運動技術ないし技能に関する諸目標からなる．

前述したように，ブルームらによる教育目標は，認知領域・情意領域・精神運動領域の3つの領域に分類されているが，そのうちまだ具体化されていない精神運動領域以外は，さらに詳細な目標分類ができるように考えられている[9]．ここでは，まず内容的特徴のとらえ方を問題にするために，目標分類の方法を概略的に理解し，看護学教育における教育目標の設定方法を考えてみよう．それには，ブルームらの提案を活用しやすくしてイリノイ大学の医学教育開発センターから提案されている分類項目（**図 3-7**）[10]を用いて，看護の内容と対比してみるのも1つの方法であろう．

医学教育開発センターによる分類では，認知領域・情意領域・精神運動領域の3領域を，さらにそれぞれを3段階に分類している．この段階は，同じく受容度によって低次の目標から高次の目標へと仕分けしたもので，単純なものから統合にいたる順序性ないし内容的階層をあらわしたものである．それぞれの項目の性質と含める内容の特性は，次のようである．

(1) 認知領域

a．想起（recall）

記憶という心理的なプロセスが強調されるものである．特定の事実，基礎的な術語(専門用語)，概念・原理・法則・プロセス・方法・理論などをただ「知っている」「思い出せる」というレベルである．知識と同義語ととらえてよかろう．

看護の内容では，人間の理解と健康問題に関する知識が中心となる．生体の機能・構造に関する知識，ライフサイクルや生活過程ないし生活習慣に関する知識，判断・批判を行う方法に関する知識(現象の過程・方向性・変化に関する知識)，援助技術の方法に関する知識，現象の説明や問題解決に用いられる理論や概念などが含まれる．

b．解釈(理解)（simple interpretation）

単に知識として知っているだけではなく，このレベルでは知識の意味づけや理由がわかることと解釈能力をもつことである．上記の知識を現象の説明に利用する能力，内容間の関係を把握する能力，データの分析・解釈をして妥当な予測を立てる能力などが含まれる．つまり，単純なデータの意味づけや理由づけの説明，それを特定の現象ないし事象にあてはめて関連を説明すること，事象やデータ間の構成要素やその関係の指摘，そこから読みとった原理に基づいた推理および知識の限界の認識などがそれである．この段階は知的技術ないし技能の最も低いレベルに位置づけられる．

看護の内容では，クライエントの状態およびその環境ないし看護の場に知識をあてはめて，クライエントの身体的・精神的・社会的状態を説明すること，およびその場における自己の役割を認識すること，それに得られたデータや情報の分析や解釈をして妥当な推定・予測を立てることができる領域を含む．

看護の場における現象は一例一例すべて異なるので，必要な知識・データをその状況に合わせて解釈したり，クライエントに必要な内容を説明することなどがあげられる．

c．問題解決（problem solving）

理解している知識を応用して，新しい問題を解決するために複数のデータを分析したり，統合したりできる高次の知的行動のレベルである．必要なデータ・資料を収集する能力，情報間の相互比較をする能力，知識のなかから必要な内容を選択する能力・判断力，適切な計画を立案する能力などが含まれる．

看護の内容では，看護上の問題解決のために必要なデータ・資料の選択と収集する能力，必要な関連情報を比較検討する能力，看護内容と方法の選定および看護上の判断，実施した看護の評価などが含まれる．臨床で行われる看護のほとんどがこの問題解決のレベルで行われるので，多くの知識が理解および問題解決のレベルで求められることになろう．ブルームらによる分類の「応用」「分析」「総合」「評価」は，この項に含まれる．

(2) 情意領域

a．受入れ（reception）

特定の現象・状況・条件，あるいは問題に対する感受性をもっているかどうかということである．「受入れ」では心のかまえをもつことの重要性をまず知る必要があるが，それには意識していること，意欲的に受け入れること，統制的・選択的に注意を払うことが望まれる．

看護の内容では，看護の場におけるさまざまな現象を感じとり，それを看護の内容に変えていくための最初の気づきといえる．

b．反応（response）

刺激あるいは現象に対して明らかに反応し，それに関する何かを行うこと，特定の現象に対して，自発的にはたらきかけたり必要な行為をしたりすることである．つまり，「受入れ」の段階で気づいたことを行動につなげていく段階である．それには，自己のとるべき態度の方向性を明確にして，従順に，意欲的かつ満足感をもって行動することが望まれる．

看護の場では，日々の看護実践のなかにさまざまな気づきの内容を援助内容として取り上げようとすること，気づきの内容を反映した援助を実践しようとするようになることである．

c．内面化（internalization）

さまざまな行動が信念や一貫性と安定性をもった望ましい態度で行われるようになる段階である．すなわち，いつ，いかなる場合でも同じような態度がとれるような心がまえが完成し，それが習慣化されることを意味する．また，そのかかわり方も積極的になり，かつ必要な内容が自然に行為となったり，必要な考慮点が実施する行為のなかに自然に組み込まれるようになることである．なお，ブルームらの「価値づけ」「組織化」「個性化」は，この項目に含まれる．

以上の情意領域の内容には，態度・信念・価値観などの概念に関するものが含まれる．その内容は，自分自身に対するものとして科学的な思考をする態度，学習の習慣をもつ態度，創造的態度，社会的存在としての態度，常に新しい知識を求める態度，固執した信念を再考する態度などがあり，対人関係としては，患者・家族・看護職者間・医療関係従事者間との関係上必要な配慮および調整，職業倫理としての価値判断などがある．

情意領域の内容は，認知領域の発達の成果に付随してあらわれるものであることから，その内容を特定し，明確な目標としてあらわすことがむずかしい場合が多い．このような理由から，この領域の内容に関しては，目標として表現する必要はないとする考え方と，目標設定の必要性を主張する考え方がある．実際に内容を検討していくと最も目標化しにくい領域ではあるが，対人関係が中心となる看護の場合には，この領域の内容をできるだけ行動化して表現しておく必要があ

ろう．それも看護援助の過程でその内容が確実に考慮されるように表現しておくことが望まれる．

(3) 精神運動領域

a．模倣(imitation)

示された動作を模倣するレベルである．つまり，観察したり，知識を想起しながら行動してみるレベルである．

看護の内容に置き換えると，看護技術などの行動を学習する際には最初に見学をさせ，その後，1人で実施させるという段階をふんで学習させることが多いが，このような初期段階の学習のすべてを模倣としてよいであろう．それには，教師による看護技術のデモンストレーション後の模倣，フィルム・ビデオなどによる学習直後に行う模倣，臨床においてスタッフが行う看護の模倣などがある．

b．コントロール(control)

指示に従うかあるいは自分で必要な動作を選択した内容を操作的に行動できるレベルである．

看護の内容では，種々の看護技術ないし看護行為を原理に基づいて，ある程度自分で操作して実施できることをいう．このレベルにおいては，正確さ，調和，注意深さ，高度の正確さを伴って，1人でできることが要求される．

c．自動化(automatism)

内容的な一貫性をもって，正確さのほかに，速度や時間の要素を加えて一連の行為を行うことである．つまり，ほとんど意識することなく，自然にそのことが適切にできるようになるレベルである．

看護における「精神運動領域」の内容は，触診・打診・聴診を含む身体各部の観察技術，日常生活の援助技術，コミュニケーション技術，健康生活を守るための教育活動，管理・リーダーシップにかかわる技術，診療行為への援助技術などで，実際の看護活動に必要な看護技術ないし看護行為のすべてが含まれる．

上記の精神運動領域の3つの分類のほかに，デイブ[11]による「模倣」「操作」「正確さ」「円滑さ」「自然らしさ」という分類もあるが，これについては「操作」と「正確さ」を「コントロール」の範囲で，「円滑さ」と「自然らしさ」を「自動化」の範囲でとらえると，前述の内容と大差ないということができる．そのほか「模倣」「熟練」「応用」「創造力」なども考えられるが，これらについては，前述の分類と異なり，「熟練」に「操作」と「正確さ」ないし「コントロール」の意味をもたせ，「応用」と「創造力」で内容面での広がりをつけた目標を設定するのに都合がよい．

これまで教育目標を具体化するために，内容的階層性をいかにつけていくかについてその考え方を示したが，実際に目標を設定するには必ずしも認知・情意・

表 3-2 看護基礎教育に必要な 3 領域の概要

認知領域	情意領域	精神運動領域
人間の理解と健康生活および健康問題に関する知識を中心とした，知識の習得と理解および知的諸能力の発達に関する目標	対人関係および自己の成長に関する内容を中心とした，態度・興味・関心・価値観（倫理を含む）・習慣などの意思や情緒に関する目標	看護として実践する日常生活および治療上の援助技術を中心とした，神経と筋の協調を要する一連の行動群（技術）で，実技的・技能的能力に関する目標
●想起（知識） ・基礎的な術語（専門用語）の定義 ・特定の事実 ・看護の実践につながる看護の考え方 ・問題解決に必要な原理，原則，概念，理論 ・看護の方法 ・看護の構成内容およびプロセス ・人の発達段階からみた身体的・心理的・社会的特徴 ・看護および関連場面における判断・批判を行う方法（現象の過程，方向性，変化など） ●解釈（理解） ・知識の現象説明への利用 ・データの分析・解釈と妥当な予測 ・関連内容間の関係把握 ●問題解決 ・看護上の問題解決に必要なデータの認識 ・看護内容と方法の選定 ・判断力ないし看護上の判断 ・適切な計画の立案 ・実施した看護の評価	・患者および家族への配慮 ・関係従事者との協調 ・関連事項に関する価値観，倫理面への対応 ・学修内容に関する興味・関心 ・学修の習慣 ・社会的存在としての態度	・クライエントの観察技術 ・日常生活に必要な援助技術 ・検査・治療時の援助技術 ・コミュニケーション技術（援助技術のプロセスに含まれる） ・健康生活を守るための教育活動

精神運動領域のそれぞれを 3 つのレベルで考える必要はない．しかし，認知領域については内容的な幅もあり，3 つのレベルの内容を具体化することを前提とした取り組みをすべきであろう．それは，次のような理由からである．

① 認知領域の内容は，情意領域・精神運動領域と密接な関係があり，それぞれの区別をつけにくい面がある．その区別をつけるためにはそれぞれの内容を具体的に示しておく必要がある．

② 認知領域の内容には，前述したように，知識レベルから問題解決レベルまでのものが含まれる．知識を多様に活用しながら，知識の統合をはかって問題解決レベルへつなげる必要があり，かつ情意領域や精神運動領域の行動をとるには，その行動の実施過程に必要な内容が，認知領域の内容との関連で明確にされている必要があるからである．

他の情意領域と精神運動領域に関する各 3 つのレベルについては，具体化しようとしている内容が，ある意味で同一内容の評価規準的な意味をもっているとも受け取れるので，内容の整理段階では，3 つのレベルにあまりこだわる必要はな

いであろう．ただし，精神運動領域の内容については，学修の過程と学修の効率化を考慮して，1つの看護としてのまとまりと，それを構成する基本動作の両面から取り上げることが望まれる．このことは看護実践の過程で最も重要なものが基本動作であり，各基本動作は安全・安楽が保証される原理と必要な認知領域の内容に裏づけられた行動だからである．

このような考え方のもとに，看護基礎教育に必要な内容を概括してみると，**表3-2**のようになる．

3）評価の目標と教育目標

これまで，「何を評価するのか」(what) ということを明確にする方法として，目標設定時のさまざまな要件を述べてきた．そのなかでは，「何を」ということを常に教育目標と結びつけて考えてきたが，実際に評価する場合には，「教育内容」「評価目標ないし評価の対象」および「教育目標」間の関係を明らかにしておく必要がある．

「教育内容」は，いうまでもなく教育ないし指導内容そのものを指している．しかし「評価目標」は，教育内容を学修者が身につけた場合の具体的な形であらわしたものであるが，教育内容に関する知識，関連内容との関係把握，技術および態度といった能力的要素を指していたり，具体化した内容，つまり内容的要素でその性質がわかるようにしたものを指したりしている．

「評価の対象」という用語は，評価される人を指している場合と評価目標と同義的に用いられている場合とがあり，後者では教育内容を含めて問題にし，その範囲も大小さまざまであることが多い．またいわゆる「テスト」の問題としての直接的な内容を意味することもある．「教育目標」という用語は，機関の一般目標を土台に，順次必要に応じて具体化される目標を示すものであり，教育評価では，それ自体を「評価目標」ないし「評価の対象」としてとらえている傾向がある．それは，教育評価の概念が拡大し，学修過程での評価を重視する傾向が強まり，教育目標として整理された内容はすべてそれぞれの学修過程で，評価の対象となると考えられているからである．すなわち，教育目標はそれを学修者が身につけた場合の具体的な内容で考えられ，その内容が評価時の直接的な手がかりとされるため，目標そのものが学修者の直接的な学修の行動を示す教材内容となり，その目標到達のために，教授-学修活動が進められ，それに対する評価がなされることによる．しかし，学修内容のすべてに対して到達状況を確認することは困難で，また，学修者の成績を出すために行う，いわゆるテストでは使用できる時間の制限もあるので，評価の対象としては，教育目標のうちの特定の内容に限定せざるを得ない．この限定した内容を「評価の対象」とよぶ場合もある．

このように，「教育目標」と「教育内容」および「評価目標ないし評価の対象」とは，内容の幅，あるいは，その評価領域で意味のもたせ方が異なるので，それ

ぞれのもつ意味を十分に理解した上で，適切な用い方をしなければならない．いずれにしても，**教育内容（内容的要素）と評価目標（能力的要素）**を考慮して評価可能な教育目標を設定しなければ，適切な評価はできないということである．

ブルームらは，内容的要素と能力的要素との関係を示す例として，次のような目標細目分類表をつくることを勧めている（**表 3-3**）．

表 3-3 目標細目分類表

A. 用語の知識	B. 事実の知識	C. 法則性と原理の知識	D. 手続きとプロセスを利用する能力	E. 変換する能力	F. 応用する能力

表 3-3 の目標細目分類表の項目は，取り上げる教育単位のニーズに応じて，多様に活用することを勧める．たとえば，D. 手続きとプロセスを利用する能力の欄に，看護の行動目標を入れ特定の看護技術を精神運動領域の内容として入れると，A. B. C. は表示の表現どおりに解釈して，設定した看護技術に関連する認知領域の知識・解釈・問題解決レベルの内容を入れる．E. 欄には D. を次にどのように変換・発展させたいのかについて必要な内容を表示することになる．このような使い方により，中心とする目標とその関連内容を，確実に概念と根拠を含めて把握し，なおその内容の発展的な活用方法のイメージづくりができることになる．その他，認知領域における活用例を 141 ページに示している．

第4章 看護学教育の教育内容と評価

　看護学教育評価を円滑に行うには，その基盤となる看護の考え方を実践に向けて具体的に理解し，学修者各々が必要な実践能力を身につけていくプロセスを明確にしなければならない．しかし，看護は人間と人間のかかわりであることから内容は複雑で，幾層にもわたる内容の関連性を立体的にイメージできるようになる必要がある．看護職者が展開する看護実践の評価を考えるには，併せて看護内容の分析・統合能力の両面を必要に応じてアレンジできることも求められる．具体的には，以下の内容を確実に把握できることが必要である．

1）確実な教育の成果につながる看護の考え方と看護実践能力との関係を明確に理解する．
2）看護実践に向けた看護内容を具体的にとらえられる．
3）看護実践にかかわる評価を容易にするために，看護行為と看護技術を構造化し，評価目標との関連を理解する．
4）看護行為および看護技術の実施過程を，独自に自己の学修過程として分析・統合できるようになる．
5）看護実践能力を身につけるための段階的評価目標の設定方法を理解する．

1．看護の考え方と看護実践能力との関係

　　　　看護は概念レベルの抽象的な表現で理解されることが多い．しかし，看護は臨地で看護職者個々が目前の対象に何らかの行動で表現することによって成り立つものである．したがって，「看護の考え方」と「看護実践」の関係が乖離しないようにそれぞれのとらえ方を明確にし，その関連において看護が実践されるような教育と評価が必要である．

1）看護のとらえ方

　　　　看護の定義として表現されているものは多数ある．それらのなかで，だれもが看護の実践につなげられる定義としては，国際看護師協会による新しい定義（簡約版）が推薦できる．「看護とはあらゆる場であらゆる年代の個人および家族，集団，コミュニティを対象に，対象がどのような健康状態であっても，独自にまたは他と協働して行われるケアの総体である．看護には健康増進および疾病予防，病気や障害を有する人々あるいは死に臨む人々のケアが含まれる」[12]がそれである．つまり，看護は「健康の維持・増進および回復過程に必要な援助（誕生・安らかな死を含む）」として，すべての人々に，看護の視点からの望ましい成長・発達段階と健康状態の維持にかかわるものである．看護の実際では，この理解の基に看護実践内容を具体的に考え，かつそれらの1つひとつの看護実践過程で，対象のライフスパンを考慮した健康の維持・増進と回復過程に必要な援助内容を，同時に組み入れるという総合看護のあり方をすべての看護職者が共通理解して実施しなければならないことになる（後述，図4-1参照）．

　　　　さらに，看護は対象となる人を中心に，かかわる家族・関係者，看護の場，関係専門職者などと連携するといった多様な側面から考えなければならないので，次のようないくつかの視点を加えて具体化すると，さらに総合看護の理念に基づく看護実践を広い視点で創造できる可能性が高まる．

a．真の看護は病人の看護ではない

　　　　看護は予防に始まり，予防に終わるともいえるもので，看護は病人をつくらないようにすることであると考える必要がある．

b．病院・施設内での看護は退院のための看護である

　　　　病人の回復過程における看護実践は，常に自宅での円滑な生活のために必要な援助を行うものだからである．

c．看護は 24 時間の生活の過程で必要な援助を中心として行うものである

看護は健康面から 24 時間の生活行動の自立・自律に向けた援助だからである．その生活の過程には身体面・精神面・社会面が含まれ，さらに必要な治療面の行動が組み込まれる．

d．個別的な看護行為の中心は，一般的な看護技術である

看護は一般的なだれにでも活用できる看護技術に個別的な情報を重ねて，実施方法を創造して行うものである．また，その看護技術は1つひとつのまとまりとして提供されるもので，個別的情報が入手できないときにもそのまま活用できる．

e．看護は常に看護計画に基づいて行われるとは限らない

緊急を要する対応の場合は，事前の情報収集ができないので，看護計画立案はできない．しかし，確実な看護技術と，看護の考え方がこれまで述べてきたように整理され，看護場面が立体的にイメージできれば，適切な看護を提供できる．なお，看護に必要な情報は，看護の実践過程で得られることが多い．看護に必要なすべての情報を看護実践前に収集することは不可能である．

f．看護の質は看護職者の知識量だけでは確保できない

知識があっても看護実践にはつながらない．知識は量より質が重要で，しかもそれを用いて多様に考える力が必要である．いわゆる知識は場における必要な判断，看護技術ないし看護行為などのなかに組み入れて初めて，生きた知識となるからである．

2）看護実践能力のとらえ方

"看護実践能力"は，臨地の多様な側面を勘案しながら看護の概念に基づく行動として期待される看護の表出能力である．それは看護の考え方を基盤に，個別性をもつ対象のニーズに対して，看護職者個々の実践能力によって表出されるものだからである．そして，その看護の実践は人の生活行動がもつ多様性の理解を前提として，対象の家族や医療関係従事者との連携を含めて成り立つものでもある．このような複雑な関係のなかで看護実践を行うには，次のような事項に着目する必要がある．

a．患者・クライエントのライフスパン（加齢に向けた生活過程）

現在を過去と未来の時間軸の通過点と考えて，看護は現在の対象の年齢における特徴と生活過程を中心として，それ以前の生活過程と今後の生活過程の可能性まで含めた広がりを想定して行う必要があることを認知する．

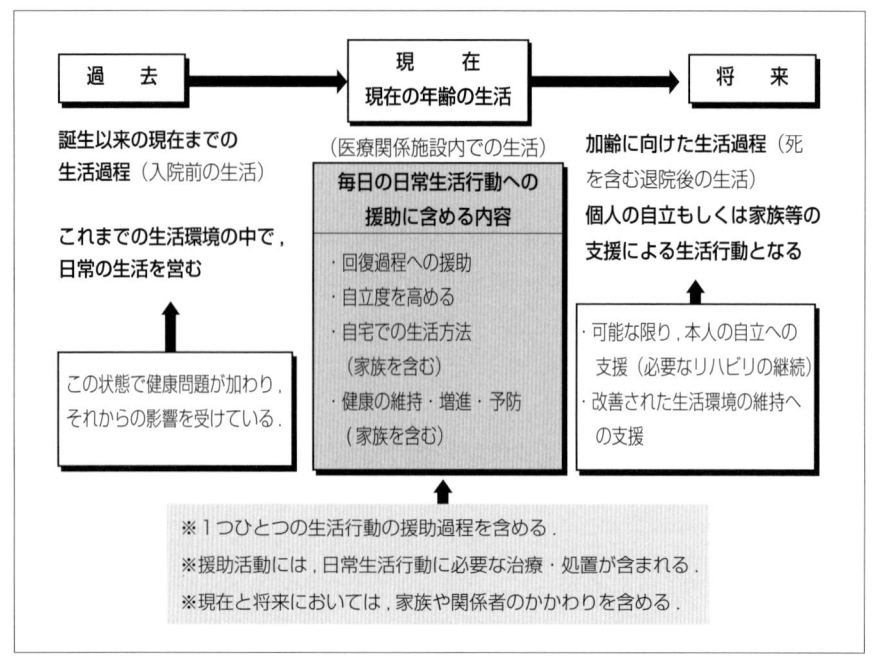

図4-1 ライフスパン（加齢に向けた生活過程）と看護（田島，2009）

注1）看護行為の実践過程には，常に現状を中心に過去とこれからの生活を視野に入れる．
注2）看護行為は自立の度合いを高める現状の改善過程であり，その過程には将来を包含し予防対策が含まれる．
注3）個人の置かれている生活環境によるアレンジが必要になる．
注4）図では，「現在」に医療関係施設での生活をおいて例示しているが，在宅の場合にも適用できる．

b．看護の実際的な活動内容となる日常生活行動の具体化

患者・クライエントの個々の生活時間に沿った日常生活行動は，必要に応じて治療・処置的内容も組み込まれたものとなる．それぞれの行動への援助は，現在の状況を勘案した健康の保持・増進への援助でなければならない．

c．直接的な援助と自立に向けた援助とのバランス

日常生活行動への援助は，1つひとつの生活行動それぞれに直接的に援助する内容と，自立に向けた援助内容とのバランスを考え，常に自宅での健康生活レベルの維持・増進を視野に入れて行う．また，予防的観点を加味することを意識する必要がある．

d．家族および関連職者との連携の必要性

ことに小児および高齢者への援助については，家族や関連職者との連携を意識する必要がある．自宅での生活に向けた援助のために，必要に応じて日常の看護ケアの過程に関係者の参加を要請することを考える．

具体的な看護の実践過程は，図4-1に示すように，対象となる人のライフスパ

1. 看護の考え方と看護実践能力との関係

看護技術（基本技術）
- 認知領域
  （知識・関係把握）
- 精神運動領域
  （基本動作・動作の統合）
- 情意領域
  （配慮・問題意識）

対象の理解（個別性）
- 成長・発達段階的特徴（身体的・心理的・社会的側面を含む）
- 身体的特徴（肥満，るいそう，長身など）
- 認識面の特徴（社会・文化的背景を土台とした認識のしかたなど）
- 情緒面の特徴（感情の動き，行為，訴え方など）
- 生活上の背景（個人の生活習慣・価値観など）
- 健康上の背景（既往症・現疾患・健康状態に関する訴えなど）

（中央図）
看護行為
↑
看護技術（基本技術） ／ 対象の理解（個別性）
↓
統合力および関連内容

看護技術（基本技術）例
- 日常生活援助技術（身体面・精神面，健康の保持・増進を含む）
- 特定の訴え，症状に対する看護技術
- 治療・処置・検査時の援助技術
- 教育・相談技術など

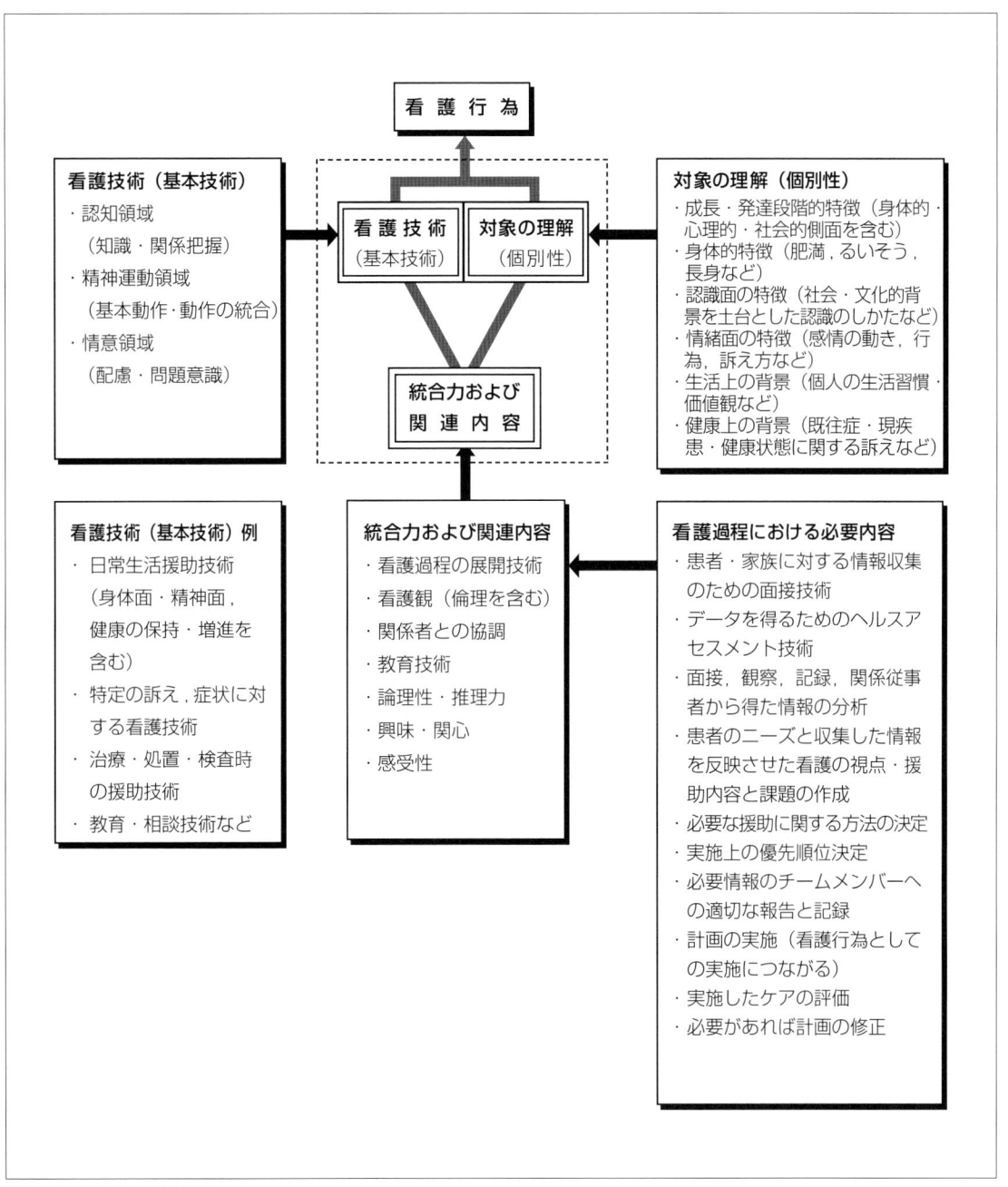

統合力および関連内容
- 看護過程の展開技術
- 看護観（倫理を含む）
- 関係者との協調
- 教育技術
- 論理性・推理力
- 興味・関心
- 感受性

看護過程における必要内容
- 患者・家族に対する情報収集のための面接技術
- データを得るためのヘルスアセスメント技術
- 面接，観察，記録，関係従事者から得た情報の分析
- 患者のニーズと収集した情報を反映させた看護の視点・援助内容と課題の作成
- 必要な援助に関する方法の決定
- 実施上の優先順位決定
- 必要情報のチームメンバーへの適切な報告と記録
- 計画の実施（看護行為としての実施につながる）
- 実施したケアの評価
- 必要があれば計画の修正

図 4-2　看護行為の構造
[田島桂子：看護教育評価の基礎と実際，p.55，医学書院，1989に一部追加]

ンを視野に入れる必要があるので，当面の日常生活行動の回復・自立に向けた援助に着目する．現在の日常生活行動への援助を中心として，それ以前の過去の生活過程をベースに，これからの将来・未来を予測しながら援助することになる．しかもそのかかわりはそれ以降の生活の維持・増進に影響するものでなければならない．現在のニーズの充足と以降の生活状況への影響については，いうまでも

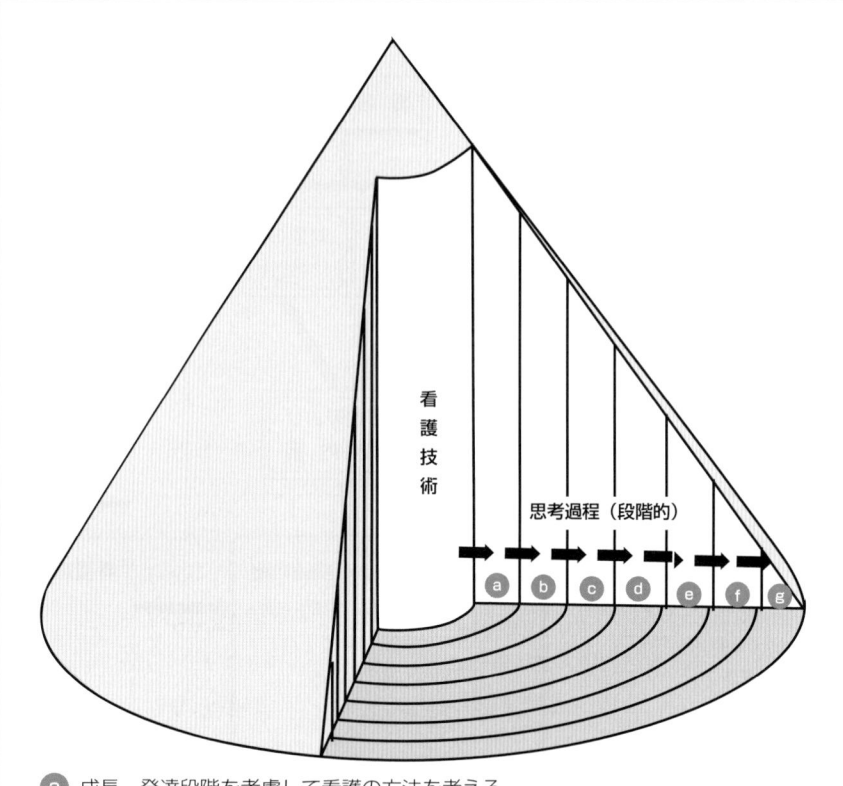

- ⓐ 成長・発達段階を考慮して看護の方法を考える
- ⓑ あらゆる場における看護の方法を考える
- ⓒ 個人の日常生活習慣を考慮して看護の方法を考える
- ⓓ 個人の健康状態をめぐる背景を考慮して看護の方法を考える
- ⓔ 個人の自立状況を考慮して，実際の援助の範囲を考える
- ⓕ 自立に向けて必要な援助内容の指導を考える
- ⓖ 家族にクライエント・患者に必要な援助の仕方と家族全員の健康管理に関する指導を考える

図 4-3　看護行為の成り立ち

注1)「看護技術」は看護職者が専門技術として誰にでも使えるレベルで身につけている看護技術をいい，次の技術を包含する．①日常生活の維持に必要な看護技術（身体・精神面，健康の保持・増進面を含む），②特定の訴え，症状に対する援助技術，③治療・処置・検査時の援助技術，④教育・相談技術．

注2) ⓐとⓑは「看護技術」の範囲として，一般的な内容をあらゆる年齢とあらゆる場を考慮して考えるプロセスとなる．

注3) 看護はⓔで考えられた範囲とその方法によって行われる．必要に応じてⓕとⓖが加わる．

注4) ⓐ〜ⓖまでの過程には，経過に即した看護・継続看護が関係している．

[田島桂子，他（編）：成人看護総論 2，p7，金原出版，1991]

なく対象の生活行動の1つひとつにかかわる対応の結果が現状より良好になることを期待するものである．なかには，現状を維持することも含まれる．また，健康障害の種類・程度によっては，期待に反する転帰をとる場合もある．しかし，いずれもその過程が受け入れられるように援助する．なおその具体的な実践過程

には，図 4-2 と図 4-3 が関係することになる．

　これまで述べたような看護実践時に着目する視点を明確にしても，なおその中心となる看護の考え方は，下記に示すような事柄での個々の認識の違いなどにより看護職者間で異なる．そこで，看護の実践過程を確実に評価できる内容を抽出するために，その基盤に存在する看護にかかわる考え方をいくつかの段階から整理してみよう．

　まず**看護を形にする基盤に必要なもの**としては，次のようなものがある．
- 看護は人と人とのかかわりで成り立つもの
- 看護はかかわる人，個々によって創られるもの
- 看護は人の生活過程にかかわるもの（必要な治療も生活の一部である）

これらの内容については，言うまでもない了解事項として習慣化されるまでの教育が不可欠である．

　また，同様の認識で求められる，**看護の実際場面の基盤に必要なもの**としては，次のようなものがあげられる．
- 看護とは何かを，実際に援助する行動で考える．
- 看護に必要な基本的看護技術（だれにでも活用できる基本技術）が実施できる．日常的に頻度の高い看護技術ではその可能性にこだわる．
- 自分の目で確かめながら看護を行い，その過程を経て次に考慮するもの，あるいはその他の看護行為の必要性を認知する．
- チームワークの意味とチーム活用の可能性を認識して行う．
- 根拠に基づいて自分の看護を創る過程にこだわる．
- 看護の楽しさ・面白さを探す．

以上の内容などの看護の多面性を理解することによって，より望ましい看護実践に近づくことができる．看護実践の円滑な推進は，これまで述べてきた看護の考え方を，次のように再整理して，臨地における活動をより立体化し，その基礎力として不可欠な看護技術を確実に身につけることによって成り立つことを意識する．

- 看護の考え方を概念で理解するレベルに止めず，看護実践の行動で説明し，その行動の実践能力を身につける必要性まで認識できる．
- 看護実践には，その核となる看護技術の確実な訓練を，臨地における繰り返しの経験をとおして行うことがその基礎に必要である．
- すべての看護実践は，健康の維持・増進および回復のために必要なものを，同時に組み入れて行うものであると理解し，その概念で看護を実践できるようにする（たとえば，入院中の 1 つひとつの看護の過程には退院後の生活のしかたを組み入れ，自立につなげる）．
- 現在の看護のかかわりは常に個々のライフスパンを視野に入れて，過去と未来の時間軸の通過点への対応と考え，これからの生活への影響を念頭に

> おいて行う．
> ●看護の実践過程は，さまざまな看護方法からの方法の選択や組み合わせ，いくつかの看護行為の連続などで成り立つことが多いので，臨機応変の対処能力が求められることを意識する（図7-2, p.154参照）．
> ●看護職者の看護の場は，病院を含む医療関係施設と家庭および地域であることを常に意識する．

2．看護の内容とその教育内容

　看護学教育における評価を前章で述べた教育評価の目的に基づいて考えるには，いうまでもなく看護の内容とその教育内容に精通していなければならない．したがって，日々，看護職者が行っている看護の内容を具体的に整理して，学修者に期待する能力を教育内容との関係において検討することが望まれる．しかも，その学修者に期待する能力と教育内容との関係は，評価を前提にして考えなければならないので，その内容を評価できるように具体化しておく必要がある．

　看護基礎教育において，学修者に期待する能力を問題にするとすれば，一般に機関の教育目標ないし設定されている科目目標，あるいは種々の関係機関において提案されている諸項目を思い起こすであろう．たとえば，古くから示されている関係機関の内容では，米国看護大学協会による専門職看護婦の能力(1986)[13]，NLN(National League for Nursing)による看護短期大学および看護大学の学生に要求される教育内容(1987)[14]，WHO看護専門委員会(WHO Expert Committee on Nursing, 1966)[15]による看護基礎教育に必要な具体的な特質と能力などがある．しかし，これらに示されている内容は，時代を越えて今なお活かせるものであるが，普遍的な看護職者がもつべき能力の側面を表現しているにすぎない．実際に，学修者の看護実践能力を評価するには，前項で述べた看護の考え方と看護実践との関係を考慮して，臨地・臨床（家庭を含むあらゆる看護場面）における看護実践能力を問題にしなければならない．その上に立って，看護職者が日常的に行っている看護の内容を到達目標とする必要がある．まず看護の内容を具体的に考えてみることにしよう．

　看護職者が行う看護の内容は，大別すると「健康の維持・増進に関する援助」と「健康の回復に必要な援助」に関連するものが中心となる．この援助の対象となるのは健康の維持・増進・回復面からみたあらゆる人々である．その場合，あらゆる人々が社会の一員として，それぞれがもつ最大限の能力で社会参加ができるように，健康面での維持・回復を目ざして援助するのが看護であるということが前提となる．上記の看護の内容を大別した2つの側面は，1つの看護実践過程に組み入れられるものであるが，そこに含まれる援助内容を特徴的に整理してみ

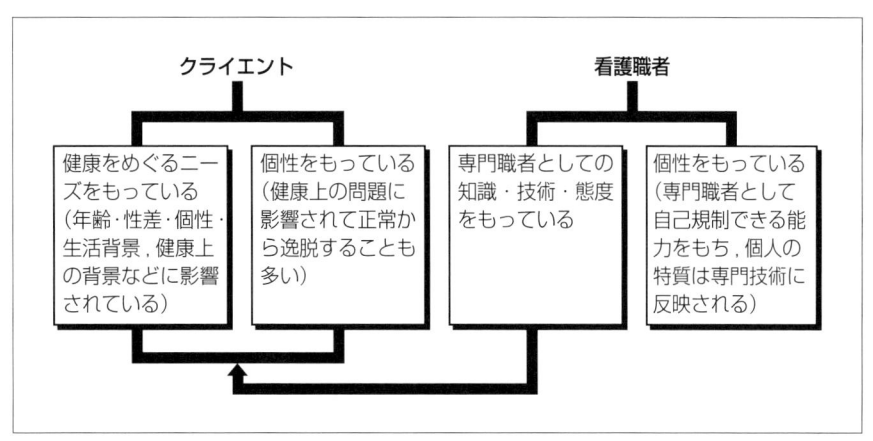

図4-4 クライエントと看護職者との関係

ると，次のようなものがあげられよう．

> ⓐ **健康の維持・増進に関する援助**
> - 規則正しい日常生活の維持
> - 健康の維持・増進にとってよいとされるものの導入と習慣化への指導
>
> ⓑ **健康の回復に必要な援助**
> - 患者の訴えに対する援助
> - 現在あらわれている症状に対する援助（診療・治療に対する援助を含む）
> - 現在あらわれていないが，発症が予測される症状に対する観察と予防的援助
> - 看護職者の目からみた異常と思われるものへの援助
> - 日常の生活に関する必要な援助
> - 終末期ケア

　さらに上記の看護を行うには，クライエントに「何を」「いつ」「どのように」行うのかを問題にしなければならない．このうち，「何を」に関する具体的な内容については，人間の活動を包括するカテゴリーおよび援助の方法や範囲を提示しているV.ヘンダーソン，F.G.アブデラおよびD.E.オレムらの提案する内容を参考にして必要な援助内容の全体像を考え，さらにそれぞれに対する具体的な援助行為を整理してみるのも1つの方法であろう．この場合の援助行為とは，看護職者とクライエントの関係で成り立っている1つひとつの看護そのものを指している．クライエントと看護職者は，それぞれに背景をもちながら関係をつくることになる（図4-4）．つまり，看護職者は個性を土台に専門職者として必要な知識・技術・態度を学び，それを生かして健康上の問題に影響されて正常から逸脱することも多いクライエントの健康をめぐるニーズに対応しているのである．このことを看護学教育の内容面から考えると，クライエントのおかれている状況を全面

的に受け入れて援助できる能力を身につけ，その能力をもとに自らの個性を看護に生かせるようにすることになる．

　援助の具体的な内容については，クライエントの訴え（POSにおける主観的データ）および異常の原因，看護職者による観察などを考慮した客観的データに基づいて判断された日常生活上の援助，看護上の視点・援助内容と課題として判断された必要な援助ということになる．このようにして抽出された看護を実際に行うには，「いつ」「どのように」ということを問題にする．「いつ」ということについては，行う援助内容によって決まることも多いが，「どのように」については，看護上の視点・援助内容と課題の抽出過程で収集された情報，援助を必要とする根拠などを考慮し，それに多様な援助の方法に関する知識と発想を加えて，1つひとつの援助の実施順序ないし方法を考えることになる．

　それぞれの援助については，一般に次のようなことを考慮する必要がある．

① 成長発達段階による特徴：身体面・心理面・社会面から，成長発達段階による特徴を考慮する．その際には性差も加える．
② 回復の限界：機能が回復したとしても何らかの障害の残ることが予測できる場合には，限界を考慮して新しい目標を設定する．
③ 現在の状況：現在の症状，活動範囲，反応などによって生活のしかたや回復に向けての参加意欲のもたせ方を考える．
④ 実施時間：クライエントの状況，他の処置ないしケアとの関係を考える．
⑤ 頻度：くり返し行うものについては頻度・間隔を考える．
⑥ 援助の程度：クライエントの自立を前提として，クライエントが行える範囲はクライエントに実施させ，看護職者はその他のことを援助するようにし，望ましい援助の範囲を考える．

　これらの諸事項は，それぞれの援助を適切に行うために考慮されるものであり，それには，個々の援助に必要な関連情報を的確に収集し，かつクライエントの状況を観察したものを加えて看護行為に反映させることになる．

　次に，1つの看護行為を看護職者が行うには，どのような学修内容を必要とするのか，その具体的な内容をみてみよう．実際に看護を行うには，看護職者は専門職者として身につけている看護技術を対象に合わせて適用することになる．つまり，1つの看護行為は，クライエントの個人的な背景を考慮して，看護職者が専門的技術を提供することによって成り立つ．この場合の看護職者の専門技術とは，実施しようとしている技術の原理・原則的技術と，それを対象の条件に合わせて適用する変換能力といってよい．これらの内容を考慮して実際にクライエントを援助するには，図4-2に示すような内容を再構成しなければならない．

　日常的に頻度の高い「全身清拭」を例にあげて，その具体的な構成内容（学修内容）を考えてみよう．

表 4-1　全身清拭に必要な学修内容

- ●全身清拭の技術
  - a．一般的な「全身清拭」を行う際に必要な知識
  - b．一般的な「全身清拭」を行う際に必要な技術（テクニック）
  - c．一般的な「全身清拭」を行う際に必要な配慮（態度面から）
- ●対象の条件に合わせた全身清拭の技術
  - d．「全身清拭」を行う際に考慮する必要がある患者の情報の内容とその収集方法
  - e．患者の情報に一般的な「全身清拭」の援助方法を対応させて，患者の状況に合わせた方法の決定（認知領域の内容）
  - f．患者の状況に合わせて実施する技術
  - g．実施した技術の患者の状況に合わせた評価とその結果の活用

例：床上安静が必要で入浴できない患者の「全身清拭」を行う場合

　看護の援助としては，入浴できる患者には一般に「全身清拭」を行わないので，この「全身清拭」は，さまざまな理由で入浴できない患者に対する日常的な援助行為の1つとして，先に述べた成長発達段階による特徴，回復の限界，現在の状況，実施時間，頻度，援助の程度を考慮に入れて現時点における最も適切な援助の方法を考えて実施することになる．「全身清拭」に必要な学修内容を具体化すると，表4-1のように整理できる．

　これらの内容を考慮して，実際に患者を援助するには，図4-2に示すような内容の再構成が不可欠であるが，その能力を身につけるには，さらに前述のそれぞれの項目に関する具体的な内容を明確にし，その学修を確実にする必要がある．その内容の観点を概括的に示すと，次のようになる．

ⓐ **一般的な「全身清拭」を行う際に必要な知識**
　① 全身清拭の定義（概念）
　② 全身清拭と関連する身体の構造と機能
　③ 清拭の方法（身体的・精神的・技術面からの清拭時の留意点を含む）
　④ 全身の観察点とその観察方法
　⑤ 身体の清潔に関する習慣と必要な改善方法
　⑥ 全身清拭と健康障害との関係（疾病ないし障害とその程度を含む）

ⓑ **一般的な「全身清拭」を行う際に必要な技術（テクニック）**
　① 効果的な順序に従った全身清拭の一連の行動の流れとしての技術
　② 全身清拭の一連の行動を構成する要素としての基本動作
　③ 構成要素としての基本動作とその前後の動作の関係
　④ 教育技術（自立に向けて，患者・家族に対して必要事項の説明・演示）

ⓒ **一般的な「全身清拭」を行う際に必要な配慮（態度面から）**
　① 患者への配慮（全身清拭をしてもらうという精神的負担への配慮，必要事項の説明，確認，プライバシーの保持など）
　② 同室者への配慮

③環境の整備(室内および看護以外の関係従事者への気くばり)
　　　④関係従事者間の調整
　　　⑤家族への配慮
　ⓓ「全身清拭」時に考慮する必要がある患者の情報の内容とその収集方法
　　　①一般的な「全身清拭」を行う際に必要な知識に対応させた個人の情報
　　　②技術の実施過程における患者の反応
　　　③情報の収集方法
　ⓔ患者の情報に一般的な「全身清拭」の技術を対応させて，患者の状況に合わせた方法の決定
　　　①清拭順序の決定
　　　②清拭方法の決定
　　　③必要物品の決定
　ⓕ患者の状況に合わせて実施する技術
　　　①設定した順序・方法に従って一連の行動として実施
　ⓖ実施した技術の患者の状況に合わせた評価とその結果の活用
　　　①患者の状況の観察
　　　②実施した技術の評価と評価結果の活用方法

　このように1つの看護行為に含まれる内容をみていくと，内容的には実施する看護行為に偏るが，そこには身体的・心理的・社会的側面からみた人間の理解，環境への配慮と社会復帰段階へのかかわり方，健康状態と問題の把握，看護に対する考え方と看護技術および看護過程に関する能力がすべて求められることになる．したがって，看護実践ないし看護学教育において確実な評価を行うには，まず看護行為に含まれる内容を分析的にみて，それらの内容の系統化や分類の方法をさぐり，内容面での階層化をはかって教育内容を整理していくことが必要になろう．

3．看護技術と看護行為の構造と評価目標

　1つひとつの看護行為は，図4-2（p.67）に示すような内容で構成されているが，その行為として行う内容にはさまざまなものがある．したがって，教育内容としても多様に考えなければならないが，それぞれの看護行為の内容面の構造化をしてみると，一方では複雑な看護行為と思われるものも，それを構成している基本的な動作と，その他の多くの基本動作の再構成によって学修できるように組み立てることができる．

　図4-2に示すように，「看護行為」はクライエントに対する行為を指しているので，個人の特性を考慮して看護として創造したものになるが，「看護技術」は，そのなかに含まれる看護職者が専門技術として身につけておく必要のある看

護技術を指している．したがって，この「看護技術」に含まれる内容は，クライエントの個別的条件に関する内容を除外したもので，1つの看護行為につながる内容となる．しかし，看護職者が身につけていなければならない看護技術といっても，その概念が明確に確立されていないので，この表現からイメージされる内容は人によってそれぞれ異なる．たとえば，看護技術という用語からイメージされる内容には，特定の援助内容の準備から後始末までを含んだ，だれにでも活用される一般的技術と，それを分節化した技術面の構成要素としての基本動作などがある．看護技術がこのように2つのイメージをもたれるのは，「技術」という面からみれば，1つの看護を分節化した基本動作も当然看護の技術であり，たとえば，「身体を安定した位置に整える」といった内容は，それが単独で看護ともなり，1つの看護の構成要素としての基本動作ともなりうるからである．だが大方の看護行為は，いくつかの基本動作で構成されており，単に部分的な基本動作だけを学んでも，看護行為につながる看護技術とはならないので，**ここでは看護技術を1つの看護行為の中心となる技術の始めから終わりまでを含み，かつ認知領域・情意領域および精神運動領域の範囲をもつまとまりとする**．いうまでもなく，1つの看護技術でも，使用用具の違いによって方法が異なる場合もあるし，いくつかの種類の方法がある場合も考えられる．

　看護実践にあたっては精神運動領域の内容を中心とすることになるので，その内容の構造化には，各看護技術をさらに「基本動作」にまで分析しておく必要がある．この場合の**基本動作とは，看護技術を習得するために部分練習することが望まれる動作のまとまりとなるような看護技術の構成要素**と考える．各々の基本動作はそれに必要な原理・原則などの認知領域の内容および患者への配慮などの情意領域の内容に裏づけられたものである．したがって，確実な基本動作によって構成された看護技術は，安全で安楽なものとなる．このことが動作として表現される基本動作ないし看護技術が，専門職者がもつ技術として重要な意味をもつ所以である．

　「看護行為」および「看護技術」の意味をこのように規定して，その評価に必要な内容を具体化する際の考え方を明らかにしておこう．

1)「看護技術」の構造

　「看護技術」に関する種類は多様である．そのいくつかを取り上げて，看護技術の中心となる精神運動領域の内容を分析すると，次のようになる．これは，それぞれの看護技術がどのような基本動作から構成されているかを明らかにするための例である．基本動作の表現については，1つの看護技術に必要な構成要素としての表現と，それを行動として表現するための方法の2面を意識する必要がある．

(1)「日常生活の援助」に関する内容の具体的な基本動作例

例1 仰臥位から側臥位への体位変換
① 身体を片側に引き寄せる(引き寄せ方).
② 身体を側臥位に回転させる(回転のさせ方).
③ 身体を安定した位置に整える(位置の整え方).

例2 寝衣交換─着物の場合
① 寝衣の袖を脱がせる(脱がせ方).
② 交換するきれいな着物の袖を腕に通す(腕の通し方).
③ 患者の背中の下に,着がえる着物と交換する着物とを入れる(着物の入替え方).
④ 反対側から交換する着物を患者の背中の下から伸ばす(背部の着物の伸ばし方).
⑤ 患者の膝を立てて,背縫いをもって腰部から下の着物のしわを伸ばして着物を整える(着物のしわを伸ばして全体的に整える方法).

例3 クローズドベッドのつくり方
① シーツを広げる(広げ方).
② シーツの端を握り込んで持ち,手関節を用いてマトレスの角に沿って下方に引く(シーツの持ち方・引き方).
③ シーツをマトレスの下に入れる(シーツの入れ方).
④ コーナーをつくる(コーナーのつくり方).

例4 全身清拭
① 拭く(拭き方).
② バスタオルを使う(バスタオルの移動しながらの使い方).
③ 背部マッサージを行う(背部マッサージの方法).
④ ベッド上で足浴を行う(床上での水浴の方法).
⑤ 側臥位をとらせる(側臥位の方法).
⑥ 下肢を立てさせる(下肢の立て方).
⑦ 寝衣交換をする(前述例2の基本動作の組み入れ).

以上の4つの例をもとに基本動作をみると,単独に援助行為の基本動作だけで構成されて看護技術となるものと,いくつかの他の看護技術の基本動作を組み入れて1つの看護技術となるものとがあることに気づく.したがって,看護技術の学修過程で評価を考えるには,当面の学習課題がどのような基本動作から構成されているかを分析し,新しく学修しなければならない基本動作と,すでに学習している基本動作の該当技術への適用のしかたを問題にできるように内容を分析する必要がある.

上記の例でいうと,「例1」「例2」および「例3」は,単独に基本動作を学ぶ技術であるが,「例4」の「全身清拭」は,全身の拭き方に「寝衣交換」と「体位

変換」の基本動作を組み入れて，全身清拭という看護技術を完成させることになる．さらに，全身清拭時にシーツ交換も含めて実施するとすれば，4つの看護技術の基本動作を組み入れて1つの看護技術を行うことになる．このように「日常生活の援助」に関する看護技術の評価では，それぞれの援助内容の構成要素となる基本動作のうち，事前に学修経験のないものを中心とし，それに既修の基本動作の該当技術への適用のしかたを加えて問題にするわけである．情意領域の内容には，精神運動領域の一部の行動として組み入れられているものもある．

(2)「患者の訴え」「症状ないし異常状態」への援助に関する構成内容の基本動作例

例1　痛み

① クライエントの訴えを同意する姿勢で聞く(話の聞き方)．
② 判断により原因を予測し援助方法を決定する(認知領域の内容)．
③ 判断に基づく援助：痛みを感じる部位をさする，体位変換を試みる，鎮痛薬を与薬する，そばで患者の話を聞く，原因除去のための処置などのなかから選択して実施する(これらの援助の方法は，与薬の方法，話の聞き方，看護および治療処置の方法として学んだものを適用することになる)．

　ただし，「痛み」に対する看護には，痛みがあらわれる前に必要な援助をすることが大切で，予測力と対応力が最も求められる．

例2　病気に対する不安

① 患者の訴えを同意する姿勢で聞く(話の聞き方)．
② 判断により原因を予測して援助方法を決定する(認知領域の内容)．
③ 判断に基づく援助：できるかぎり自分の病気について理解させ，治療に参加させる，そばで患者の話を聞く，家族の協力を得るために患者の病気について説明し対応のしかたを教える，同じ病気をもつ患者の体験を聞かせる，といった内容のなかから選択して実施する(これらの援助には，コミュニケーション技術，教育技術として学んでいる方法を適用する)．

　「病気に対する不安」に対する援助は，すべての患者が多少ともにもっているものの援助であるから，かかわりをもった最初の時点から必要となる．

例3　呼吸困難

① 呼吸困難の程度を見わける(認知領域の内容ともなる)．
② 判断により原因を予測して援助方法を決定する(認知領域の内容)．
③ 判断に基づく援助：援助内容として，起座位にする，深呼吸をさせる，酸素吸入をする，吸引をする，体位ドレナージをする，レスピレータを装着する，といった行動のなかから選択して実施する(これらの援助方法は，体位変換技術，深呼吸のさせ方，酸素吸入・吸引のしかた，体位ドレナージ，レスピレータ装着患者の看護として学んでいる方法を適用する)．

例4　発熱

① 体温を測定する(測定方法)．

② 判断により原因を予測して援助方法を決定する(認知領域の内容).
③ 判断に基づく援助：援助内容として，氷枕・氷嚢の使用，水分・栄養物の補給，身体の保清，寝衣交換，掛けもの・室温の調整，二次感染・合併症予防のための観察，枕・離被架の使用による安楽な体位の工夫，といった看護行動のなかから必要な内容を選択して実施する(これらの援助方法は，冷罨法，食物摂取の方法，全身清拭の方法，観察の方法，衣環境・室温の調整方法，体位のとり方，として学んでいる方法を適用する).

以上の症状に関する例について具体的な内容をみると，「患者の訴え」に関する看護技術は，訴えを聞く姿勢をもち，その訴えの原因の予測とそれに基づく援助方法の決定およびその実施から成り立ち，「症状ないし異常状態」の援助に関する看護技術は，現症状の同定とその症状の原因の予測と，それに基づく援助方法の決定およびその実施によって成り立っている．したがって，「患者の訴え」や「症状ないし異常状態」の援助に関する看護技術の評価では，相手を受けとめる態度，現症状を同定する力，援助方法の選択力，関連する援助方法に関する知識・技術・態度などをポイントにする必要がある．

(3) 看護処置・治療・処置・検査への援助に関する構成内容の基本動作例

例1　筋肉内注射

① 注射部位を決める(認知領域の内容を活かした部位の決め方).
② 注射部位を消毒する(消毒のしかた).
③ 注射針を刺入する(刺入のしかた).
④ 薬液を注入する(薬液の注入のしかた).
⑤ 注射針を抜く(注射針の抜き方).
⑥ 注射部位および全身への影響を観察する(認知領域の内容を活かした観察のしかた).

例2　静脈切開時の援助

① 患者の体位を整える(体位の整え方).
② 無菌操作をする(無菌操作の方法).
③ 切開部位を固定する(切開部位の固定方法).
④ 切開部位を観察する(認知領域の内容を活かした観察方法).

例3　腹腔穿刺時の援助

① 患者の体位を整える(体位の整え方).
② 無菌操作をする(無菌操作の方法).
③ 穿刺部位を固定する(穿刺部位の固定方法).
④ 穿刺部位を観察する(認知領域の内容を活かした観察方法).
⑤ 実施中および実施後の一般状態を観察する(認知領域の観察視点と方法を活かした観察方法).

> 例4　手術創の包帯交換

① 患者の体位を整える（体位の整え方）．
② 無菌操作をする（無菌操作の方法）．
③ 創部を固定する（創部の固定方法）．
④ 創部を観察する（認知領域の内容ともなる）．

　以上の例に関する具体的な内容をみると，患者の体位の整え方，無菌操作，処置部位の固定および観察などについては，援助内容は異なっても類似の動作の繰返しとなり，そのほかに，実施する看護技術の特性による基本動作が加わる．

(4) 教育・相談に関する内容を構成する基本動作例

> 例1　家族の援助

① 退院後の患者の看護に必要な内容（生活上必要な内容および治療上必要な内容）に関する指導をする（指導技術）．
② 家族の健康保持に必要な内容に関する指導をする（指導技術）．

　これらは，患者および家族の状態によって援助内容が異なるが，指導する内容は上記のそれぞれの援助内容にかかわるものである．

　このように，さまざまな状況下における患者の援助に役立つ「看護技術」を抽出して，それを構成する基本動作を整理すれば，評価内容の精選につながることが明確になる．換言すれば，日常生活への援助，患者の訴え，種々の症候・診療に関する援助，および教育・相談に関する援助は，それらを構成する種々の要素となる基本動作ないし看護技術の組み合せで成り立っていることが明らかである．つまり，認知領域ないし情意領域の内容は，基本動作に必要な内容を中心に整理し，技術としての動作は精神運動領域の内容を中心として3者の関係を考慮し，1つひとつの看護技術の流れをつくっていくために必要な内容を精選することになる．基本動作は認知・情意領域の内容の組み込みで成り立っているからである．

2）「看護行為」の構造

　「看護行為」は，前述の「看護技術」の内容に個人の特性を加味して実施することになるので，その関連内容がすべて盛り込まれることになる．個人の特性としては，成長発達段階の特徴，これまでの生活習慣と現在の生活状態，健康に関する背景と現在の状態などが問題になるが，その他，看護職者の看護観（倫理観を含む），看護過程の展開技術，関係者とのコミュニケーションのとり方などを加えて援助内容に幅をもたせるようにする（図4-2, p.67参照）．実施する具体的な行動を概略的に示すと，次のようになる．

> 例1　脳梗塞による片麻痺のある患者の仰臥位から側臥位への体位変換

① 体位変換を行う際に考慮しなければならない患者の情報を収集する．
- 患者・家族・関係者への面接および観察（面接・観察技術）
- 記録類からの必要情報の選択および解釈（認知領域）

② 患者の情報に体位変換の看護技術を対応させて，患者の状況に合わせた方法の選択と実施順序の決定（認知領域）をする．

③ 患者の状況に合わせて必要な体位変換の実施（p.76，日常生活の援助例の「例1」を中心とした実施方法）

④ 保健ないし自立への指導（指導技術の活用）

⑤ 実施過程および実施終了後の患者の観察による評価（認知領域の内容の活用）

⑥ 評価結果のその後の看護計画への活用（認知領域）

　この学修の過程では，収集した患者の情報を該当する看護技術にいかに反映させて，個人のニーズを満たした看護を実施できるか否かが問題になる．ただし，実施する看護行為に関する個別の配慮事項がない場合には，「看護技術」の内容をそのまま適用することになる．その意味では，患者の観察に関する十分な学修を必要とし，その観察内容を活かした方法の選択，実施順序の決定および看護の過程での配慮事項の抽出が重要な評価の対象となる．ただし，配慮事項に関しては，基本動作などの技術に組み込まれていることを前提とする．

　前述したように看護の具体的な内容を整理すると，学修内容のまとまりや学修の段階を考えて評価するのに好都合である．このように実施する看護の精神運動領域に関する内容を中心として学修内容を整理すると，学修の基礎になる内容が限定され，それを中心に周辺の必要な内容を整理できるので，評価のポイントを精選しやすい．

　これまでにあげた例は，各ケースにおいて選択される可能性の高い看護行為につながる技術の内容分析であったが，個別性を考慮して看護を実践するには，一般にケース全体を総合的にみて，実施する看護内容を決定するプロセスが事前に必要だと考えられていることが多い．しかし，実施する看護行為の構造やその実施上の中心となる看護技術のイメージと実施できる可能性がなければ，ケースの総合的なみかたや必要な内容の特定は難しい．初学者においては，看護技術の実施可能性の認識を経て，それに限定した対象の条件を加味した看護行為が実施できるように積み上げて，いろいろな看護の実践過程の経験を基に，ケースの総合的なみかたを培い，必要な看護計画の立案へと導く必要があろう．

3）「看護技術」と「看護行為」の評価目標

　前項では，多様な看護の教育評価を効果的に実施するために，「看護技術」と「看護行為」の教育内容からみた構造化を試みた．その結果，看護技術や看護行為の

構成要素を分析すると，ある程度技術の中心となる動作が明確になり，その分析された動作（基本動作）の活用ないし組み合せによって看護技術や看護行為の学修ができることが考えられた．しかし，看護の領域は広く，その内容は多角的に考えなければならないので，必要な内容を的確に評価するには，それぞれについて評価目標としての性質と規準を明確にしなければならない．つまり，評価の対象とするものが認知領域の内容なのか，情意領域なのか，あるいは精神運動領域なのかを明らかにする．それと同時に，評価者および学修者間でまちまちに解答されないように条件や規準をつけて目標を設定し，評価の客観性を高めるようにする．このように評価する領域や目標を明確にするのは，期待する学修内容を確実に評価することと，評価の妥当性・信頼性を高めるために目標に見合った評価用具を選択することが必要だからである．

　次に，どのようにして評価目標を明確にするのか，その考え方を示してみよう．前項で示した「全身清拭ができる」という目標を達成しているか否かを評価しようとして，「全身清拭ができる」という目標を示したとする．全身清拭は，看護職者であれば，看護系の教育機関に入学して間もなくその方法を学び，その後も継続して実施する看護技術であるが，この目標に対する評価の視点は，必ずしも評価者すべてが同じになるとはかぎらない．評価される人がどのような学修の段階にあるかによって期待する内容が考慮されることがあったとしても，評価者の価値観によって評価の視点が異なることが多くなるからである．たとえば，その視点の当て方には，先に概念規定をした看護技術の範囲の「原理・原則に基づいた全身清拭ができる」としている場合と，「患者のもつさまざまな条件を考慮して全身清拭ができる」として，患者の個別性を考慮した，いわゆる看護行為としてのイメージをもっている場合の2つがあろう．これら2つの表現は，目標設定の方法からみると，

　　　「原理・原則に基づいた全身清拭ができる」［前者］
　　　　　▲　　　　　　　▲　　　　▲
　　　　　条件　　　　　　内容　　　行動

　　　「患者のもつさまざまな条件を考慮して全身清拭ができる」［後者］
　　　　　　　　　▲　　　　　　　　　　▲　　　　▲
　　　　　　　　　条件　　　　　　　　　内容　　　行動

となり，「内容」「行動」とともに「条件」を明らかにして範囲を限定していることになる．このように2つの意味をもたせて範囲を限定したとしても，そこに含められる内容はさまざまである．このように目標の表示のしかたを考えても，なおその内容は同一のものとはならない．条件として設定されている内容が曖昧で，多様に考えられるからである．前者の例でいえば，「原理・原則」が必ずしも一定の内容になっていないのが原因なので，さらに「効果的な実施順序に従って」を加えて，「原理・原則に基づいた効果的な実施順序に従って全身清拭ができる」（精神運動領域を中心とした行動目標）と表示して実施順序を中心とした範囲での実施能力を評価することで共通の理解ができるようにするのも1つの考え方である．

なお，ここにおける「効果的な実施順序」の中の「効果的」の意味は，該当する看護技術の実施順序を決める際に，患者・看護職者の無理・負担を少なくし，原理にかなった基本動作による方法で安全・安楽が保証されるテクニックに基づく実施順序を考えることであり，対象の理解にかかわる内容までを組み入れることを意図しているものではない．長年使用されてきた「手順」に代わる表現ともいえるもので，思考過程で必要な実施過程を創造できる能力の育成に役立つ．ことに臨地・臨床の現場では，手順・マニュアル等の適用ではなく，看護職者の独自の判断による臨機応変の対応が求められることが多いからである．

　後者の例では，「患者のもつさまざまな条件」の内容が曖昧であることが原因である．どのような状況下にある患者に対する実施能力かを明示する必要がある．たとえば，「胃切除術を受けた患者の手術後第1日目の」といった内容を入れ，「胃切除術を受けた患者の手術後第1日目の全身清拭ができる」（精神運動領域）と表示して，痛みや創部への対応にその範囲を限定したり，「80歳の男性に」を加え，「80歳の男性に全身清拭ができる」（精神運動領域）と表示して，年齢や性別への対応力を評価する目標にして，その範囲を限定することもできる．

　このように各目標の中心となる「内容」と「行動」に「条件」を加えてその範囲を共通に理解できるようにするわけであるが，さらに目標の表現に際して考慮する要素のなかに「規準」の設定があるので，その面からも検討しておこう．

　「規準」は，設定した行動にどの程度の正確さや熟達度が求められるかを示すものであるが，この「全身清拭ができる」に関しては，「正確さ」は具体的な内容で示すことになるので，まず「熟達度」を問題としてみよう．一般に「熟達度」で問題にされるのが，「ひとりでできるか」「援助を受けてできるか」，時間を定めてその速さを規準にして「何分でできるか」ということなどがある．しかし，全身清拭は当然ひとりで行うものであるという性質から，「ひとりでできるか」「援助を受けてできるか」ということは問題にしにくい．また時間についても，患者の体格などの条件によって一定の時間を設定することはできない．しいて時間の設定をするとすれば，「原理・原則に基づいた効果的な実施順序に従って全身清拭ができる」の目標に対して，その目安として期待する時間を示すことになろう．全身清拭における速度は，各部位を拭く際の手の動かし方，動作間の移動時の手際などとして問題とするのが妥当であろう．

　このように考えてきても，まだ評価者の取り上げる具体的な評価の視点は一致しないであろう．ある評価者は細かな手つきを問題にしたり，ある評価者は患者への配慮事項を中心としていたり，ある評価者は全体的な流れだけを問題にしていたり，他の評価者は技術の評価とわかっていても知識面を気にしたり，といった偏りが出てくる可能性が大きい．このような問題を避けるには，内容面での規準をさらに明確にしておく必要性もでてくる．たとえば，評価の視点として認知領域・情意領域・精神運動領域の3つの領域をどのように含めるかをあらかじめ定めておくことである．つまり，(1)認知領域の内容のみの確認を事前に行うのか，

(2)実施過程における情意領域の内容を単独に確認したいのか，(3)実施過程を想定した必要な基本動作の確実性を基本動作ごとに確認したいのか，あるいは(4) 1つの看護として成り立つ看護技術をトータルに確認し実施可能性の確認をしたいのか，などを事前に明確にすることである．その上で，具体的な内容に関する目標を設定する必要がある．

これらのうち，(1)〜(3)の評価を事前に考える場合は，先に例示した「原理・原則に基づいた効果的な実施順序に従って全身清拭ができる」，「胃切除術を受けた患者の術後第1日目の全身清拭ができる」，「80歳の男性に全身清拭ができる」などの1つの看護のまとまりとなる精神運動領域中心の行動目標に対して，細目標レベルの評価として区別する必要がある（p.50, 第3章「教育目標の種類」の項参照）．

細目標レベルの例をいくつかあげると，次のようなものがある．

［認知領域の例］
全身清拭に用いる洗剤を3種類あげ，それぞれの使用用途を述べることができる．
  ▲────規準────▲　　　　▲行動
       ▲内容

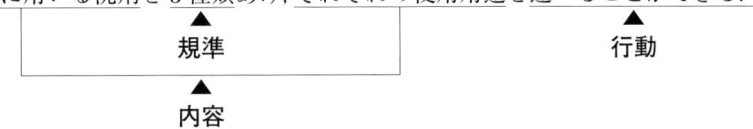

［情意領域の例］
全身清拭の過程で，患者の緊張をほぐすための配慮として行うものを3つあげることができる．
  ▲────条件────▲　　　▲規準　▲行動
       ▲内容

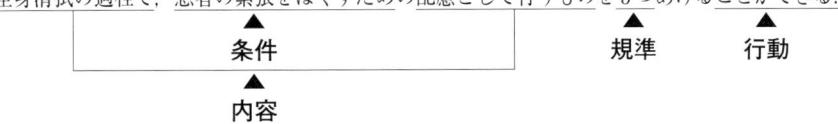

［精神運動領域の例］
背部清拭時に バスタオルを側臥位となった下縁に入れ込んで用いている．
  ▲条件　　▲内容　　　　　　▲規準　　　▲行動

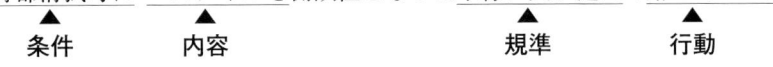

このように，「内容」「行動」「条件」「規準」の要素を考慮し，指導者および学修者の間で共通に理解できる目標を設定して，客観的な評価ができるような計画を立てるのも1つの方法である．これら「内容」「行動」「条件」「規準」の目標設定時の4要素は，どのレベルの目標を作成する場合でも用いることができる．

一方，行動目標にかかわる評価については，精神運動領域の内容となる基本動作に関連する認知領域と情意領域の内容を組み入れた基本動作ごとの動作の確認を中心とし，細部にわたった細目標の設定は行わないほうがよい．動作の確認の視点は，1つの看護のまとまりとなるための各基本動作と基本動作の組み立て方としての行動の流れとなる．このことは1つの行動目標に対して，認知領域の内容と精神運動領域の内容とを並列に置くと，重要な動作の確認の視点が浮き彫りにならないことと，認知領域の内容が確実に組み込まれた動作が行われているかどうかを評価しにくくなるためである．

これまで述べてきた内容は，看護実践能力を身につける過程の評価を確実に行

うための考え方として述べたものであるが，人間を対象としている看護職者に求められる内容は広範囲に及ぶ．したがって，求められる実践内容の1つひとつについて，これまでの考え方を使用することは不可能である．それへの対応方法としては，教育単位の設定方法の工夫，学習の転移や既修内容の活用方法などを導入して，効果的な教授-学修過程を考えなければならない（第6章・第7章参照）．

4. 看護実践の評価目標の考え方

　看護実践の内容は，本章1項で述べたように複雑である．したがって，それに必要な内容を同時に組み入れようとすると，複雑になり重要なポイントが不鮮明になるので，評価の目的をさらに明確にする必要がある．ことに，臨地における1つひとつの看護実践で求められる内容として，医療安全，基準，安全・安楽などの用語にかかわる内容を並列に列挙し，評価視点が数十項目にも上るようになっている場合には留意する必要がある．たとえ，評価の視点をこのように微細にわたって設定しても，臨地で観察によって評価する必要がある実践能力の評価にはなじまない．臨地における看護実践能力の評価は，その場のなかでの行動を観察によってみる必要があるが，紙上に設定された評価視点を参考にしながら，評価を行うことはできないからである．その際には，評価者の実践能力に裏づけられた確かな目が求められる．

　このことを考慮して，臨地における実践能力の評価を行うには，下記のような看護基礎教育の過程を含めた段階的な評価計画を前提とし，その基礎能力を確実に身につけさせることを，教育者間で共通に認識する必要がある．

第1段階：初期段階の臨地実習

　看護技術を中心とした評価を行う．確実な基本動作の実施と基本動作を組み立てて，その場の状況下での看護技術への統合化を目標とする．この段階では，個別性の理解を目標の条件として組み入れない．実施に当たって不可欠な情報は，指導者によって補われる必要である．いうまでもなくこの段階の看護過程の活用は，1つの看護技術展開の過程に必要な論理にかぎられる．

第2段階：ある程度回を重ねた臨地実習段階

　看護技術に必要な対象の情報を最少限に加味した条件で，看護技術の評価を行う．この段階での目標は，だれにでも活用できる看護技術に，対象の個別性の加え方をいろいろな援助場面をとおして経験し，看護技術への個別的要件のアレンジのしかたを目標とする．評価はその中での確実な看護技術の実施状況の確認を中心とする．この段階においても，看護過程の概念は1つひとつの看護実践場面における展開にかぎる．

第3段階：上記1段階と2段階を終えた臨地実習段階

対象の要件を加味した1つひとつの看護行為の実施過程の評価を行う．看護行為の実施過程に自立に向けた対応や家族への指導面の内容をより意識して加え，看護の本来的な実践能力への対応のしかたにかかわる目標を設定する．

第4段階：上記3段階までを終えた臨地実習段階

これまでの対象の経過の把握方法を段階的に身につけてきた過程をとおして評価する．第3段階までの過程で，患者の生活過程がケアをとおして理解できるので，毎日のサマリーの記録を基に，経過での変化と必要な看護を全体的に考える目標を設定できる．これらの蓄積を通して，いわゆるケースの看護計画立案につなげられる段階となる．

看護基礎教育の過程では，1段階から4段階までを各看護学で該当する看護技術，看護行為の繰り返しを行いながら実践の確実性と幅をつけ，さらに対象の年齢および看護の場への対応能力を身につける．その後は，継続教育の項で述べているような内容と取り組んでいくことになる．

第5章 看護学教育評価の方法

　看護学教育の内容は複雑であり，その評価には多様な評価の方法を熟知していなければならない．その上で看護学の評価に活用できる評価用具にどのようなものがあるか，また，どのような目標にどのような評価用具を用いれば評価の妥当性を高めることができるかを考える必要がある．

　評価の方法は評価目標に照らして選択することになるので，評価する能力分野とレベルを明確にする必要がある．しかし，教授-学修過程の内容をすべて目標化することはできないので，そのことを勘案して評価内容を選定し，評価用具の組み合わせで対処することも考えなければならない．

　その他，看護実践には関連するさまざまな内容を総体的に把握し，必要な内容の総合・統合能力が求められるので，看護学教育では，併せて主体的・自主的に学修活動と取り組めるような教授-学修過程とそれに見合う評価の方法を導入する必要がある．

　本章では，次のような内容の理解が必要になる．

1）評価用具の種類とその用途を理解し，看護の内容との関係を把握する．
2）評価する能力分野とそのレベルに見合う評価用具の選定方法と，必要に応じた評価用具の組み合わせ方を理解する．
3）主体性・自主性を活かす教授-学修過程と評価との関係を理解する．

1. 評価用具の種類と活用方法

　看護学教育の過程において使用頻度の高い評価の方法を具体的な教育目標との関係でみると，表5-1のように整理できる．

　表5-1に示す評価用具は，主に教育の過程で活用されるものであるが，目標の領域が異なっても同じ評価用具があげられている．それは特定の目標でも多様に評価できることを示すものである．それと同時に，評価の主たる目的が事前的評価・形成的評価あるいは総括的評価のいずれかによって，また学修の段階によっても評価用具の選択のしかたが異なることを意味している．たとえば，事前的評価では関連する内容を広く確認したいが，使用できる時間に制約があること，結果を直ちに活用する必要があることなどから，短時間での採点に耐えられる客観テストを用いることが多い．この場合には，広い範囲の知識を真偽法や単純再生法などを用いて評価することになるが，工夫すれば同じ用具で「理解」や「問題解決」に関する内容を取り上げることもできる．

　また，形成的評価を目的にする場合には，目標達成状況を細かくとらえたいので，精神運動領域の技術の評価でも認知領域の内容との関連を問題にすることになり，かなりの各種客観テストを活用することになる．さらに，総括的評価ではできるだけ学修内容の統合力を評価する必要があるので，行動を主とした評価や問

表 5-1　教育目標と評価用具の関係

評価領域	目標	妥当な，主な評価用具
認知領域	知識	・各種客観テスト(真偽法・多肢選択法・単純再生法・組合せ法・完成法・訂正法・序列法など) ・論文体テスト
	理解	・論文体テスト ・口答法 ・客観テスト(多肢選択法・組合せ法・完成法・選択組合せ法など)
	問題解決	・問題場面テスト(論文体テストと客観テストの組合せなどによる) ・口答法 ・レポート
精神運動領域	技術	・観察法(チェックリスト・評定法) ・問題場面テスト(シミュレーションによる)
情意領域	人への配慮・価値観	・論文体テスト　・チェックリスト　・逸話記録 ・質問紙法　　　・ゲスフーテスト　・レポート ・面接法
	興味・関心	・質問紙法　・面接法　・逸話記録 ・ゲスフーテスト
	学習の習慣	・逸話記録 ・質問紙法　・面接法

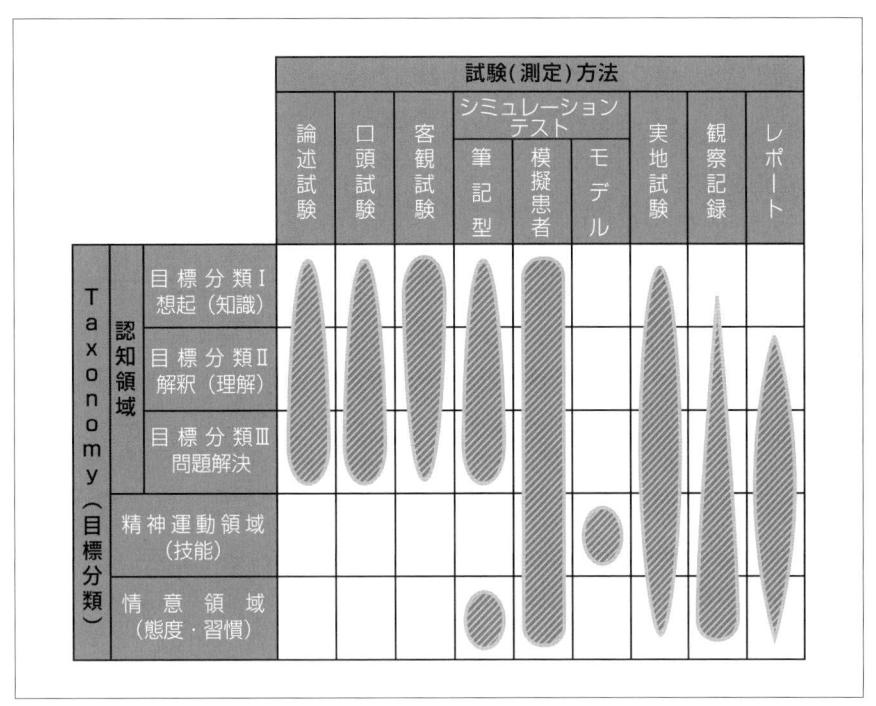

図 5-1 試験方法と目標分類の関係
［日本医学教育学会監修：医学教育マニュアル 4，吉岡昭正ほか：評価と試験，p.60，篠原出版，1982．による］

題解決レベルを問題にするために，観察法，問題場面テスト，レポートなどを用いることになる．しかし，重要な知識が学修されているかどうかを把握する必要があれば，各種客観テストを併用することになる．図 5-1 は，このように各種の評価用具を多様な目的に活用できることを示したものである．しかし，いずれにも長所や短所があるので，それらを熟知し，かつ実施時の留意点を考慮しながら評価の要件を満たせる用具を選択しなければならない．その意味で，以下に各評価用具の長所・短所，実施上の留意点および作問の方法の概略を述べよう．

1）精神運動領域に関する評価法

(1) 観察法

看護学教育では，実践力を育成することが最優先されるので，実際に行っている行動を観察する評価が望まれる．つまり，基礎的な実践力を評価する学修の段階では，校内実習の過程で現在のエビデンスに対応した原理・原則に基づく看護技術の実践力を評価し，学修が進めば臨床実習の過程でその実践能力を評価することになる．その際に行動を観察する方法として用いられるのが観察法である．観察法では，種々の場で学修者を観察し，看護の技術・態度・適応性・習慣などを評価できる．また，行動の流れを観察することによって，思考過程や理解の程

度などを推測する情報を得ることもできる.

実際に行動を観察する方法としては,あらかじめいくつかのカテゴリーを定めて行う**チェックリスト法**と,行動の流れのなかで起こったすべてのものを,起こった順にそのまま逐一記録したり,エピソードだけを取り上げようとする逸話記録法といわれるような**行動描写法**がある.このうち,前者は実技テストに有効であり,後者はどちらかというと情意領域の内容に関する評価に適している.観察法の長所・短所と実施上の留意点は,次のようである.

［長所］
- 学修者の行動を,観察者の意図に合わせて直接的に観察できる.
- 観察視点を細かく明示することにより,客観的な評価ができる.
- 周囲の状況に合わせた判断力,場への対応力などの問題解決力に関する情報を得ることができる.
- 評価した結果を直ちにその場で指導に活かすことができる.
- 観察は必要に応じてあらゆる場を活用できるので,学修者の評価に対する構えのない状況における評価ができる.
- 特定の行動を設定して行う技術テストでは,実施過程でできないことに気づき,それが学修の動機づけになることもある.

［短所］
- 観察する場を一定に保つことがむずかしく,ことに臨床における観察場面では同一内容を再現することができない.
- 評価規準が評価の目的にしたがってつくられるので,内容面を一般化することがむずかしい.
- 観察できる項目が限られるので,その範囲内の情報だけとなる.
- 時間がかかる.
- 観察される側は緊張するので,評価結果の信頼性・客観性を保ちにくい.

［実施上の留意点］

観察法では,上記の長所・短所を考慮にいれて評価を行うことになるが,いずれにしても次のようなことに留意し,観察項目を設定する必要がある.
- 何を評価したいのか,その目的を明らかにする(行動の技術チェックなのか,その過程における言語も含むのかを考えて,観察内容を明確にする).
- 目的と観察する行動の結びつきを明確にし,その行動の定義をする(取り上げようとする行動の範囲と,それに関する設定項目を定義して,観察の視点を明確にする).
- 観察視点が設定されると,それに適した場面や観察時間を定める.
- 観察の過程で,記録しやすく問題の分析が適切にできる記録方法を選ぶ.
    - 観察項目を実施順序に並べたほうが記録しやすい.
    - 観察視点の分類を明確にしておく.
- 観察者は観察する行動に習熟している.

- 観察項目設定時には，次のようなことに留意する．
  - 1項目に1つの内容を含め"yes""no"でチェックできるように設定する．
  - 観察可能な内容に限る．
  - 観察可能な項目数にする．
- 観察結果を指導ないし教育方法に活かすためには，それぞれに対する学修者の反応を詳細に記述することが望ましい．それには，各項目に評定尺度を設定するか，実際のしかたをできるだけ詳細に記述できるようにする．
- さらに観察時には，実施者が緊張しないような配慮をし，評価者の立つ位置を考えたり，逐一記録しているという印象を与えないように注意する．

観察法の主な方法には**チェックリスト法**と**評定法**がある．それぞれを看護に関する内容で具体化すると次のようになる．

a．チェックリスト法

看護に関する内容で精神運動領域の評価に観察法を用いるとすると，看護技術ないし看護行為の観察をすることになる．たとえば，「患者の病床を整えることができる」という目標に対しては，次のよう学修過程を考えて評価目標を設定することになる．

- クローズドベッドをつくることができる
  （看護技術としては下記の項となるが，そのための基礎技術となる）
- 一般的な臥床患者のベッドをつくることができる
  （学内で学修する際の目標となる）
- 健康問題をもつ患者の環境と個別性を加味してベッドをつくることができる
  （臨地実習における目標となる）

このような看護技術に関する内容を観察するには，「準備」「実施」「後始末」の流れを全体的に取り上げて評価する場合と，その流れのなかでポイントとなるような視点，つまり特定の行動だけを取り上げる場合とが考えられる．このように評価の範囲を広くしたり限定したりするのは，学修の段階を考慮して評価視点を精選するためである．

> **例1** 「**クローズドベッドをつくることができる**」**という目標を取り上げて，この看護技術の流れを全体的に問題にする場合には，どのような評価視点を設定するのか考えてみよう．**

まず，「**準備**」についてみると，「必要物品を準備できる」「実施にあたって周辺の準備ができる」といったことを観察視点としてあげたくなる．しかし，これらの視点を評価するには，さらにその内容の明確化が必要になる．

「必要物品を準備できる」に関する具体的な内容としては，「必要な物品が一揃い揃っていればよいのか」「必要な物品の種類はもちろん，使いやすいように揃えて準備が整っていることまでを期待するのか」が問題となる．それに，必要物品

の1つでも足りなければ，誤りになるのか，ということもある．

「実施にあたって周辺の準備ができる」については，「床頭台や椅子をベッドから離して作業をしやすくしているか」「ベッドのストッパーを確かめてベッドが動かないようにしているか」「マトレスが水平になっているかを確認したか」などがその内容としてあがってくる．

このようにして考えると，該当する技術の流れを全般的に問題にする場合は，「準備」に関する内容だけでかなりの項目数になる．項目の整理のしかたはどのような段階における学習の評価なのかによって異なる．クローズドベッドの技術チェックは，おそらく技術学習の初期段階であろうから，その意味では校内における学修過程では，前述した細かい内容を留意する必要があろう．しかし，臨床における技術チェックでは，習慣として必ず行う必要のあるものにかぎるようにする．たとえば，患者に直接関連する項目のなかで，途中で物品の不足を補うことのないように「必要物品が揃っているかどうか」，ベッドが動いて患者に余分な負担をかけないように「ベッドのストッパーを確かめてベッドが動かないようにしたか」，さらにしわがなく，くずれないベッドをつくるために「マトレスが水平になっているかを確認したか」の3点を問題にすればよいのであろう．

次に「**実施**」についてみると，「シーツの広げ方」「シーツの持ち方」「シーツの引き方」「シーツのマトレスの下への入れ込み方」「コーナーのつくり方」などに関する項目の設定が考えられる．ベッドができ上がるまでには，これらの行動をくり返し行うことになるので，その点をどのように評価するかが問題となる．それぞれの具体的な内容は，下記の「**例2**」で詳細に述べているので参照されたい．

これらの動作の観察のしかたは，くり返し行うすべての動作において適切な行動をとっているか，ということと，それぞれの行動を特定の個所でみることを決めて，その個所で適切にできればよいといったみかたをすることが考えられる．この2つのみかたは，学修者の状況と学修の段階でいずれかを選ぶことになる．

「**後始末**」については，「ベッド周辺の物品をもとに戻して整備したか」「周辺のほこりを拭いたか」を問題にすることになるが，その具体的な内容としては，「ベッド周辺の物品をもとに戻して整備したか」で，さらに「床頭台や椅子をもとに戻したか」「ナースコールを適切な位置に戻したか」といった内容を考えることになる．後始末に関しては，この2つの項目を最低限必要な内容として取り上げる必要があろう．

例2　前述の「クローズドベッドをつくることができる」に関する技術を，その行動の流れのなかで特定の行動だけを取り上げて**観察**する場合について考えてみよう．

問題にできる視点としては，「基本動作となるもの」「ボディメカニクスに関するもの」「情意領域の内容に関するもの」などが考えられる．

まず，「**基本動作となるもの**」を，観察でチェックできるような項目を具体化してみると，それぞれの内容には次のようなものが考えられる．

- 適切なシーツの広げ方:「シーツの中央をほぼマトレスの中央に置いたか」「片方の手で一方を押さえながら,他方の上肢を大きく動かして広げているか」
- シーツの持ち方:「シーツの端をすべて握り込んだ持ち方をしているか」
- シーツの引き方:「手関節を屈曲させるようにして引いているか」
- シーツのマトレスの下への入れ込み方:「シーツの端を握り込んだ手をそのままゆるめずに手掌を下にして奥深く入れ込んでいるか」
- コーナーのつくり方:「マトレス側の前腕をマトレスの下にマトレスの下縁に向かって斜めに入れているか」「マトレスの端をシーツでおおう際には,反対側の上肢を手前側に引き込むような手つきで行っているか」「マトレスの下の手をはずしながらシーツの端を持ち上げて三角をつくり,片方の手でマトレスの上端を押さえながら三角に折り込み,上部のシーツを降ろしてマトレスの下に両手で入れ込んだか」

「**ボディメカニクスに関するもの**」でも,それぞれに次のような具体的な内容をあげることができる.

- シーツの持ち方:「シーツを持つときの両手の位置は肩幅になっているか」「シーツを持つときに両下肢は膝関節を屈伸させられるような位置で開いているか」
- シーツの引き方:「シーツを引くときの両手の位置は肩幅になっているか」「シーツを引くときに両下肢は膝関節を屈伸させられるような位置で開いているか」
- コーナーのつくり方:「両上肢の使い方は適切か」「コーナーをつくるときに両下肢は膝関節を屈伸させられる位置で開いているか」「コーナーをつくるときに上半身は真っすぐに伸び,下半身はやや斜めの位置で,両下肢が安定した位置で膝関節を屈伸させられるように開いているか」などがある.

このようにボディメカニクスの内容を具体化してみると,その内容は"基本動作"の動作の方法をあらわしていることがわかる.つまり,ボディメカニクスは基本動作の裏づけとなるものであり,また両者の安全・安楽を保証しているものでもある.

したがって,看護技術の評価の際には,基本動作およびそれらの効果的な組み立てによって成り立っている看護技術の流れを観察すればよいことになる.

さらに,「**情意領域の内容に関するもの**」では,次の点があげられる.

- 患者への配慮に関するもの:就床患者であれば,協力依頼,実施過程の説明を加える.
- ベッド作成過程への関心の示し方:実施過程のポイントとなる各視点に対して効果的に行う方法を模索する.
- クローズドベッドの多様な活用方法に関する関心:発展的に学修する内容として,取り組みなどに関するものが考えられる.

以上の内容を1つのチェックリストとして示すと,**表5-2**のようになる.

表 5-2　クローズドベッド作成技術のチェックリスト例

項目	yes	no
準　備：① すべての必要物品が揃っているか．		
② ベッドのストッパーを確かめてベッドを動かないようにしたか．		
③ マトレスが水平になっているかを確認したか．		
実　施：A．シーツの広げ方		
④ シーツの中央をほぼマトレスの中央に置いたか．		
⑤ 片方の手で一方を押さえながら，他方の上肢を大きく動かして広げているか．		
B．シーツの持ち方		
⑥ シーツの端を握り込んだ持ち方をしているか．		
⑦ 両下肢は膝関節を屈伸させられるような位置で開いているか．		
⑧ 両手の位置は肩幅になっているか．		
C．シーツの引き方		
⑨ 手関節を屈曲させるようにして引いているか．		
⑩ 両下肢は膝関節を屈伸させられるような位置で開いているか．		
⑪ 両手の位置は肩幅になっているか．		
D．シーツのマトレスの下への入れ込み方		
⑫ シーツの端を握り込んだ手をそのままゆるめずに手掌を下にして奥深く入れ込んでいるか．		
⑬ 両下肢は膝関節を屈曲させた位置で開いているか．		
⑭ 両手の位置は肩幅になっているか．		
E．コーナーのつくり方		
⑮ マトレス側の前腕をマトレスの下にマトレスの下縁に向かって斜めに入れているか．		
⑯ マトレスの端をシーツでおおう際には，反対側の上肢を手前側に引き込むような手つきで行っているか．		
⑰ マトレスの下の手をはずしながらシーツの端を持ち上げて三角をつくり，片方の手でマトレスの上端を押さえながら三角に折り込み，上部のシーツを降ろしてマトレスの下に両手で入れ込んだか．		
⑱ 両下肢は膝関節を屈伸させられるような位置で開いているか．		
後始末：⑲ 床頭台や椅子をもとに戻したか．		
⑳ ナースコールを適切な位置に戻したか．		

［注1］：作成過程で習慣的に行う必要があるものを中心とした視点である．
［注2］：④から⑱の内容は，それぞれの基本動作の方法をあらわしているものであり，実際にはA.B.C.D.E.の基本動作ができるかどうかを評価する．
［注3］：⑫と⑰の内容には，複数の要素が含まれているが，これらはすべてを含んで1つの動作となるので，切り離さないほうがよい．
［注4］：くり返し行う動作については，全部を対象にするか，特定個所を定めて，その部位のチェックをすることになる．

b．評定法

　評定法は評定尺度法ともいわれ，観察に基づいてある特定の行動を評価する際にその程度を量的にとらえようとする方法である．具体的な方法としては，記述評定尺度・図式評定尺度・点数評定尺度などがあるが，いずれも評定しようとする内容が明確で，評定者による差がないようなものに限られる．以下に例を示すが，確実性を求める看護技術の評価にはなじまない．

　記述評定尺度：特定の行動に対して，いくつかの差をつけた段階（5段階が多いが必要に応じて加減できる）を短文で設定し，その範囲内で評定する方法である．

看護技術の評価項目に対しては，その項目の内容を考慮して段階的に実施状況を設定することもできるし，学修態度などに関して，単独に内容的な尺度を設定する場合もある．下記は設定項目と配点の例である．

例1 **必要物品の配置は適切か（看護技術の評価項目の場合）**
- すべての必要物品を適切に配置している―⑤
- 5種類の必要物品のうち，3種類を適切に配置している―③
- すべての必要物品を不適切に配置している―①

例2 **学習への参加状況（単独に設定する尺度の場合）**
- 積極的に参加する―⑤
- 比較的参加している―④
- ときどき参加する―③
- ほとんど参加しない―②
- 参加しない―①

図式評定尺度：上記の評定尺度を一線上に配置して図式化したものである．

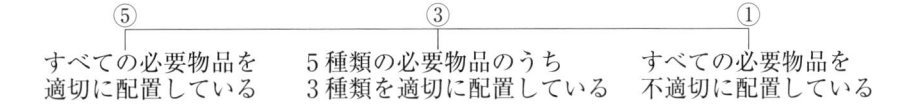

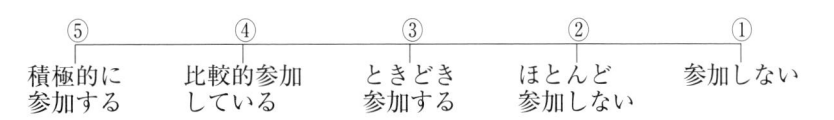

⑤ ③ ①
すべての必要物品を　　5種類の必要物品のうち　　すべての必要物品を
適切に配置している　　3種類を適切に配置している　不適切に配置している

⑤ ④ ③ ② ①
積極的に　比較的参加　ときどき　ほとんど　参加しない
参加する　している　参加する　参加しない

点数評定尺度：前述の2つの評定尺度のように，具体的な文章表現を用いないで，単に数字や記号で内容を示そうとするものである．たとえば，⑤，④，③，②，①や，A，B，C，D，Eを用いて，数量的程度であらわそうとするものである．

記述評定尺度例を「クローズドベッド作成技術」で示すと，**表5-3，5-4**のような2つの例が考えられる．

これまで取り上げてきたチェックリスト法と評定法は，行動を観察する際に最も一般的に用いられる方法である．両者とも，それぞれの特徴を生かして異なる目標に対する評価用具として利用する場合と，同じ評価目標で両者を併用する場合とが考えられる．しかし，表5-3のような評定尺度を用いて行う評価は，それぞれの動作が専門家なら必ずそうするというように内容が明確な場合に限られる．たとえば，表5-2のチェックリストで示したような細かい内容が1つの行動になっていることが保証される場合である．したがって，表5-3のような項目と尺度で評価をするには，評価者は専門家の技術としてだれもが同じ項目を常に考慮する必要があり，学修者には事前にチェックリストに示されたような具体的な内容の学修段階が必要となる．この関係が保証されないような場合は，表5-2もしくは表5-4で評価することを考える．

表 5-3 クローズドベッド作成技術の評定尺度例

項目 \ 評定尺度	よくない	あまりよくない	普通	よい	非常によい
① 準備は適切か.					
② リネンの広げ方は適切か.					
③ シーツの持ち方は適切か.					
④ シーツの引き方は適切か.					
⑤ シーツのマトレスの下への入れ込み方は適切か.					
⑥ 後始末は適切か.					

表 5-4 クローズドベッド作成技術のチェックリスト例（評定尺度つき）

項目 \ 評定尺度	不十分	普通	よい
準　備：・すべての必要物品が揃っているか. ・ベッドのストッパーを確かめてベッドを動かないようにしたか. ・マトレスが水平になっているかを確認したか.			
実　施：A．シーツの広げ方 ・シーツの中央をほぼマトレスの中央に置いたか. ・片方の手で一方を押さえながら，他方の上肢を大きく動かして広げているか.			
B．シーツの持ち方 ・シーツの端を握り込んだ持ち方をしているか. ・両下肢は膝関節を屈伸させられるような位置で開いているか. ・両手の位置は肩幅になっているか.			
C．シーツの引き方 ・手関節を屈曲させるようにして引いているか. ・両下肢は膝関節を屈伸させられるような位置で開いているか. ・両手の位置は肩幅になっているか.			
D．シーツのマトレスの下への入れ込み方 ・シーツの端を握り込んだ手をそのままゆるめずに手掌を下にして奥深く入れ込んでいるか. ・両下肢は膝関節を屈曲させた位置で開いているか. ・両手の位置は肩幅になっているか.			
E．コーナーのつくり方 ・マトレス側の前腕をマトレスの下にマトレスの下縁に向かって斜めに入れているか. ・マトレスの端をおおう際には，反対側の上肢を手前側に引き込むような手つきで行っているか. ・マトレスの下の手をはずしながらシーツの端を持ち上げて三角をつくり，片方の手でマトレスの上端を押さえながら三角に折り込み，上部のシーツを降ろしてマトレスの下に両手で入れ込んだか.			
後始末：・床頭台や椅子をもとに戻したか. ・ナースコールや適切な位置に戻したか.			

［注1］：作成過程で習慣的に行う必要があるものを中心とした視点である．
［注2］：実施の項では，それぞれの基本動作の具体的な方法も付記しているが，実際には A．B．C．D．E．の基本動作ができるかどうかを評価する．
［注3］：くり返し行う動作については，全部を対象にするか，各1か所の定めた部位のチェックをすることになる．
［注4］：評定尺度は多様に設定できる．

技術の評価では，これまで述べてきたような具体的な内容に，正確さ，スピード，動作経済を考慮することになる．また，クライエントに必要な説明をする場合には，説明内容のほかに適切な言葉を用いているか，論旨に一貫性があるか，興味がもてるように話しているか，話し声の大きさ・速度は適切か，といったことも問題になる．しかし，技術そのものの学修過程では，内容に関するチェック項目をはずしてまでスピード・動作経済あるいは前述したような話し方などを問題にすることはない．技術の学修過程では，確実な技術を身につけることを第一義にし，その上に上記内容を加えていくようにしなければならないからである．

(2) 問題場面テスト

問題場面テストは実際の場面を設定して，それに関する考え方や，そのような状況に対応する能力を評価する1つの方法である．

看護学教育における精神運動領域の評価では，観察法を主にすることが望ましい．しかし，実際の場面を通した観察法ですべての内容を評価することはむずかしい．問題場面テストは，その点を補うのに用いることができる．精神運動領域で問題場面テストを用いる場合は，実際の看護場面を設定し，模擬患者を用いて行うことが望まれる．しかし，わが国ではいまだ模擬患者は十分な普及には至っていないので，モデル人形の使用や教師による役割演技に止まらざるを得ない．いずれにしても，設定する問題には判断力・創造力・態度面の内容を含めることができるが，初期段階の学修では実際の手技的操作や行動への視点を中心とすることを第一義にする必要があろう．

[長所]
- 実際の場面で頻度の少ないケアの評価に用いることができる．
- 実際の場では患者への細かな配慮が必要であるが，実施過程を分析的に問題にすることができないので，その点を補うことができる．
- 実施過程における判断力・創造力・態度面の内容を含めて問題にできる．

[短所]
- 場の設定がむずかしい．
- 患者側からのリアルな反応がほしい場合が多いが，モデル人形の使用ではその点を補えない．
- テスト問題の作成に時間がかかる．

以上のような長所・短所を考慮して，看護学教育で問題場面テストを活用するとすれば，臨床で必ず体験できる保証のない蘇生法およびその他の救急処置，臨終時の対応，看護の過程で必要となる種々の判断力などが，その対象となろう．具体的な実施方法としては，チェックリスト・論文体テスト・客観テストを組み合わせることになる．

設問例としては，**表 5-5** のようなものがある．

第5章 看護学教育評価の方法

表 5-5 問題場面テスト例

> **A 基礎看護学の学習過程における問題**
>
> 「基礎実習」で病棟実習を始めます．実習の目標はこれまでに学修した日常生活への援助が中心となります．内科病棟でKさんを受け持って必要な看護を行うことになりますが，自分で判断して行うことがいろいろあります．以下の内容では，どのように考えて行動すればよいでしょうか．該当する項目の番号を1つ選んでください．
>
> 1．患者の環境を美的に整えるにあたって，考慮する内容はどのようなものでしょうか．
>   a）清潔さ　　　　　　　　b）家具類の整頓
>   c）室温　　　　　　　　　d）見苦しい光景
>   e）湿度　　　　　　　　　f）騒音
>   g）プライバシー
>   [解答欄]　(1) a，b，c，e　　　(2) d，f，g
>   　　　　 (3) a，b，d，f，g　　(4) a，c，e
>
> 2．室内にある花についてはどうすればよいでしょうか．
>   (1) 毎日水を取りかえる．
>   (2) 萎れないように塩ないしその他の薬品を入れる．
>   (3) 夜は花を室外に出す．
>   (4) ナースの仕事の邪魔にならない場所に飾る．
>
> 3．リネンに性質不明の汚れがついているのを見つけた場合，それを落とすにはどうしますか．
>   (1) ベンジンを用いる．
>   (2) アルコールを用いる．
>   (3) 水を用いる．
>   (4) 熱湯を用いる．
>
> 4．受け持ち患者に医師が輸血を実施する際に血液が漏れ，シーツが汚れた場合どうしますか
>   a）翌日のシーツ交換日に取りかえる．
>   b）できるだけ早く取りかえる．
>   c）取りかえたシーツは，お湯と石けんで汚れを落として，ランドリーバッグに入れる．
>   d）取りかえたシーツは，お湯と石けんより水で汚れを落とし，ランドリーバッグに入れる．
>   e）取りかえたシーツは，のり入り水溶液で汚れを落とし，ランドリーバッグに入れる．
>   [解答欄]　(1) b，e　　(2) b，c　　(3) a，c　　(4) b，d
>
> 5．シーツ交換中に，清潔なシーツのヘム近くに大きな穴があるのに気がついた場合どうしますか．
>   (1) 裂けているほうを足下にし，マトレスの下に入れ込むようにして用いる．
>   (2) "裂けている"と記入したラベルをつけて，リネン係に戻す．
>   (3) 2つ折りにして横シーツに用いる．
>   (4) 裂けたシーツは，ボロ布として用いるために別に保管する．

2）情意領域に関する評価法

　情意領域に関する内容を看護学教育の面からみると，クライエントへの配慮・価値観，現象への興味・関心，学修の習慣などを問題にすることになる．クライエントへの配慮・価値観に関しては，考え方や対応のしかたを確かめる目的で筆

表 5-6　チェックリスト：クライエントへの配慮・価値観に関する例

1. 患者に最初に会ったときには自己紹介をしているか．
2. 患者に話をするときは，近づいて顔を見ながら話しているか．
3. ていねいな言葉づかいで話をしているか．
4. 患者の話を相づちをうちながら聞いているか．
5. 患者が十分いいたいことを表現できないときには，その意味を解していいかえ，相互理解をしているか．
6. 患者からの質問にはていねいに答えているか．
7. 室内に入って空気のよどみや臭気を感じたら，直ちに窓を開けているか．
8. 廊下や病室内の床にごみや水滴を見つけたとき，それを直ちに取り除いているか．
9. 便尿器の使用時には，終了まで責任をもってかかわっているか．
10. 食事を待たせたときには，温めて配膳しているか．

記試験を行い，それが行動まで反映されているかを確認する目的で，観察法のチェックリストを用いることが考えられる．このチェックリストについては，日々の行動のなかに習慣化されることが望ましい内容のリストを作成して，自己評価の視点として活用することもできる（表5-6）．その他，日常の行動のなかに，習慣として望まれる行動の有無に関する情報を得るために，逸話記録やゲス フーテストなどを用いる．

現象への興味・関心については，生活過程および学習の過程のあらゆる現象に関心を向けることが看護学教育では求められるが，そのなかで，当面の学修課題と関係の深い内容を取り上げて，質問紙や面接でその内容の確認を行う．さらに，日常の行動のなかでの態度に関する情報として，逸話記録が活用できる．学習の習慣では，日常的に行っていることをチェックリストや質問紙でその傾向をとらえたり，面接によってその内容を確かめたりすることができる．

情意領域に関する評価用具のなかで，これまでその活用方法として取り上げていないものについて，若干の説明を加えておこう．

(1) 逸話記録

逸話記録は，日常の行動をできるだけあるがままに具体的に記録して，個人の人間性や態度面に関する情報をできるだけ客観的にとらえようとする方法である．しかし，行動のすべてを記録することはできないので，エピソード的なものを日々の行動のなかから選択して記録していくようにする．

［長所］
- 評価しにくい人間性や態度面に関する評価をできるだけ客観的に行うための情報を収集する一手段となる．
- 記録のしかたによっては，多面的な情報を収集することができる．
- 個人の長所や短所を明らかにすることができる．

［短所］
- 長期にわたる記録を必要とするので，よほど意図的に行わないかぎり継続的

な記録は得られない．
- 記録するエピソード的な内容を選択する規準が，記録者個人の価値観によって異なる．
- 一面的な内容の記述に止まることもある．
- 個人の解釈を加えないで事実をとらえて記録するのはむずかしい．

［実施上の留意点］

以上のような内容を考慮して，実際の記録にあたっては，次のようなことに留意する．
- 事実と記録者の意見や解釈とを混同しないようにして記録する．
- 望ましくない行動だけを記述するのではなく，好ましい行動も取り上げる．
- 記録内容は教育目標と関連させてよいものと望ましくないものとを取り上げ，記録者の価値観で選択しないようにする．
- 情報量は多いほど客観性があるので，個人別に記録のファイルをつくって長期的に管理する．

(2) 面接法

面接法は，個別に面接をして必要な情報を得る方法である．取り上げる内容は多様で，行動特性，態度，学修への参加状況，興味・関心のもち方および学修内容にいたる情報を得ることができる．

実施方法としては，質問内容をあらかじめ設定しておく，いわゆる指示的ないし組織的方法といわれるものと，相手に自由に話をさせる非指示的ないし非組織的方法といわれるものがある．この両者は，目的によっていずれかを選択したり，組み合わせて用いたりすることになる．

［長所］
- 評価したい内容を間接的に問題にしたり，答え方のニュアンスからも情報が得られる．
- 関連する内容を詳細に問題にしていくことができる．

［短所］
- 相対すると本心で話せなくなることもある．
- 都合の悪いことについては，必ずしも正直に反応してもらえないこともある．
- 話題がそれて，中心がはっきりしなくなることもある．
- 時間がかかる．

［実施上の留意点］

実際には，次のようなことに留意して面接を行う．
- 面接する目標を明確にし，組織的に結果を整理したい場合には，具体的な内容で質問項目をあらかじめ設定しておく．非組織的に行う場合でも，視点とする内容の整理は必要である．
- 話しやすい雰囲気をつくる．

- 面接の過程はできるだけ結果の記録をしないようにする．
- 面接には先入観や偏見をもってあたらないようにする．
- 面接の過程で，非難がましい言動をとって相手に警戒心をおこさせたり，口をつぐませるような雰囲気をつくらない．

(3) 質問紙法

質問紙法は，問題にしたい内容に関する質問紙を作成して回答を求める方法である．内容は面接法で問題にしたものと同様と考えてよい．設問のしかたとしては，個人の実情や感情を直接問う方法と，一般論としてどう思うかとか，もし他の人がそうしたらどう思うか，といった問い方をして，回答者の態度に関する情報を得ようとする方法がある．質問紙法は，自己の行動を振り返って答えることが多いので，**自己診断法**といわれることもある．

具体的な例としては，表5-7，5-8のようなものが考えられる．

［長所］
- 短時間に多くの人数の必要な情報を収集できる．
- 設問のしかたを工夫すれば，感情をぬきにして答えられた情報が得られる．

［短所］
- 質問紙法の作成に時間がかかる．
- 必ずしもすべての項目に正直に答えてもらえるとはかぎらない．

表 5-7 質問紙法―興味に関する質問の例

```
　　下記の各項目について，これからの学修でより深めたいと思うものには「ある」に，
あまりそう思わないものには「ない」に○印をつけてください．
 (1) 子どもの世話　　　　　　　「ある」　「ない」
 (2) 老人の世話　　　　　　　　「ある」　「ない」
 (3) 成人の世話　　　　　　　　「ある」　「ない」
 (4) 外科系の病棟での看護　　　「ある」　「ない」
 (5) 内科系の病棟での看護　　　「ある」　「ない」
 (6) ベッドサイド-ケア　　　　 「ある」　「ない」
 (7) 診療時の援助　　　　　　　「ある」　「ない」
 (8) 救急処置　　　　　　　　　「ある」　「ない」
```

表 5-8 質問紙法―態度に関する質問の例

```
　　下記の各項目について，いつもそうしていると思うものに，○印をつけてください．
 1. 病棟内で出会った人にはすべて会釈（あいさつ）をする．
 2. 病棟内で出会った人のうち，顔みしりの人には会釈をする．
 3. あいさつは自分のほうからするようにしている．
 4. あいさつは，どちらかというと相手からされてすることが多い．
 5. ナースシューズの手入れは，定期的に行う．
 6. ナースシューズの手入れは，汚れたときに行う．
 7 ……
```

- 設問のしかたによっては，その意図が伝えられなく，設定した問いに対する適切な答えが得られない場合もある．

［実施上の留意点］
- 目標を明確にして設問を考える．
- 簡単に答えられるような問いにして，答えにくいことや複雑な内容に対する問いはできるだけ避けるようにする．
- 一読したときの印象ですぐ答えられるような問いにする．
- 目的によっては，無記名にすることもあるが，個人的な傾向をとらえるには記名方式をとることになる．

(4) ゲス フー テスト(guess‐who test)

ゲス フー テストは，いわゆる社会測定法の一種ともいわれるもので，学修者の行動特性や能力を評価するのに，その学修者を取りまく多くの仲間からの情報を収集する方法である．評価したい内容のリストをつくり，それにふさわしい人をあげさせることによって，だれが，どのような行動特性や能力をもっているかを知る方法といってもよい．

［長所］
- 評価者が教育者やそれと同レベルの立場の人だけに偏るのが防げる．
- 相互評価をする過程で自己評価する力を身につけるのに役だつ．

［短所］
- 年長者の間では，相互にかばい合うこともあり，必ずしも確かな情報が得ら

表 5-9　ゲス フー テストの例

下記の項目を読んで，このクラスのなかのだれがそれにあてはまるか，日ごろ感じていることから該当する人の氏名をあてはまる順に記入してください．
1. 室内の環境整備にいつも気をつけている人はだれですか． (1) (2) (3)
2. 何か相談ごとがあるとき，相談相手にだれを選びますか． (1) (2) (3)
3. グループワークをするとき，同じグループに入れたいと思う人はだれですか． (1) (2) (3)
4. グループワークをするとき，同じグループに入れたくないと思う人はだれですか． (1) (2) (3)
5. あまりグループに入らず，ひとりで行動しがちな人はだれですか． (1) (2) (3)

れるとはかぎらない.
- 仲間の批判をすることにつながるとして反感をかうこともある.

具体例としては,表 5-9 のようなものが考えられる.

3）認知領域に関する評価法

(1) 客観テスト

客観テストは，認知領域の全般的な内容に関する評価，すなわち，すでに記憶されたり，認識されている術語・事実・概念・理論・方法などを想起させたり，理解の程度あるいは問題解決能力を評価するのに活用できる.

客観テストには,選択肢のなかから正しい答えを選択させる**再認形式**(recognition types)と，特定の内容を想起させて自由に記述させる**再生形式**(recall types)とがある．再認形式は**選択形式**(select types)ともいわれ，設問形式の違いにより「**真偽法**」「**多肢選択法**」「**組合せ法**」に分類され，再生形式は**自由反応形式**（free response types）あるいは**短答式**(short answer form)とよばれることもあり，設問形式では「**単純再生法**」と「**完成法**」がある.

客観テストの特徴等は次のとおりである.

[長所]
- 認知領域の内容のあらゆるレベルを問題にできる.
- 信頼性・再現性が高く，また客観的に採点できる点でもすぐれている.
- 1回のテストで広範囲の内容を出題できる.
- 授業の過程で活用できるので，学修効果を高めることができる.
- 採点が簡単である（成績処理機などを用いて採点できる）.
- 解答者の日常的行動および文章の上手・下手，字の書き方などによる後光現象（ハロー効果，halo effect）には影響されない.
- プログラム学習に活用できる.

[短所]
- 試験問題作成に時間がかかる.
- 問題を単純な内容にするので，複雑な思考過程の評価はむずかしい.
- 問題の作成のしかたによっては，信頼性に欠ける設問ともなる.
- 再認形式の設問では，偶然に正解となることもある.

以下，上述した「**真偽法**」「**多肢選択法**」「**組合せ法**」「**単純再生法**」「**完成法**」と，それらを使用する際の実施上の留意点についてそれぞれ述べる．そして，最後に，「**訂正法**」「**序列法**」（配列法）についても簡単な説明を加える.

a．真偽法（true‐false）

真偽法は問いが正しいか正しくないかで答えるもので，一般に○×式といわれている**諾否法**（yes‐no test）のことである．たとえば，次のような例で，基礎知識や理解レベルの評価ができる（**表 5-10**，**5-11**）．

真偽法には学習領域を幅広く取り上げられる利点があるが，一方，確実な知識をもっていなくても，いずれかに印をつけて偶然に正解となる難点もある．しかし，選択法を用いようとしても適当な選択肢が2つしか考えられない場合，内容を幅広く取り上げて採点を短時間に行う必要がある事前的評価などには最も適している．看護学教育においては，人体の構造・機能，検査データの正常値などを知識として身につけさせることが多いが，これらに関する知識を看護の内容と結びつけるために，単に該当する看護の教育単位の学修前に用いて知識を確認するのには有効である．

［実施上の留意点］

- 正か誤かはっきりした内容を問題にする．考え方によって，正となったり誤となったりする内容は避ける．
- 「すべて～ではない」「最も～である」といった修飾語や否定語を用いて正誤を判別させるような問いは望ましくない．
- 正答数と誤答数とがほぼ同数になるように設定することが望まれる．

b．多肢選択法（multiple choice）

多肢選択法は1つの問題にいくつかの選択肢を設定して，そのなかから正答と思うものを選択させる方法である．この方法は，示された数個の選択肢間の比較・

表 5-10　客観テスト—真偽法の例1（知識レベルの評価）

次の各項目で正しいものには○印，間違っているものには×印を（　）内につけなさい．
（　）⑴ 成人の1日の平均尿量は約 1000 mL である．
（　）⑵ 成人の1回の換気量は 0.5 L である．
（　）⑶ 食道の長さは約 25 cm で，上は咽頭に続き下は横隔膜を貫いて胃に移る．
（　）⑷ 膀胱に約 300 mL の尿が貯留すれば尿意が促される．
（　）⑸ 乳児の体重は生後1年目に出生直後の3倍となる．

表 5-11　客観テスト—真偽法の例2（理解レベルの評価）

次の各項目で正しいものには○印，間違っているものには×印を（　）内につけなさい．
（　）⑴ 成人の1日の平均尿量は約 1000 mL であるが，発汗の多いときには 500 mL になることもある．
（　）⑵ 青年・壮年男子の平均的肺活量は約 4 L であるが，年齢とともに減少するのは身体的な異常によることが多い．
（　）⑶ 乳児の体重は生後1年目に出生直後の3倍となるが，2～3か月の間隔で一定量の増加をしていないと異常といえる．
（　）⑷ 膀胱に約 300 mL の尿が貯留すれば尿意が促されるが，異常時には何リットルもの尿がたまり下腹部が膨隆することがある．

弁別をして解答するもので，その範囲内での比較・弁別過程における判断・推理力および理解力の評価はできるが，確実に記憶しておく必要がある内容に対する評価には適さない．多肢選択法は，ある程度複雑な内容を問題にすることができ，採点も簡便であることから客観テストでは最も活用される方法である．看護の教授・学習過程でも多くの判断に関する内容の評価を必要とするので，活用範囲は広い．しかし，この多肢選択法においても，前述した真偽法と同様，偶然に正解となる難点は避けられない．なお，この方法は態度の評価にも活用できる．

[実施上の留意点]
- どの選択肢も一見もっともらしく見えるように設定して，誤りの選択肢が表現のしかたからすぐ誤答とわかるようにはしない．
- 選択肢はいずれも同質の内容で構成する．
- 高度で微妙な内容に関する判断力・理解力を評価するには，選択肢の数を5～6個にし，いずれもある程度正しい内容にする．
- 各選択肢の長さはほぼ一定にし，文章の長さから正誤を推測されないようにする．
- 選択肢のなかで正答は1つにするのが基本である．しかし，内容の性質から正答を2つ以上にする場合があるが，その際には選択肢の数を増やす．ただし，正答を1つとした問題で2つ選んでいる場合は，いずれか1つが正解でも点数を与えない．
- 問いごとに設問部分と答えとしての選択肢に分けて表現する．
- 選択肢のなかで一定の番号が常に正答になるようにしない．

以上の他，真偽法で示した実施上の留意点の最初にあげた2つが関連する．

c．組合せ法（matching）

組合せ法は，一定の関係をもつ2系列の事項間で関係するものを線で結ぶか，関連する項目の記号を記入させる方法である．多肢選択法の複合形式としてみることができ，出題のしかたによっては高度の判断力・思考力の評価が期待できる．看護の学習内容では，術語と関連現象および治療法ないし看護の方法などを組み合わせて問題にすることができる．

[実施上の留意点]
- 出題の意図により組み合わせ方は多様に考えられるが，判断力・思考力の評価を期待するには，組み合わせる各領域の項目数を異にし，考えて選択しなければならないように作問する．
- 組み合わせる各領域の内容は，病名・症状・看護法・治療法というようにそれぞれ同一のものとする．
- 選択肢の数は，最高10くらいにし，各項目を確実に比較しながら解答できるようにする．
- 各領域の項目は，原則として1回だけ用いて正しい組合せをつくるように作

問するが，2回以上正しい組合せをつくるのに利用できるように設定した場合は，その旨を指示文に明示する必要がある．
- 指示文には組合せの規準を明確に示す．
- 各領域の項目は，ばらばらにおき規則性をつくらないようにする．
- マークシートを用いる場合には，符号で記入させるようにして解答欄を設ける．

d．選択完成法（choice completion）

選択完成法は，多肢選択法と完成法の併用型といえるもので，選択肢を用意して文章を完成させる方法である．

e．単純再生法（simple-recall）

単純再生法は，明確な事実・原理などに関する知識を選択肢をつくらないで想起させる方法である．この方法が活用できるのは，答えを明確に設定できる場合である．多様な解答ができる内容に対しては客観的な採点ができないので対象とするのはむずかしい．したがって，先に述べた真偽法と同様に，問題にできる内容のうち，確実に想起できることを期待するものの確認に適している．

［実施上の留意点］
- 指示文は，明確な知識があれば必ず意図した答えが書かれるように表現する．必要に応じて，内容の限定，書く順序の指定，必要項目数なども明記する．
- 単純再生法は，求める知識の想起力を問うもので，表現のまずさや誤字は問題とならない．求める答えがわかる表現であれば採点の対象となる．
- 解答欄のスペースは，期待する答えが書けるスペースとほぼ同じ広さとするのが一般的である．記述する内容がほぼ決まっているので，スペースによって答え方が予測できることを心配する必要はない．
- 短答式ともいわれるもので，できるだけ簡単な言葉で表現したり，短文で箇条書きできるような答えを求める．次は参考例である．
  例1．成人の1日の平均尿量はどのくらいか．
  例2．成人の1回の平均換気量はいくらか．
  例3．乳児の体重は生後1年目に出生体重の何倍になるか．
  例4．現在成人の死因の第1位となっている疾病は何か．

f．完成法（completion）

完成法は，単純再生法の複合形式で，1つのまとまった事実や概念に関する文章をいくつかの空白部分をつくって示し，前後の文章から推測して空白を埋めさせる方法である．この方法では単純再生法より比較的高度の理解力・推理力を含めて評価することができる．それに，文章だけでなく図・数式に関する内容も問題にできる．看護の内容では，原理や条件を示しながら，看護の方法を答えさせ

るような問いなどが考えられるであろう．

［**実施上の留意点**］
- 単純再生法より複雑な内容を問題にできるように工夫する．
- 文章の長さに比べて空白の数が多すぎたり，空白の個所に長短の差がありすぎないようにする．
- 空白個所には，必ず想起できることが望まれるような重要な内容を設定する．

g．訂正法（error correct）

訂正法は再生形式の一方法であるが，文章中の誤りを訂正させる方法である．確実な知識として身につけていなければならない内容に対して，関連内容とまぎらわしいデータないし用語などを確実に識別できるかどうかを評価するのに役立つ．

h．序列法（配列法）

序列法も再生形式の一方法で，無秩序に並べられているいくつかの項目を発生順序・重要度・実施順序などの指示に従って，並べかえる方法である．看護の学修過程でも，症状の発生機序，判断のしかた，看護の実施手順などをどのように理解しているかを確認するのに活用できる．

(2) 論文体テスト（essay test）

論文体テストは，設問に対して自由に記述させる様式で試験を行う方法である．論文体テストが適しているのは理解レベルおよび問題解決レベルの内容で，具体的には，2つ以上の事象の比較，関係の理解，現象の説明や推理力，分類・分析力，要約力，知識・原理の応用力，批判力および価値観などがあげられる．

論文体テストでは，評価内容を総合的に取り上げることができることから，高等教育における評価用具としての活用範囲が広い．評価する内容を決め，「～について述べよ」「見解を述べよ」「関係を述べよ」「比較せよ」「概括せよ」といった表現をつければ試験問題ができる点でも有利である．

［**長所**］
- 認知領域の理解・問題解決レベルの評価ができ，客観テストでは問題にできない総合的な理解力・創造性・文章表現能力などの多様な内容を問題にできる．
- 日常の学修内容を総合的に活用して書く問題となるので，学修の動機づけとしても活かせる．
- 問題の作成が容易である．

［**短所**］
- 採点の客観性が乏しい．
- 採点に時間がかかる．

- 書く内容が多いため出題数がかぎられる．その点で信頼性に限界がある．
- 採点の過程で，後光現象(ハロー効果)による影響を受けやすい．

［実施上の留意点］
- 採点のポイントをあらかじめ明確につくって，その答えが確実に書けるような表現で設問し，信頼性・妥当性・効率を高める．問題文は，どのようにでも解釈できるような表現にしない．
- 問題文には，必ず視点を明確に示し，どの点から書けばよいかがわかるように指示する．
- 採点規準を評価目標に照らして設定しておいても，採点の過程で表現のニュアンスと解答者とを関連づけて客観性を欠く採点(後光現象)をすることも多いので，採点時には氏名が見えないようにする．
- 採点は個別に全体を採点するより，各問いごとに全員の採点をしていくほうが客観性を高める．

論文体テストは，出題のしかたによっては，かなりの量の記述を求める問いになったり，数行の短い文章で答えさせる問いになったりする．後者を**短文体テスト**(short answer essay test)とよぶことがあり，用語の定義や単純な理解力を評価する場合にはこの種の設問となる．

(3) 口答法(oral examination)

口答法は問答法ともいわれるもので，教師が口頭で直接質問したことに口頭で答える方法である．この方法は論文体テストの問題の１つの変種とみられるもので，活用できる領域と長所・短所は論文体テストとほぼ同様であるが，その他に次のような特徴がある．

［長所］
- 授業の過程でも，簡便に用いることができる．
- 時宜を得た問いをし，その答えによっては問い直しをしたり，直ちに指導に生かしたりすることができる．

［短所］
- 内向的な学修者は緊張して，わかっていても十分にもっている力が発揮できない場合がある．
- 集団のなかで行った場合には，答えられた者はよく，答えられなかった者はよくないといった印象を与えることがある．

口答法を用いるにあたっても，論文体テストと同様な注意が必要であるが，その他に解答者の緊張をほぐす試みが同時に求められる．口答法でアンサーチェッカーの活用は緊張をほぐす助けとなるが，これには明確な解答が事前に必要で，その意味では客観テストに近づくものである．

(4) 問題場面テスト

　問題場面テストについては精神運動領域の評価の項で述べたが，認知領域に関する評価でも重要な役割をもつものである．ことに問題解決レベルの評価への利用では大きな意味をもつ．看護の学習では，すべての学習内容を統合して「場」へ適用させることになるので，その評価には最適である．看護に関する認知領域の評価をすべて問題場面テストにする必要があるといっても過言ではない．具体化するには，再認形式・再生形式を用いて客観的問題場面テストまたは論文体問題場面テストの形式を用いて問うことになる．

(5) レポート

　レポートは論文体テストと同様の性質をもつテストである．したがって，その長所・短所および留意点もほぼ同様となる．しかし，評価目標にもよるが，レポートでは学修内容をさらに広げる意味をもたせて課題を与えることが多い．したがって，主たる学修内容が確実に確保されているか，それに加えて発展的な学修をしたプロセスと課題に対する自己の見解が含まれているかを評価視点の中心とすることになろう．

2. 評価用具の組合せ方

　これまで，精神運動領域・情意領域および認知領域に用いられる評価用具の活用方法を述べてきた．これらの評価用具は，評価したい目標に照らして最も妥当な方法を選択して活用するものであるが，それぞれが単独に活用されることは少ない．それぞれに長所・短所があって活用できる範囲に限界があり，1つの評価用具で特定の学修のまとまりに含まれる多様な目標の評価ができないからである．

　ことに認知領域の内容の評価には内容が多様なだけ評価用具にも種類があるので，それらの組合せが必要になる．評価結果はテスト形式や課題の設定のしかたと密接に関連し，同一内容でもテスト形式が異なれば成果が異なるといわれていることから考えると，常に多様なテスト形式を併用することが望まれる．認知領域の内容では，表5-1（p.88）に示すテスト形式の特徴を十分に生かし，明確な事実・理論などの知識については再生形式の単純再生法を用い，その他の複雑な内容に対しては，論文体テストを用いるといった工夫が必要である．

　精神運動領域の内容には観察法が中心となるが，観察法だけではすべての必要な内容の評価はできない．技術は認知領域および情意領域の内容と密接な関連があり，これらの内容との関連を評価してはじめて技術の評価につながり，技術を確実に身につけるということは，単に行動の模倣ができることではなく，1つひとつの行動をそのようにする根拠を知ったうえで自己の行動になっていなければ

ならないからである．したがって，看護技術の評価には，まず行動面を観察して評価し，それらの行動が単に行動の流れでできたものか否かを記述テストないし口答法で確かめる必要がある．この場合，実施する行動の根拠を理解しているかどうかを確かめるのであれば，実施する行動のそれぞれに対する根拠を問題にするように内容を設定しておかなければならない．もちろん，そのうちの重視する内容だけに限定することを考えてもよい．その他，クライエントの個別性を問題にするときには問題場面テストの併用も重要となる．

　情意領域については，前述の技術では，いわゆる態度として行動の一部となるものと，その他の興味・関心・習慣化に関するものを問題にすることになる．このうち，前者の行動の一部となるものは精神運動領域と区別できないこともある．たとえば，全身清拭で，「身体が露出しないようにかけものをかけているか」を問題にするとすれば，この項は，かけもののかけ方を問題にするのか，かけものをかけることの配慮を問題にするのかということになる．前者を問題にするときは，そのかけ方としての適切な行動を問題にするが，後者ではかけ方としての行動を直接的な問題としなくてもよいということなる．しかし，看護技術の評価では，このように行動面で区分できないものを無理にいずれかに区分するより，両者の性質の意味をもたせ，必要があれば両面からの評価をするようにする．したがって，看護技術に関する情意領域の評価には観察法が大きく関連し，その他の内容に関しては，論文体テスト・質問紙法・面接法・逸話記録などが用いられる．さらに，これらの評価用具の活用方法を評価の時期で考えてみると，次のような考慮が必要となろう．

a．事前的評価

　短時間で実施・採点ができ，しかも広範囲の知識の確認ができる方法を選択することを第一義とする．事前的評価は学修の動機づけともなるもので，その意味から考えると，真偽法を用いてある程度答えの範囲が予測できるように設問することが望まれる．しかし，看護技術に関する事前的評価は，観察法を用いることになるので時間を要するが，必要に応じて計画することが望ましい．ことに事前に看護の学修をしている2年課程，保健師・助産師課程の教育では重要となる．技術の評価は時間を要することを考慮し，最も重要なポイントを精選して行う．その意味でも日常の授業の過程で基本動作の抽出と基本動作間の関係を整理しておく必要がある．

b．形成的評価

　毎時の授業の過程で評価するのか，ある程度の学修のまとまりごとに時間を設定して評価するのかによって，用いる方法は異なる．しかし，形成的評価で基本的に留意したいのは，認知領域では必要な知識を確実にとらえているかということと，その知識の活用方法をある程度とらえているかということである．

精神運動領域の内容に関しては，基本動作が確実にできるか否かを中心として観察法を用いることになる．したがって，授業の過程で評価を行うとすれば，認知領域の内容に対しては単純再生法に準じた内容を口頭で質問し，口頭で答えさせてクラスの学修内容の定着状況の概略をとらえたり，その答えを紙に書いて提出させて個別に採点することなどがある．アンサーチェッカーの設備があれば，その活用範囲は広い．その他，重要な内容を精選して授業の最後の時間あるいは次の時間の最初の短時間をとり，同様の内容のペーパーテストを行うことがある．精神運動領域の内容に関しては，できるだけ基本動作を学修の過程で評価するように授業計画を立てる．

　情意領域の内容に関しては，該当教育単位の直接的な教育内容の範囲で取り上げることになるので，評価方法は認知領域および精神運動領域の評価に準ずることになる．

　なお，臨地実習においては，毎日の学修内容がある意味で形成的評価の対象となるが，経験できる頻度の少ない実践内容については，その指導過程をとおして総括的評価の意味を持たせた指導と評価が必要になる．

c．総括的評価

　特定の内容のまとまりにおける最終段階の評価なので，設定した目標が達成されているかどうかを総合的に評価できるような計画を立てなければならない．それには，形成的評価の内容のくり返しにならないように注意し，認知領域では理解および問題解決レベルの内容を，精神運動領域では看護技術ないし看護行為としての流れを全体的に問題にすることが中心になる．しかし，関連内容を確実に学修しているか否かを確認するには評価の対象に組み入れたい内容が多いので，該当教育単位における重要な内容を将来の学修内容につながる発展目標や向上目標を視野にいれながら，さらに精選しなければならなくなる．このようなことを前提にすると，該当教育単位で新たに学んだ用語・事実・理論などに関する内容を客観テストで，発展目標や向上目標につなげるための考え方を論文体テストで行い，さらに，精神運動領域を含む内容であれば，最も多様に活用できる内容を含む技術を選んで基本動作を中心とした観察法による評価を行う．

　さらに，次項で言及しているポートフォリオを活用して設定した目標の内容について，必要に応じてその成果が活かせるように，実施前から総括的評価の構成内容に組み入れておく必要がある．

3．総合・統合能力に関する評価方法

　総合・統合能力は一朝一夕で身につくものではない．幼少時からの夢や期待，学修過程で触発される興味関心，達成感などに後押しされながら，継続された学

修の成果としての総合・統合能力が，個々の成長として生み出されるものである．この過程は人間の営みとして，すべての人が体験していることであるが，専門職者を目指す場合，凝縮した意図をもって，その過程をたどることになる．ことに専門職者の場合は，日進月歩の科学技術の発達や関係領域の環境の変化などに敏感に反応する能力も身につけなければならないからである．このことは濃密な生涯学習の必要性を意味することでもある．

したがって，教育機関における教育評価は，設定されている教育科目の直接的な内容に止まらず，自発的な学修姿勢への動機づけと自己の足跡の適切な評価の方法についても同時に組み入れていく必要がある．以下に，関連する方法を紹介しておこう．

1）ポートフォリオを用いた評価

看護学教育の過程は，これまでも随所で触れてきたように，カリキュラムに設定されているすべての科目の学修内容を統合しながら，必要な技術とそれに不可欠な判断能力を身につけるものである．看護に必要な判断は，目前の対象の現在の状態に関連する既修内容を活かして，これからの反応と動きを視野に入れた状況の特定と対応方法を考えることである．このような複雑な能力を身につけるには，自己の学修の過程，取り組みの過程を可視化できるようにし，経過の評価による内容の解釈とその特徴の抽象化を行い，それに基づいて次への提案につなげる思考過程を繰り返し行うことが必要である．しかもそれはある種の枠組みに内容を当てはめるものではない，個人の思考過程が実績に基づいて集積されたものでなければならない．その意味で，ことに学生の臨地実習の過程および継続教育の過程に，ポートフォリオの特徴を活かした学修プロセスを併用し，自己教育力を高めながら学修を進めるのは有効であろう．

(1) ポートフォリオの特徴と長所

ポートフォリオ（portfolio）は紙ばさみ，折りかばん，書類入れ，代表作品選集と説明される用語であるが，その語意どおり，入れ物となるファイルを準備し，それに関連して収集したさまざまな資料を挟み，同系列の資料を一元化したものを意味する．ポートフォリオを評価に活かすには，このファイルした資料の，ワーキングポートフォリオ（元ポートフォリオという）を有効に活用しながら，個々の学修目標と取り組めるようなプロセスを構築することが必要である．つまり，このファイルの作成過程に，タイムリーに資料の全体を見通す俯瞰による内容の再構成としてのパーマネントポートフォリオ（凝縮ポートフォリオという）を行い，それを基に他人との討議や面接による思考の拡大を図る機会を組み入れ，自己の期待する結果につなげていく学修プロセスをつくることである．複雑な内容を統合しながら学修を進める教育単位や継続学修においては，次のような利点を

活かして取り組む1つの学修プロセスとなろう．

> **ポートフォリオ活用の利点として期待できるもの：**
> - 関心事に関連する情報を一元化して全体を見ることができる．
> - 資料を高いところから全体的にみること（俯瞰）ができるので，内容の再構成がしやすい．
> - 思考ののぼりおり（事物・具象・表象の抽象化，抽象の具象化）を促進することができる．
> - 情報の必要な範囲，良否などを判断できる能力が次第に身につく．
> - ファイルは個別作成であり，自己の学修過程を自由に作成できる．
> - 自己の関心事にかかわる学修過程がたどりやすく，その過程は成果を出す過程であるため，目標にかかわる望ましい結果につながる．
> - さまざまな段階で思考ないし試行錯誤したことが，記録物（メモ的でよい）として残り思考の連続に役立つ．
> - 作成したファイルの内容はいろいろな人との論議資料として活用でき，自己の考え方の確認と視野を広げるのに役立つ．
> - 自己評価を客観的に行いやすい．
> - 専門職者の生涯学習計画ないし個人史として利用できる．

　看護学教育の学修過程は，内容が複雑である上に，多様な場への対応の仕方を学修課題としながら，期待される内容の実践能力を身につけるものであり，総合的な思考能力を同時に組み入れていく必要がある．上記の利点としてあげた事項は自己の学修プロセスの振り返り視点ともなりうる．

(2) ポートフォリオの種類と活用方法

　ポートフォリオは目的の置き方によって，大枠では次の3つがあげられる．
　① ライフポートフォリオ：生涯を視野に入れたポートフォリオ
　② パーソナルポートフォリオ：個人の経歴の蓄積過程のポートフォリオ
　③ テーマポートフォリオ：学習・学修・研修・研究課題などの達成のためのポートフォリオ

　これら3者の関係は，ある意味でテーマポートフォリオの過程を経て，パーソナルポートフォリオの蓄積過程を構築することができ，その延長線上にライフポートフォリオがあるとすることができよう．

　したがって，ここではすべての教授−学修のプロセスに活用できるテーマポートフォリオを中心に取り上げることにしたい．

a. テーマポートフォリオの適用

テーマポートフォリオは看護学教育の過程では，すべての領域で活用できる．しかし，基礎教育の過程では，確実に身につける必要がある認知領域・精神運動領域の内容があるので，次のような高次の認知領域と情意領域の内容の学修に活かす方法として使用することを勧めたい．

- 目標達成の過程を可視化し自信をもたせる．
- 思考ののぼりおりを活かした関連内容の統合・判断能力を育成する．
- 他人との協調・対応能力を育成する．

したがって，主たる教育単位の学修目標への取り組みと並行して，ポートフォリオを組み入れるようにする．その際に，最も重要視しなければならないのは，学修者の負担となり，本来の教育単位の学修が疎外されないかということである．認知領域の内容のうち，正確な知識をもつ必要があるもの，確実な基本的な看護技術などの学修過程では，学修者の自己学習の方法に活かせる手段として紹介する程度に止める必要があろう．しかし，すでに関連する既修内容をもち，上記3つの視点の教育を強化しなければならない教育単位では，活用の可能性が高い．

b. テーマポートフォリオの進め方

［事前準備］

事前の準備は，教育者側および学修者側の双方においてそれぞれに行うことがある．**表5-12**を参照し，学修初日から趣旨に沿った行動が開始できるように，各必要項目を具体化する必要がある．

［実施過程］

ポートフォリオの実施過程は**図5-2**に示している．事前準備に準じて，次の行動に移る．図5-2のⓒⓓⓔについては，これらの繰り返しによる積み重ねで学修過程の進化・深化を図り，目標に基づく成果をプロセスのなかで整理することを意味する．

次に，実施過程を臨地実習への適用方法を例として考えてみよう．

図5-2のⓐからⓔまでの内容を具体化するには，次のようなことに留意する必要がある．

ⓐ 方法を自己の行動としてイメージ化

ポートフォリオの趣旨を毎日の自己の行動につながるように把握し，必要な情報が確実に収集できるようにする．行動は下記の各項の内容と連動するので，それぞれの具体化が不可欠となる．しかし，自己の行動はその過程における試行錯誤で筋道が創られることも多いので，最初にすべての計画を立てようとする必要はない．たとえば，臨地実習では，対象の反応を踏まえて対処する必要があり，状況のとらえ方やそのプロセスのたどり方それ自体が新たな学修にもなる．変化

3．総合・統合能力に関する評価方法

表 5-12　事前の準備内容

教育者の事前の準備	学修者の事前の準備
① 導入の目的を明確にする． ② 主たる教育単位の到達目標とポートフォリオで学修者に期待する目標との関係について，両者の処理方法を明確にする． ③ 学修者への説明内容と方法を検討する． ④ 導入目的との関係で説明の時期を検討する． 　入学時のオリエンテーション内容に自己学修の方法として説明するのもよい． ⑤ ポートフォリオ評価プロセスへの指導者のかかわり方を検討する． 　プロセスをたどれない学修者へのフォローの仕方を考える．	① ポートフォリオの特徴・利点・方法を明確に理解する． ② 理解した方法に基づき元ファイル用と凝縮ファイル用の２冊のファイルを準備する． ③ 主旨を理解した上でポートフォリオを活用するための目標を設定する． ④ 設定した目標については，さらにその過程で自己の興味・関心事が深められるようにイメージを広げておく． ⑤ プロセス中の自己の活動と指導体制とを明確にし，事前に積極的に他者の意見や発想を活用できるような方法とその時期を考える．

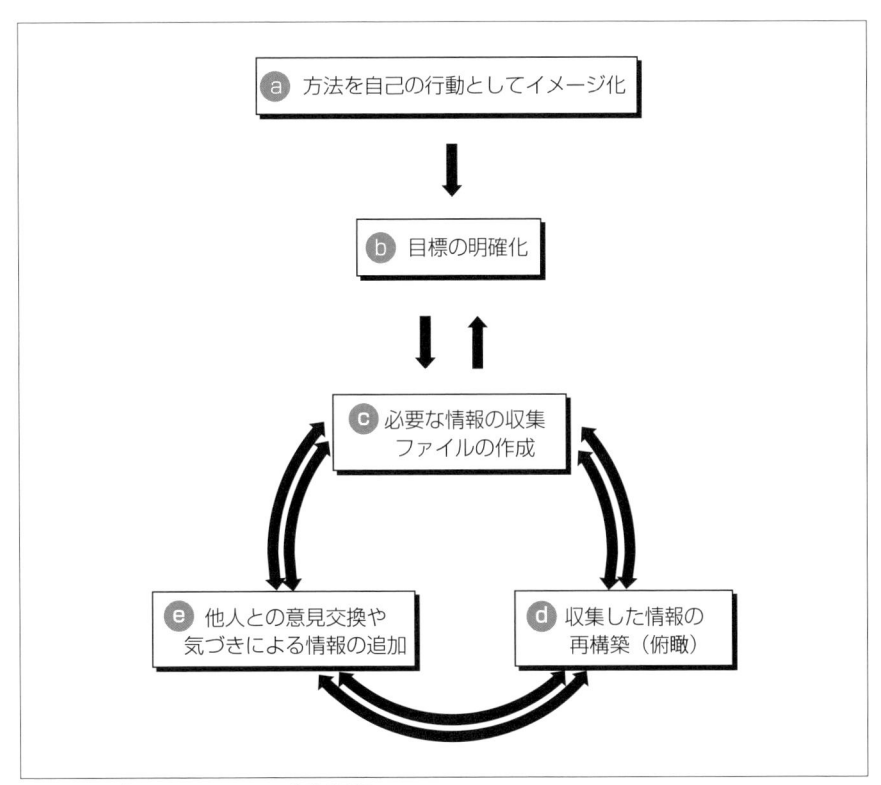

```
        ⓐ 方法を自己の行動としてイメージ化
                    ↓
              ⓑ 目標の明確化
                    ↕
         ⓒ 必要な情報の収集
            ファイルの作成
           ↗            ↘
  ⓔ 他人との意見交換や      ⓓ 収集した情報の
    気づきによる情報の追加      再構築（俯瞰）
```

図 5-2　ポートフォリオの実施過程（田島，2009）

に対応しながらあるべき方向を模索する学修過程であると認識しておくとよい．

ⓑ 目標の明確化

臨地実習における目標設定については，結果としては総合した能力となるが，視点の置き方に二面性をもたせることによって，両者の成果が可視化できる可能

性を高めることになる．1つは，臨地実習の各々の教育単位で求められている目標の達成にかかわるもので，他は先にテーマポートフォリオの適用として示した範囲にかかわる目標を設定することである．

したがって，臨地実習におけるポートフォリオでは，後者に限った目標を設定する．1つ目は目標達成の過程を可視化し，その足跡により自信がもてるようにすること自体が目標となり，2つ目は思考ののぼりおりを活かした統合・判断能力を育成することにかかわる目標の設定となり，3つ目は他人との協調・対応能力を育成することに関する目標を具体化することになる．

具体的には，2つ目と3つ目の目標を設定することになるが，これらは，該当する教育単位の学修過程のなかで考えることになり，ポートフォリオによる取り組みは，該当する教育単位の主たる内容の目標と合わせて，啓発する統合・判断能力と他人との協調・対応能力を強化できる学修プロセスともいえる．その意味で，これら両者にかかわる内容は，臨地実習における重要な学修内容の側面であり，その目標の具体化については，臨地実習の進め方と大きく関連させた検討が必要になる．

各臨地実習での目標の構造を大枠で示すと，次のようにA.とB.の両面からの設定となる．

　A．該当する教育単位での教育機関の設定目標

実践能力を中心とした目標を設定して，可能な限り臨地実習場を活かして，確実な目標の到達に向けた取り組みを行う（個人的な取り組みとして，ポートフォリオを活用することは可能であるが，ポートフォリオによる学修が自己の確実な学修プロセスとなるまでは，下記のB.に限るほうがよい）．

　B．該当する教育単位のなかで，ポートフォリオを活用する設定目標

限定した範囲の統合・判断能力と，他人との協調・対応能力にかかわる目標を，個人的な必要性，興味・関心に基づいて自ら設定して，A.に関する目標と平行して取り組む．

これらA.とB.の視点で設定された目標は，相互補完的な関係のなかで達成されていくものである．しかし，一般的なA.の目標だけとの取り組みに比べて，自らの目標が設定されることにより，その進め方に活気が出てくる．同時に，教育機関で設定されている目標はそのまま受け入れ，それに自己の設定目標を加えることになり両者の混同がなく，それぞれへの成果が明確になる．カリキュラムの枠組みのなかで設定されている各教育単位の目標があるにもかかわらず，臨地実習場で自己の目標設定が求められて，学修者は混乱していることが見受けられるが，その解消にも役立つ．

ⓒ 必要な情報の収集ファイルの作成

ファイルの作成はポートフォリオの要となるものである．どのようなものをファイルするかということが，そのプロセスに大きく影響する．資料は時系列に収集されるものであり，情報収集の起点は次の臨地実習開始前となる．つまり，

次の過程を経る.

《実習領域への準備段階》

主な対象年齢の成長・発達段階の特徴と生活状況，該当領域の健康問題の特徴などに関する過去の講義ノート，配布された資料，レポート，テキストなどの再整理を行った資料などをファイルに入れる．

《実習開始初期段階》

実習場の特徴，受け持ち患者の健康問題にかかわる関連資料，受け持ち患者への第一印象，1日の生活状況，話をした内容や何か看護ケアを行って気づいたこと・考えたことなどが資料となる．実際の実習内容は，目標の前述のA.にかかわる内容を中心として進めることになるので，その過程でB.にかかわる目標との関連で該当する内容にこだわって記録したものなどが加わる．

《実習期間中間段階》

上記の実習開始初期段階の継続で，必要に応じて学修した内容に関する資料，新たに収集した情報などを加えて，それらを全体的にみて，傾向の要約，方向が見えてきているものあるいはわからないものなどを整理してみる．つまり，設定したB.の目標を勘案しながら全体を見て内容の再構築（俯瞰）をして凝縮ポートフォリオの資料を作成する．これを行うには，A.の目標達成に向けて行う毎日の看護ケアの1つひとつについて実施前，実施中，実施後に考えたことを記録した資料（メモ的でよい）をファイルするようにすれば，活用した情報，考えたケアの方法の選択の仕方，患者の反応，新たに収集できた患者の情報などの動きを経過で把握することができる．これらは総合・統合能力と判断能力を培うための基礎資料となる．

その資料に基づき，指導者との面談を要請したり，クラスメートとの議論などを組み入れ，その後の考え方の深まりや修正の必要性などを資料にして加えていく．他者との関係は，必要に応じて自主的に組み入れるようにする．このこと自体が他人との協調・対応能力にかかわる成果を生み出す過程ともなる．

《実習期間終盤段階》

実習期間中間段階の継続を経て，実習終了までに数日を残した段階で増えた収集情報をもとに，過程のまとめとしての俯瞰を行ってみる．その資料を基に指導者と面接の機会を計画し，必要に応じて最終段階での目標達成に向けた軌道修正を行い，自信をもって次の実習にチャレンジできるようにする．

ⓐ 収集した情報の再構築（俯瞰）

収集した情報の再構築は，収集した情報や手がかりのなかから，論理的に系統立てて妥当な考え方や新しい発想をいくつか引き出そうとするものと考えて取り組むのがよかろう．その意味で，臨地実習期間においてはその頻度が多いほうがよい．最終段階で行ってもその軌道修正ができないからである．臨地実習の過程における経験内容は，看護の考え方に基づく必要なケアの繰り返しであり，毎日のサマリーあるいは数日間のサマリーとして作成した資料を，経過における再構

築に利用するのも有効であろう．

ⓔ 他人との意見交換や気づきによる情報の追加

臨地実習における学修は，自主的な行動によって得られるものが大きくなる．積極的に自己の行動や考えを示して，他者の意見や行動，考え方を得て，それらとの比較によって自信につなげたり，修正したり，再学習したりする機会がもてるようにする．時間が許せば，最後に各々の目標達成過程のプレゼンテーションを企画するのも有効であろう．

(3) ポートフォリオの評価（該当教育単位と併用の場合）

臨地実習の過程でポートフォリオを用いる場合は，主たる教育単位の目標に関する評価と範囲を限定して活用したポートフォリオの評価を考える必要がある．前者を単位認定に必要な評価とする場合は，主たる教育単位の目標に照らして到達状況を評価することになるが，その一部にポートフォリオで目標とした高次の認知領域の内容の「総合・判断能力」と情意領域の内容の「他人との協調・対応能力」について，その成果を評価資料にするのは有効であろう．その割合は，学修進度や実習の内容にもよるが，20％程度の配分が妥当であろう．

一方，ポートフォリオの活用面での評価も必要である．この取り組みは，生涯にわたって活用できるものであり，学修の初期段階でその方法を身につけると，あらゆる場で独自に活かせるようになる．その意味で，確実に自己の学修過程を可視化して，結果を導けるという自信につながる評価をプロセスへのかかわりで行う必要がある．その視点としては，①収集された情報，文献・資料は適切か，②学修の進め方と再構成の仕方は適切か，③思考過程に創意・工夫があるか，④主体的に他者とのかかわりをもち，意見を活かそうとしているか，などがあげられるが，これらは初期段階からの指導・助言の観点であり，その結果により学修者は客観的な自己評価能力を身につけることができる．

なお，学修者の自己評価は，取り組みの最初に設定した自己の目標の到達状況を視点とすることになるが，その背景には，先に「ポートフォリオ活用の利点として期待できるもの」の欄であげた内容があることを意識できるような指導が必要である．また，自己評価で最も大切なことは，自己を客観的に評価できるかどうかであり，その力を身につける学修プロセスとなるように導く必要がある．

2）主体性・自主性の教育と評価

教育で一般に主体性・自主性の用語が使用されるのは，いうまでもなく活動や思考において，他のものに導かれるのではなく，自己の純粋な立場において行うさまをいう主体性と，他人の保護や干渉を受けず，独立して行うこと，自分で決定して事を行うさまをいう自主性との育成を期待するからであろう．この2つの用語には，思考においても行動においても自己の自立・自律が含まれている．こ

れらの能力の育成には，一面では「自己教育力」の概念を想起する必要があろう．

自己教育力は「人間がこの世に生を受けた直後から本来的にもっている自ら学ぼうとする意志・意欲・能力」であって，教育上特別なかかわりをもつことなく，その力は発揮されているものである．したがって，教育ではこの能力をさらに意図する方向に引き出しながら，該当教育単位の目標を達成させ，さらに生涯にわたって，自己教育力を発展させながら社会における役割が果たせるようにすることであろう．

専門職者として社会での役割を果たすには，学修者が自ら学ぶ意思・意欲をもち，そのための方法上の手ごたえを，すべての学修過程で得られることが不可欠である．ことに臨地実習は多様なこれまでの学修内容と統合させながら，看護実践能力を身につける過程であり，自己教育力を伸ばす格好の教育単位である．本来もっている能力と意図する目標達成を確認しながら進むこととはある意味で矛盾するようにも受け取れるが，この両者が活かされて自己教育力は成り立つものと考える必要があろう．またこのことは，変化する多様な要因のなかで，患者・クライエントと1対1で向き合う必要がある看護の教育の過程では，最優先されなければならない重要なものである．

しかし，この能力の育成方法やそれを評価する方法として，確実なものが身近にあるわけではない．また，その成果は一朝一夕にして計れるものでもない．あえてその方法をあげるとすれば，教育方法の工夫，行動の習慣化，前項で述べたポートフォリオの活用などが考えられる．

(1) 教育方法の工夫

講義法を可能な限り少なくし，学修者の主体的・自主的活動を中心とした教授-学修過程を採用する．また，必要な資料は最小限として，学修を進める過程で学修者が関連資料を収集できるように環境を整える．また，次に紹介する方法を実施して，看護実践時の思考過程を繰り返しで身につけ，さらにいろいろな方法を状況に応じて自らの意思・意志で自然に考え，実施できるようにする．

a．日常生活行動への援助の教育方法
1 看護技術の教育方法
① 事前に手順が書いてあるテキストを読ませたり，説明を加えたデモンストレーションを行ったりしない（この過程で方法が固定化し，それ以外の方法を考えないようになる）．
② 該当技術の説明抜きのビデオあるいは教師のデモンストレーションを最初に行い，1つの看護技術の流れで全体の構成をとらえさせる．その過程で各々自分にあった方法を考えながら，その技術がどのような動作から成り立っているのか行動分析をさせる．その際には，基本動作の考え方を活用する．行動分析ができるまでくり返し，技術の流れが見られる環境を整える．

③分析した基本動作を組み立てて，1つの看護技術の行動の流れ実施順序として考えさせる．実施順序は状況によって変わるので手順とは異なることを強調する．その過程で，過去に学修した基本動作を活かすことやボディメカニクス，無駄な行動が少なくなるように行動の経済性を考えさせる．
　④上記で考えた技術を実施させ，必要があれば変更する箇所を検討させる．
　⑤上記の方法以外に，基本動作の組み立て方，使用できる用具の種類，行動の流れのつくり方などを考えさせる．
　⑥この学修方法をいくつかの技術で試み，看護技術の学修方法を身につけさせる．

2 看護行為の学修への看護技術の導入方法
　1 の学修過程で看護技術がとらえられるようになると，それに次の事項を加え，どのように変化するかを一般論で考えさせる．
　①年齢によってどのように変化するか．
　②援助する場が変わるとどのように対応するか（施設内，家庭など）．
　③健康問題が加わるとどのように変化するか

3 ケースにおける看護行為の教育方法
　①該当するケースの1日の生活行動を視野に入れて，2 の実施過程に，個別性を加味して実施方法を検討する．
　②上記に基づいて実施し，必要があれば変更する箇所の検討を行わせる．

4 治療・処置にかかわる援助の教育方法
　多くの技術について自己の経験がなく，注意を要する技術であるため，必要な説明と確実な技術を身につけるまでの練習を行う．これらの技術についても基本動作の分析と，それを組み立てて援助行動の流れを考えるのは同様である．

b．行動の習慣化

　人の行動は習慣化することによって，意識することなく自然に必要な行動となっていることが多い．看護の教育においても，その人の特性を活かすことができる．たとえば，次のようないろいろな面で可能性がある．
　①人と出会ったときの挨拶・配慮などの対応の仕方
　　臨地実習において，病棟・施設に到着するとすぐ受け持ちの部屋に入り，皆さんに朝の挨拶を習慣化して行うことにより，自然に患者とのコミュニケーションが図れるようになる．
　②学修課題に対して，常に，最初に自己の思考過程を使用して，学修のプロセスづくりを行うこと
　　学修の過程で自己の仮説づくりを行い，その検証の過程として授業に参加することを習慣化すると，すべての教授-学修への主体性をもった参加意欲につながる．
　③臨地実習では自主的なオリエンテーション行い，不明な箇所は質問によって

補うこと

　最初の実習において，病棟の構造・機能のみかたの指導があれば，次の実習からは自主的に必要な確認はできるはずである．オリエンテーションを受けなければ動けないような慣習をなくす．この習慣が卒業後の成長にも大きく関係する．

(2) 評価方法

　看護学教育の過程で求めたい主体性・自主性については，次のような視点からの能力を期待したい．
　① 自己の思考過程で学修を進めていこうとする．
　② 必要な学修資料を自ら進んで収集しようとする．
　③ 試行錯誤しながら看護の方法ないし解決方法を探す．
　④ 積極的に対人関係をもち，相互関係のなかから学ぼうとする．
　⑤ 自ら進んで自己の学修過程の確認を行う．
　上記の項目についての評価は，たとえば，前項で示した教育方法の展開による教授-学修過程における行動，ポートフォリオ活用過程の資料などに基づいて行うことができる．しかし，学修者の以前に比して進歩が見られるかどうかのいわゆる個人の成長の度合いを見る個人内評価についての客観的な評価は難しい．これについては，学修者の達成感および満足感，以前より成長しているという認識があるかどうかなどを，学修状況の事実に照らして判断することになろう．

　一方，達成感および満足感，自信のもち方などについては，主たる教育単位の達成感と密接な関係があるので，ことに看護実践能力については，その評価の仕方の工夫を行う必要がある．つまり，看護技術レベルの学修では基本動作と行動の流れの評価と，看護行為レベルでは対象の要件の技術ないし実施過程への組み入れ方の評価を確実に行い，学修者にその結果を内容を含めてフィードバックする必要がある．

3）キャリア教育

　一般にキャリア（career）は専門的技術を要する職業に就いていることや，職業の経歴と理解されていることが多いと思われるが，「キャリア教育」の用語は，義務教育における小学校の教育レベルから使用され始めている．それは子供時代の自己肯定感が将来の仕事の充実感に影響するという考えからである．具体的には，教育基本法第五条第2項に定められた目的を実現するために学校教育法第二十一条第1号に「学校内外における社会的活動を促進し，自主，自律及び協同の精神，規範意識，公正な判断力並びに公共の精神に基づき主体的に社会の形成に参画し，その発展に寄与する態度を養うこと．」が掲げられたことによる．この目標を受けて，小学校には，同法第三十条第2項に「…生涯にわたり学習する基盤

が培われるよう，基礎的な知識及び技能を習得させるとともに，これらを活用して課題を解決するために必要な思考力，判断力，表現力その他の能力をはぐくみ，主体的に学習に取り組む態度を養うことに，特に意を用いなければならない．」と定められている．

さらに，文部科学省はその具体化に当たって，キャリア教育の4つの能力として，(1)人間関係形成能力（コミュニケーション能力），(2)情報活用能力（かかわる力；ともに学ぶ），(3)将来設計能力（描く能力；将来の夢など），(4)意思決定能力（もとめる力）を提案している．したがって，教育機関ではこれらの能力領域に関して，気づく力，見通す力，表現する力，かかわる力を育成するために，次のような学習のプロセスが考えられている．

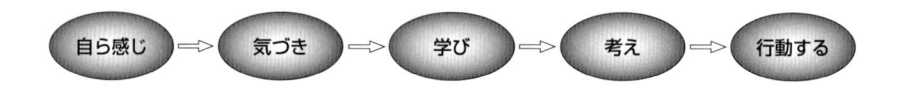

自ら感じ ⇒ 気づき ⇒ 学び ⇒ 考え ⇒ 行動する

このプロセスをたどるのは，教育の本質・原理に基づくものであり，どのような段階にある教育においても変えられないものである．

ちなみに，これらの学習過程における教師の期待として，次のようなことがあげられている．

(1)自分の考えを表現する力，(2)人間関係を築く力，(3)自ら学ぼうとする意欲，(4)物事をやりとげるねばり強さ，(5)社会で役立とうとする心や公共心，(6)物事を計画的に行う力，(7)生き方や進路について考える力，(8)社会生活に必要な常識（Benesse教育研究開発センター，平成16・17年度文部科学省委嘱調査）

このようにしてみれば，キャリア教育は高等教育における専門職教育から始められるものではなく，その基礎は義務教育段階から育成されていることになる．したがって，義務教育終了者の教育段階では，選択された教育課程の教育プロセスにおいて，さらにその能力を発展させるような教育のかかわりをしなければならないことになる．看護学教育との関係は後述する．

4．評価結果の処理方法

評価結果は実施目的によって処理されるもので，結果のだし方もその目的によって異なってくる．たとえば，学修者の評価では，事前的評価であれば学修者の学修背景が概略的にとらえられればよく，形成的評価では学修内容にそってできるだけ個別的に詳細な到達状況がわかるような結果をだし，総括的評価では合格か不合格かが決められるような結果をださなければならない．これらのうち，事前的評価と形成的評価では，その結果をあるがままにできるだけ内容にそってだせばよいが，合格か不合格かを決定する結果をだす総括的評価では，その方法

に関する考え方を明確にしておかなければならない．

　看護学教育では，科目ごとに合格・不合格の認定がなされるので，科目終了時にそれを認定できる結果をだす必要がある．その意味では到達度評価をしていることになるが，評価結果の処理にあたっては，次のようなことに留意しなければならない．

　　[**実施上の留意点**]

- 教育の計画を立てる時点から，最終的に期待する目標を明らかにし，その内容に対する結果のだし方を考えておく．ことに，多くの領域を含み担当教師が複数になる科目では，計画時点からそれぞれの配点を考えた評価計画を立てておかなければならない．
- 看護学教育の合否にかかわる評価結果は，必要な履修科目の認定にかかわるものであり，絶対評価を取り入れることになる．態度などの情意領域の内容に相対評価が考えられることがあるかもしれないが，相対評価は評価基準を定める過程に使用し，最終的な判断は，設定した基準に基づいた絶対評価とする．
- 科目終了時の試験の合格ラインを60点とする学校が多いが，評価にあたっては60点の意味を明らかにしておく必要がある．たとえば，基礎知識として重要なものには100％の到達度を要求し，問題解決力や応用力，発展目標ないし向上目標に関する一部の内容では60％でよいというように，内容による重みづけをする．具体的な看護技術として取り上げた内容に関してはすべて100％を期待するようにする．
- 評価の対象とする看護技術の選定はむずかしい．そのなかで日常生活および治療・処置の援助にかかわる基本的な看護技術は確実に実施能力を評価する必要がある．しかし，それらをすべて取り上げるのは，学内の授業過程でも臨地実習の過程でも困難である．したがって，学内での基礎技術の学修過程では，類似の看護技術をまとめて，そのなかで取り上げる技術を選定し，他の看護技術はそれとの関係で理解しているかどうかを確かめるようにする．
　また，臨地実習では，期待する看護技術がいつも実施できるとは限らないので，類似技術のなかで実施できる技術を評価の対象とする．
- 学習者による自己評価を合格・不合格の認定に用いる評定の参考資料にしてはならない．

　上記の留意事項のなかで実際に最も問題となるのが，成人看護学のような多くの領域を含んだ時間数の多い科目と，校内における講義などによる理論の学習と臨地実習の評価との関係である．校内における理論学習と臨地実習が別立ての科目であれば，その評価は別々になるが，看護学教育における評価の視点から考えれば，両者が密接な関係にある点を重視しなければならない．臨地実習と直接関連のある理論の学修は，いわば臨地実習における学修を最終目標とした学修の途

上にあるもので，ある意味で形成的評価の対象となる段階での学修なのである．したがって，それぞれの教授-学修過程で理論と実習との関連性を常に意識した試験を行い，両者の遊離を防ぐように心がける．さらに，1つの科目で担当者が多くなった場合の処理のしかたとしては，配分された時間数による比率で換算する場合と，最初からそれぞれの領域における問題数を必要な内容との関係で設定しておく場合が考えられるが，この2つの方法では，後者がより望ましいであろう．

臨地実習の評価については，まず評価の対象とする科目の設定のしかたを考えなければならない．指定規則で考えれば，基礎看護学・成人看護学・老人看護学・小児看護学・母性看護学・在宅看護および地域看護の実習となっているが，第6章で述べたようにそれらをさらに小区分して，それぞれに評価することも可能である．

第6章 看護学教育における教育単位と教育目標

　教育は教育機関の教育課程に依拠しながら，その過程で設定された教育単位のまとまり（教育単位）で進められ，それが評価を行う1つのまとまりとなっている．教育目標は各教育単位でさらに具体化され，教授-学修過程を展開することになる．それには効果的な教育単位の設定が必要になるので，本章では看護の実践能力育成を視野に入れて，看護の実際を構造化し，教育単位のつくり方をいくつか例示している．

　さらに，設定した教育単位の教育目標を具体化して，教授-学修過程への効果的な再構成を行うには，看護の実際をいかに構造化できるかということが関係している．看護の実践内容の構造化には評価の基礎理論を生かし，それが必要な内容の成果につながるようにしなければならない．その意味で，次のような内容の理解が必要になる．

1）教育単位の設定過程を理解する．
2）看護学教育の目的は，看護実践能力を身につけた看護職者の育成であり，その目的に基づく教育単位の設定方法は多様にあることを理解する．
3）教育単位設定の前提に，看護実践としての看護技術，看護行為にかかわる内容の適切な構造化ができれば，どのように教育単位を設定しても同様の成果が期待できることを理解する．

第6章 看護学教育における教育単位と教育目標

1．教育単位の設定

1）教育単位の構成内容

　看護基礎教育における教育単位は，教育課程の作成過程を経て設定される（第3章参照）．教育目標に基づいて必要な科目が設定され，その科目がさらに教育単位へと分化されていくのである．教育単位の内容面では，看護の本質を土台にして看護実践能力を育成することを目標として教育を進めていくわけであるが，現在の看護学教育は指定規則に示される基準(指定基準)を満たすことを前提として行われているので，その影響を受けることになる．

　平成20年度の指定規則の改正では，看護学が全体の65.0%を占め，そのうち36.5%が臨地実習にあてられている．指定規則の改正ごとに看護学に占める臨地実習の割合が低くなっている．しかし，臨地実習は看護学以外の「基礎分野」や「専門基礎分野」の教育科目の内容を含めた学修内容の統合のプロセスであり，かつ看護が実践を基盤として成り立っている意味からも臨地における学修過程を重視しなければならない．その意味で，学修の過程では常に学修のゴールとしての実践を考慮に入れておく必要があり，看護基礎教育における教育単位は，実習に関する教育内容とそれを支える教育内容から構成されていることを認識して進めなければならない．しかし，その科目構成ないし教育単位構成は，教育内容をどのように構造化するかによって多様に考えられる．また，その教育単位を構成する教育内容の取り上げ方も多様に考えられる．これまでに多様な看護理論として提案されているものも，その枠組みを用いて教育単位を構成できる可能性を示

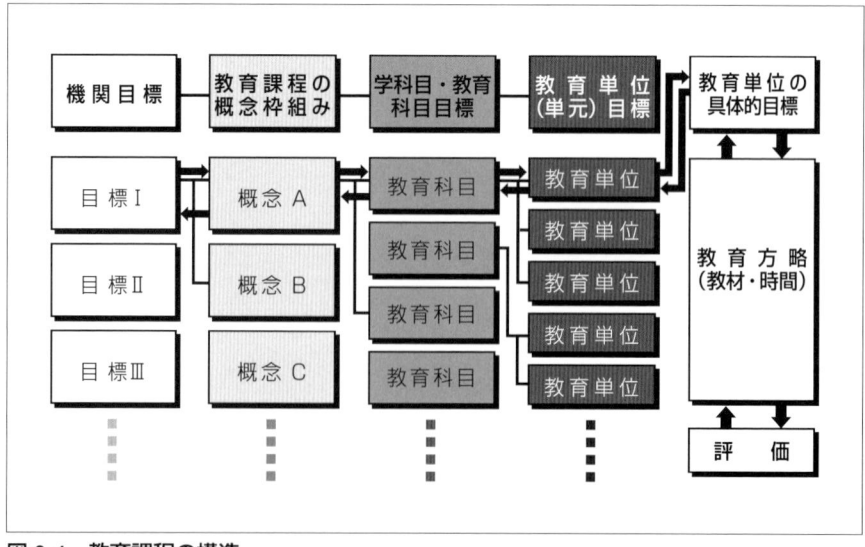

図6-1　教育課程の構造
［田島桂子：看護実践能力育成に向けた教育の基礎第2版，p.166，医学書院，2002］

している.

評価の対象となる内容および評価目標を設定するには，教育課程における設定科目と教育単位との関係が明確になっている必要がある（図6-1参照）．看護基礎教育における教育単位の構成を考える上で考慮しなければならない面を整理してみると，次のようなことがあろう．

① 理論的に学修する内容に関するものがある．
② 実習を通して実践力を身につける内容に関するものがある．実習には基本技術を学修する段階と，臨地における看護の実際を学修する段階を設定することが必要である．
③ あらゆる健康レベルの人々を対象にして，健康の維持・増進および健康上の問題に関する対応が，あらゆる場でできるようになることが必要である．
④ 看護の対象となる人の誕生から死にいたるまでのあらゆる年齢の人々への看護実践が，必要に応じてあらゆる場で対応できるようになることが必要である．このことはあらゆる場で，看護の対象となる人々への看護が，個々のライフスパンで考えられるようになることと関係している．
⑤ 学習の転移を考慮しながら学修を進めるには，学修内容の効果的な進度を考慮した学修の段階をつくることが必要である．

以上のような内容を考慮にいれることについては，先に示した「看護行為」の教育内容からみた構造を想起するとわかりやすい（図4-2, p.67参照）．さらに，前述の考慮事項に関する教育内容を看護実践（看護行為の連続）との関係でみると，人間の成長発達段階および健康問題を含む対象の理解に関する内容，看護に対する考え方に関する内容，看護技術に関する内容，系統的観察法・問題解決指向を含む看護診断に関する内容，人間関係に関する内容，発展的に考えを伸ばしていくための取り組みなどが必要となる（表7-5 p.163参照）．このような内容が教育者側の意図によって学修のまとまりとして整理され，それが科目ないし教育単位の構成につながるのである．

しかし，いずれにしても教育評価を考えるには，その最終ゴールである看護実践能力を重視し，その看護に必要な教育内容を分析する能力が必要となる．したがって，実際に行う看護実践を中心に，それに必要な学修内容の構造化を試みながら，看護実践につながるような評価が，教育の過程で考えられる教育単位をつくっていかなければならない．

2）教育単位の設定

先に述べたように，教育評価を考えていく際の最小単位は1つの教育単位であるので，何らかの教育的意図をもって教育単位を考えていかなければならない．もちろん，教育単位は教育機関の教育目標達成につながるものでなければならない．その意味では教育課程全体を示して，そのなかで教育単位を設定しなければ

教育単位のつくり方を問題にしたことにはならない．しかし，看護学教育の最終ゴールは看護実践であり，それと関連させやすい考え方を用いて，教育単位のまとまりのつくり方を検討しなければならない．

その意味でここでは，ヴァージニア・ヘンダーソン（Virginia Henderson）の『看護の基本となるもの』が，わが国に紹介されて以来，現在もなお広く活用されているので，「基本的看護の構成要素―すべての患者のもつ欲求で一般に看護師によって満たされるもの」の構成要素を参考にして教育単位を設定し，必要な教育内容の教育単位構成の可能性を検討してみよう．これらの項目には，人間の生活の過程に存在する健康維持に関するすべての要素が含まれ，この各要素に含まれる内容を発展的に問題にしていくと，看護基礎教育に必要な内容の整理につながるはずである．しかもこの各項は日々行っている看護そのものが表現されているので活用しやすいという利点がある．

まず，取り上げる要素（領域ないし側面）をヘンダーソンの示す14の構成要素のほかに「性」を加えて，**表6-1**に示す15項目を設定する．この15項目の要素の設定は，第1段階目の教育内容を構造化したことになる．つまり，1つの教育単位につながる領域に教育内容を区分けしたわけである．

表6-1 ヘンダーソンに基づく教育単位の設定案(1)

1. 呼吸	9. 環境の危険，感染，暴行からの保護
2. 飲食（栄養）	10. コミュニケーション
3. 排泄	11. 宗教
4. 身体の移動	12. 仕事・職業
5. 休息と睡眠	13. レクリエーション
6. 衣類の選択・着脱	14. 学習
7. 衣類・環境調整による体温の保持	15. 性
8. 身体の清潔・皮膚の保護	

さらに，この15の要素を援助内容としての行動面からの関連性を考え，かつ学習の効率を考慮すると，次のようにいくつかの要素にまとめることもできる．

① 6，7，8の内容を「清潔の保持とよい身だしなみ，衣類の着脱，皮膚の保護」とする．
② 10，14の内容に関連内容を加えて「コミュニケーション，対人関係，学習，指導」とする．
③ 12，13の内容を「仕事・職業，遊び・レクリエーション」とする．

このまとめ方は，ヘンダーソンの『看護の原理と実際』（6版，1978）で，すでに「基本的ニードと援助」として紹介されているものであるが，その分類では，**表6-2**に示した11要素となる．

表6-1の15項目ないし表6-2の11項目の教育単位の構成につながる要素を，どのような範囲で取り上げて教育単位にするのかを次に考えてみよう．

それには，看護の内容的構造と，その最終的な目標を明らかにしておく必要がある．つまり看護とは，誕生から死にいたるまでの成長発達過程にあるあらゆる

表6-2 ヘンダーソンに基づく教育単位の設定案(2)

1. 呼吸	7. 環境の危険，感染，暴行からの保護
2. 飲食（栄養）	8. コミュニケーション，対人関係，学習，指導
3. 排泄	
4. 身体の移動	9. 仕事・職業，遊び・レクリエーション
5. 休息と睡眠	
6. 清潔の保持とよい身だしなみ，衣類の着脱，皮膚の保護	10. 宗教
	11. 性

　人々に対して，「健康の維持・増進に関する援助」と「健康の回復に必要な援助」にかかわるものであり，看護職者が身につけている看護技術をクライエントの個人的な背景や条件を考慮して臨床・臨地で行うものである．換言すれば，そこには臨地実習でクライエントの看護を実際に行いながら学修を進める学修過程が含まれるので，教育単位区分に際しては，この点を考慮しなければならない．

　実際の教育単位区分に際しては，第3章で示した考え方，すなわち学問的知識，設定した学修領域の技術，学修者の興味および生活のなかの問題としてのまとまりをつくることを参考にするのも1つの方法であろう．しかし，看護学教育における教育単位は看護の援助内容と，その教育内容を具体的なレベルで整理し，その構造化を考えて設定する必要がある．このような考え方で教育内容を整理していくには，指定基準に定められている科目を教育するのが看護基礎教育である，という考え方から一時脱皮しなければならない．さらに，教育課程は機関の教育目標を反映させて作成されるものであるが，その機関目標は，看護の内容とそこに含まれる教育内容を熟知していなければ設定できないことを認識しておかなければならない．このような前置きをすると，何か特別な教育単位区分をしてカリキュラムを作成しなければならないと理解されるかもしれないが，とくにその必要はないことを強調しておきたい．教育内容のまとまりをつくるにあたっては，学修の効率を考えるのは当然であるが，そのまとまりのつくり方はむしろ一般的で，だれにでもわかるようなものでなければならない．その一方で，設定した枠組みにしばられて幅の狭い教育に陥らないようにすることも大切である．

　先に示した15項目と11項目の構成要素のうち，援助内容として重複の少ない11項目を用いて，以下で「学修のまとまり」を実際につくってみることにする．それにはまず，「学修のまとまり」として具体化できる可能性を整理し，そのなかから，教育上のニーズ，可能性，学修の段階などを考慮して選択することになる．この構成要素を活用して，「援助」を前提として「学修のまとまり」をつくろうとすると，次のようなタイプが考えられる．

　① 成長発達段階を考慮した学修のまとまりをつくる．

　　表6-3のように内容的特徴に留意して成長発達段階を区分し，まとまりをつくる．

　② 正常と異常を考慮した学修のまとまりをつくる．

表 6-3 成長発達段階の区分による教育単位

小児期	新生児期 幼児期 学童期	・それぞれに，11項目のすべてを含める． ・11項目のなかに，正常と異常，健康の維持・増進と健康の回復に関する内容を含める．
青年期	思春期 青年期	
成人期	青壮年期 周産期	
老人期	向老期 老年期	

- 11項目それぞれに，その要素の「正常」時のあり方と援助，「異常」時の状態と援助に関する学修のまとまりをつくる．
- 各項目で成長発達段階を考慮する．

③ 健康の維持・増進と健康の回復を考慮した学修のまとまりをつくる．
- 11項目それぞれに，その要素の「健康の維持・増進」に関する援助および「健康の回復」に関する内容を，さらに急性期・慢性期・回復期などを考慮して具体化した学修のまとまりをつくる．
- 各項目で成長発達段階を考慮する．

④ 健康を維持する面から必要な基本的ニーズを中心に，看護職者独自の判断で行う援助と治療・処置的側面を含めた全面的な援助を考慮して学修のまとまりをつくる．
- 11項目それぞれに，看護職者が独自の判断で行う援助および治療・処置的援助に関する内容を具体化してまとめる．
- 各項目で成長発達段階を考慮する．

前述の4つのタイプのなかから，看護実践を中心的課題にしながら学修に都合のよい④の考え方に基づいて学習のまとまりをつくると，次のような3つの例が考えられる．

1 本来ならば自己管理できる日常的な生活行動に関する一般的な援助方法で学習のまとまりをつくる場合（以下「例1」という）．
2 上記1の内容に，障害により何らかの看護および治療・処置を必要とする場合の一般的な援助方法を含めて学修のまとまりをつくる場合（以下「例2」という）．
3 上記1，2の内容に，クライエントの個別な条件を加味して必要な援助の実施に関する内容を加えて，学修のまとまりをつくる場合（以下「例3」という）．

この3つの例は，「例3」を目標として，その過程で学修する内容の特徴を考慮して「例1」「例2」を設定したもので，学修の段階ないし内容的な広がりを示す段階といってもよい．

表 6-4　本来ならば自己管理できる日常的な生活行動に関する一般的な援助方法で学修のまとまりをつくる場合の教育内容

例1　援助内容分類：① 該当する援助内容に関連する部分的行動（基本動作）
　　　　　　　　　　　② 健康の維持・増進に関する援助
　　　　　　　　　　　③ 自分でできない日常生活行動に関する援助

項　目	援助内容
1．呼吸	・呼吸が楽にできる体位のとり方　① ・換気を活性化するための運動　② ・室内の換気　③
2．飲食（栄養）	・食品の形態の違いによる望ましい摂取方法と摂取時の体位のとり方　① ・望ましい食事内容とそのとり方　② ・自分で食べられない場合の援助方法　③
3．排泄	・望ましい排泄習慣とその習慣化の方法　② ・自分でトイレに行けない場合の援助方法　③
4．身体の移動	・望ましい体位とそのとり方（立位・座位・臥位・側臥位など）　① ・筋力低下・関節拘縮および循環障害予防のための運動　② ・動けない場合の移動や体位変換　③
5．休息と睡眠	・休息と睡眠に望まれる環境のつくり方　① ・望ましい休息と睡眠のとり方　② ・必要な休息と睡眠がとれない場合の援助　③
6．清潔の保持とよい身だしなみ，衣類の着脱，皮膚の保護	・衣類の選択　① ・衣類の着脱　① ・日常的に望まれる清潔の保持とよい身だしなみ　② ・入浴できない場合の身体各部の保清方法　③
7．環境の危険，感染，暴行からの保護	・身体面・心理面の健康維持に影響を及ぼす要因に関する解決方法　① ・感染予防に必要な技術　① ・望ましい生活環境維持とその方法　②
8．コミュニケーション，対人関係，学習，指導	・よいコミュニケーションのとり方　① ・学習意欲の啓発　① ・健康管理に必要な内容の説明　② ・ハンディキャップがある場合のコミュニケーションのとり方　①,③
9．宗教	・宗教関係者との共働関係　① ・宗教をもつ人への援助方法　③
10．仕事・職業，遊び・レクリエーション	・社会参加意欲の啓発　① ・制限されたなかでの仕事・遊びへの欲求を確保する方法　② ・社会復帰過程への援助　③
11．性	・生命の誕生に関する援助　②,③ ・適切な健康管理面からみた性に関する指導　② ・性をめぐる諸感情の推察と援助　③

「**例1**」のまとまりに関する具体的な援助内容のあらましを，前述の11項目で整理すると，**表6-4**のようになる．さらに，「**例2**」のまとまりに関する具体的な援助内容のあらましを加えて整理すると，**表6-5**のようになる．

「**例3**」のまとまりに関する具体的な援助内容は，「**例1**」「**例2**」で行う援助

表 6-5 本来ならば自己管理できる日常生活行動に,障害により何らかの看護・治療処置を必要とする場合の一般的援助方法を含めて,学修のまとまりをつくる場合の教育内容

例2 援助内容分類：① 看護職者の判断で行う援助
　　　　　　　　　　①-1 看護処置（看護技術としての確立している援助）
　　　　　　　　　　①-2「例1」であげた援助を健康障害の状況に適用させた援助
　　　　　　　　② 治療・処置的内容で医師の指示で行うかまたは介助的に行う援助

項目	「例1」に関する援助内容	「例2」に関する援助内容
1. 呼吸	・呼吸が楽にできる体位のとり方 ① ・換気が活性化するための運動 ② ・室内の換気 ③	・気道確保 ①-1　　　・酸素吸入 ①② ・人工呼吸 ①-1　　　・胸腔穿刺時の援助 ② ・ネブライザー ①-1　・胸腔洗浄時の援助 ② ・体位ドレナージ ①-1　・（人工呼吸器装着患者 ・呼吸障害のある患者の　　の看護）② 　日常生活の援助 ①-2
2. 飲食（栄養）	・食品の形態の違いによる望ましい摂取方法と摂取時の体位のとり方 ① ・望ましい食事内容とそのとり方 ② ・自分で食べられない場合の援助方法 ③	・経口・経鼻による経管栄養 ①② ・直腸栄養（滋養浣腸） ② ・経口摂取上問題のある患者の日常生活の援助 ①-2 ・経静脈による補液 ② ・輸血 ② ・静脈切開 ②
3. 排泄	・望ましい排泄習慣とその習慣化の方法 ② ・自分でトイレに行けない場合の援助方法 ③	・催下（排便）浣腸 ①②-1　・導尿 ①② ・摘便 ①-1　　　　　・膀胱洗浄 ①② ・人工排気 ①-1　　　・吐血・下血時の援助 ② ・人工肛門のケア ①-1　・腹腔穿刺時の援助 ② ・各種ドレーン装着患者　・腹腔洗浄時の援助 ② 　の援助 ①②-1　　　・腹膜灌流時の援助 ② ・排泄障害のある患者の　・血液透析時の援助 ② 　日常生活の援助 ①-2
4. 身体の移動	・望ましい体位とそのとり方（立位・座位・臥位・側臥位など）① ・筋力低下・関節拘縮および循環障害予防のための運動 ② ・動けない場合の移動や体位変換 ③	・輸送車による移動 ①-1 ・牽引中の援助 ② ・褥瘡のケア ①-1 ・ギプス固定時の援助 ② ・抑制法 ①-1 ・副子固定時の援助 ①-1 ・身体の移動や運動機能に問題のある患者の体位変換 ①-2 ・身体の移動や運動機能に問題のある患者の日常生活の援助 ①-2
5. 休息と睡眠	・休息と睡眠に望まれる環境のつくり方 ① ・望ましい休息と睡眠のとり方 ② ・必要な休息と睡眠がとれない場合の援助 ③	・健康障害の状況を考慮した病床のつくり方 ①-2 ・休息と睡眠に問題のある患者の日常生活の援助 ①-2

（前頁よりつづく）

6. 清潔の保持とよい身だしなみ，衣類の着脱，皮膚の保護	・衣類の選択 ① ・衣類の着脱 ① ・日常的に望まれる清潔の保持とよい身だしなみ ② ・入浴できない場合の身体各部の保清方法 ③	・健康上の問題をもつ患者の寝衣の選択方法 ①-2 ・健康上の問題をもつ患者の寝衣の着脱方法 ①-2 ・創部の清潔 ①-1 ・健康上の問題をもつ患者の身体の清潔に関する援助 ①-2
7. 環境の危険，感染，暴行からの保護	・身体面・心理面の健康維持に影響を及ぼす要因に関する解決方法 ① ・感染予防に必要な技術 ① ・望ましい生活環境維持とその方法 ②	・事故による損傷・熱傷・中毒時の援助 ② ・外科的包帯法 ② ・放射線療法を受けている患者の援助 ② ・外科的療法を受けている患者の援助 ②
8. コミュニケーション，対人関係，学習，指導	・よいコミュニケーションのとり方 ① ・学習意欲の啓発 ① ・健康管理に必要な内容の説明 ② ・ハンディキャップがある場合のコミュニケーションのとり方 ①，③	・健康管理上必要な生活習慣を守れない患者への援助 ①-2 ・重篤な患者・終末期ケアを必要とする患者への援助 ①-2 ・視力・聴力・言語に障害をもつ患者への日常生活の援助 ①-2
9. 宗教	・宗教関係者との共働関係 ① ・宗教をもつ人への援助方法 ③	・患者の精神的な問題への援助 ①-2 ・患者への宗教上の配慮 ①-2
10. 仕事・職業，遊び・レクリエーション	・社会参加意欲の啓発 ① ・制限されたなかでの仕事・遊びへの欲求を確保する方法 ② ・社会復帰過程への援助 ③	・関係従事者との連絡調整 ①-1 ・健康管理上の問題をもつ患者の社会復帰過程における日常生活面からの援助 ①-2 （患者および家族など関係者に対して）
11. 性	・生命の誕生に関する援助 ②，③ ・適切な健康管理面からみた性に関する指導 ② ・性をめぐる諸感情の推察と援助 ③	・妊娠・分娩・産褥に関する援助 ①-1，2，③ ・健康上の問題をもつ患者の性をめぐる諸感情への援助 ①-2

[注1]：「看護処置」とは，看護師の判断で行うことができる治療的処置を指し，独自の判断で行うものと医師の指示で行うものとがある．

[注2]：援助内容としてあげたものは，あげ方の例として示したもので，それぞれの項目に必ず含めなければならないものでもなければ，該当するすべての内容をあげたものでもない．

内容を，対象の条件に合わせて医療施設内および家庭内で実施することになる．この援助内容面からまとめた3つのまとまりは，それぞれが各構成要素の領域における教育単位構成につながる学修のまとまりを示すものである．その点から内容をみると，それぞれの学修のまとまりに含まれる範囲は，「清潔の保持」に関する内容で示すと，次のように整理される．

「清潔の保持」に関する援助内容と学修範囲の設定例

例1　本来ならば，自己管理のできる日常的な生活行動に関する一般的な援助方法を学修する．

含める必要がある援助内容の分類と例
① 該当する援助内容に関連する部分的行動（多様に活用すること，学修を容易にすることを前提として設定する）
　例：「全身清拭」であれば，そのときの「ウォッシュクロスないしタオルの持ち方」が該当する技術の一例であげられ，「全身清拭」に他の技術の部分的行動を活用する例としては，背部を拭く際に「仰臥位から側臥位への体位変換」技術があげられる．
② 健康の維持・増進に関する活動
　例：「清潔にする必要性を対象者に説明できる」「清潔にする方法を指導する」など．
③ 患者が自分でできない日常生活に関する援助
　例：「全身清拭」「洗髪」など．

例2　「例1」の内容に，障害により何らかの看護および治療・処置を必要とする場合の一般的な援助方法を含めて学修する．

含める必要がある援助内容の分類と例
① 看護職者の判断で行う援助
　①-1　1つの看護技術として確立している援助
　　　　例：「無菌操作による創部の当て物の交換」
　①-2　上であげた看護技術を健康障害の状況に適用させた援助
　　　　例：「上肢麻痺のある患者のパジャマ交換」
② 治療・処置的内容で，指示または介助的に行う援助
　例：「創部の包帯交換」

例3　「例1」「例2」の内容に，クライエントの個別的な条件を加味して，必要な援助の実施を含めて学修する（援助は，対象の条件に合わせて，医療関係施設内および家庭内・地域における必要な場所で実施する）．

上記3つの例を，教授-学修内容の特徴，教授-学修目標の領域および学修形態

表 6-6 教育単位区分の考え方

	教育単位構成につながる学修のまとまり	教授-学修内容の特徴	教授-学修目標の領域	教授-学修形態
例1	本来ならば，自己管理できる日常的な生活行動に関する一般的な援助方法を学修する．	・該当する援助内容に関連した部分的行動 ・健康の維持・増進に関する活動 ・自分でできない日常生活に関する援助	認知領域 情意領域 精神運動領域	講義A 演習A 校内実習A 臨地実習A
例2	「例1」の内容に，障害により何らかの看護および治療・処置を必要とする場合の一般的な援助方法を含めて学修する．	・看護職者の判断で行える看護処置としての看護技術 ・健康障害の状況に応じた日常生活時の援助方法の適用 ・治療・処置的援助で医師の指示で行う援助	認知領域 情意領域 精神運動領域	講義A＋B 演習A＋B 校内実習A＋B 臨地実習A＋B
例3	「例1」「例2」の内容に，クライエントの個別的な条件を加味して，必要な援助の実施に関する内容を含めて学修する．	・病院などの医療関係施設内における看護 ・地域の家庭における看護（いずれもあらゆる健康上の問題とあらゆる成長発達段階にある人に対して）	認知領域 情意領域 精神運動領域	講義A＋B＋C 演習A＋B＋C 校内実習A＋B＋C 臨地実習A＋B＋C

［注1］：教授-学修形態欄に記したA, B, Cは，「例1」に関する内容を「A」，「例2」に関する内容を「B」，「例3」に関する内容を「C」として，含める内容の広がりと，そこに含まれる内容の特性をあらわしたものである．

［注2］：「例1」「例2」については，一般論として考慮できる成長発達段階，身体的条件，および施設内や家庭などの条件を含めることが望まれる．

［注3］：「看護処置」とは看護師の判断で行うことがある治療的処置を指している．

面から整理すると，表6-6のようになる．

この表をもとに学修内容のまとまりのつくり方を考えてみよう．まず，「例1」「例2」「例3」の大きな3つにまとめる方法と，表6-6の教授-学修形態の欄にあげたA, B, Cそれぞれのまとまりをつくる方法がある．その他，教授-学修内容の特徴欄にあげた各項目ごとにまとめる方法および教授-学修目標の領域欄に示した3つの例の認知領域・情意領域・精神運動領域をまとめる方法が考えられる．

ただし，表6-6に示される内容には，看護職者による援助内容がすべて含まれる．したがって，それぞれに必要な認知領域の内容を具体化すると，指定基準における基礎科目および看護学以外の専門科目（専門基礎科目）の内容を具体化することにもなる（表7-5, p.163参照）．

さらに，具体的に3つの例を学修のまとまりないし教育単位構成の可能性の面から考えてみると，表6-7のように整理できる．

表 6-7 教育単位構成の可能性

教育単位構成につながる学修のまとまり	学習のまとまりないし教育単位構成の可能性
例1　本来ならば，自己管理できる日常的な生活行動に関する一般的な援助方法で学修のまとまりをつくる場合	1案：前記11項目のそれぞれにおいて，認知領域・情意領域・精神運動領域を含めたまとまりをつくる（それぞれに，講義・演習・実験・校内実習・臨床実習などが必要に応じて取り入れられる）． 2案：① 前記11項目のすべてに関する認知領域・情意領域の内容をまとめて教育単位をつくる（講義・演習・実験などが必要に応じて取り入れられる）． ② ①の内容を土台として，11項目のすべてに関する精神運動領域・情意領域の内容をまとめて教育単位をつくる（必要によって，各要素を単独に取り上げたり，内容の特性を中心としたいくつかのまとまりをつくる場合とがある．方法としては，演習・実験・校内実習・臨地実習などが必要に応じて取り入れられる）．
例2　「例1」の内容に，障害により何らかの看護および治療・処置を必要とする場合の一般的な援助方法を含めて学修のまとまりをつくる場合	「例1」の「1案」「2案」に準ずることになる．それに，看護職者の判断で行う看護処置および治療・処置的技術の学習のまとまりを加える．学修のまとまりのつくり方は， 1案：看護職者の判断で行う治療・処置的技術を「例1」で設定されたそれぞれの学修のまとまりに含める． 2案：11項目のそれぞれに該当する看護職者の判断で行う看護処置および治療・処置的技術だけをまとめて取り上げる（必要によって，各要素を単独に取り上げたり，内容の特性を中心としたいくつかのまとまりをつくる場合とがある．方法としては，演習・実験・校内実習・臨地実習などが必要に応じて取り入れられる）． ただし，この「例2」においては，病態生理・微生物などに関する知識を加える必要があるので，その点を考慮しなければならない．また，設備ないし条件設定の点での校内実習が困難な内容については，臨地実習にゆだねなければならないので，その点からの考慮も必要になる．
例3　「例1」「例2」の内容に，クライエントの個別的な条件を加味して，必要な援助の実施に関する内容を加えて学修のまとまりをつくる場合	・ここでの学習は，上記「例1」「例2」の内容を考慮して，医療関係施設および家庭や地域で人の1日の流れを再構成しながら学修を進めることになるので，学修のまとまりとしては，先に設定した11項目を1つひとつ取り上げるのはむずかしい．したがって，成長発達段階ないし現在の健康上の問題を中心とした学修のまとまりをつくる可能性が高くなる． ・個別的な条件として，成長発達段階（身体的・心理的・社会的に），生活上の背景（身体的・心理的・社会的面からの習慣），健康上の背景（既往症・現疾患・現症・訴え・健康問題に関する過去の経験）を考慮することになるので，それらに関する知識と，その統合力が必要になる．

2．教育単位の学修過程と目標作成過程

1）「看護行為」の構成内容と学修の過程

　　　　　前項で看護教育における教育単位構成の可能性について検討してきたが，学修のまとまりに関する意思決定をするには，看護の内容と，実際に行う看護行為に関する学修内容の構造をさらに確認しておく必要がある．必要な教授-学修内容のすべてを同時に学ぶことは不可能なので，教育内容をどのようにまとめると効果的に学修が進み，次の学修が容易になるかを考えておかなければならないからである．つまり，学習の転移を考慮して学修の過程をつくることである．

　　　　　看護の内容とその教育内容については第4章でその概要を述べたが，ここではさらに具体的な内容で看護行為の構成内容を考えてみよう．

　　　　　先に，「健康の維持・増進に関する援助」と「健康の回復に関する援助」に大別して看護の内容を抽出したが，看護の行動面から援助内容をもう少し具体化すると，表6-8の左欄のようなものがあげられよう．

表6-8　看護行動面からの援助内容例

行動面から見た看護の援助内容	具体的な援助内容
1．健康の維持・増進に関する援助	望ましい生活習慣を維持するための援助
2．生命確保のための救急時の援助	心停止時の蘇生
3．日常生活の援助	病床の整備 食事時の援助
4．治療・処置および検査時の援助	気管切開時の援助 創部の手当 骨髄穿刺時の援助
5．社会復帰の援助	退院に向けての家庭内の準備に関する援助
6．健康上の問題や訴えに関する教育（説明）・相談	不定愁訴的な訴えに関する援助 不安状態に対する援助 予後と就業ないし就学に関する相談

　　　　　なお，それぞれに行動面から具体的な援助内容例を右欄にあげているが，ここにはその他の多様な内容が含まれることは言うまでもない．

　　　　　では，学修者はどのような学修の過程を経てこれらの援助を行う能力を身につけるのだろうか．その内容的特徴および学修の段階は，次のようにまとめることができよう．

　　　　　①該当する援助内容の最初から終わりまでの流れと方法を考え，全体像をイメージする．準備の必要なものは，準備から後始末までの行動を連続的にイメージすることになる．ただし，ここでいう援助内容のイメージについては，(a)看護職者が一般に身につけている看護技術としての行動の流れと，(b)対象の個別性を考慮したうえでの行動（看護行為）の流れとがある．たとえば，「原

理・原則を反映させた効果的な順序に従って全身清拭を行う」と「対象に合わせて全身清拭を行う」といった行動の流れである．

② 該当する看護技術の技術的構成要素としての基本動作を見出す．部分練習を必要とするような基本動作を抽出するつもりで，行動の流れを分節化する（分節化した基本動作には，すでに学修している行動と新しく学修する必要のある行動とがある）．

③ 上記②で分節化した看護技術の基本動作のうち，これまでに練習していないものを確実にできるようになるまで練習する．

④ 上記③で練習した基本動作を該当する看護技術に組み入れて連続的に行い，順序と方法の統合をはかる（分節化して練習した動作を，どのように連続させるのか明確にしながら練習する）．

⑤ 上記④で練習した該当する看護技術を患者の生活習慣や健康上の問題を考慮して行う（この過程では，必要な情報の収集とその情報を加味した実践およびきめ細かな観察力が求められる）．

⑥ 該当する看護行為の過程では，セルフケアへ移行させるために必要な指導を行う．

1つの看護行為の学修過程を概略的に述べても上記の6項目となる．このうち，学修の過程では，①であげたように，(a)看護職者が一般に身につけている看護の基本技術としての行動の流れと，(b)対象の個別性を考慮した行動の流れの2つを区別し，学修の段階をつくることが考えられる．その場合，(a)の範囲で①〜④を確実に学修し，(b)では(a)に⑤〜⑥の個別性に関する内容を加えて学修することになる．指定基準に即していえば，(a)は基礎看護学に関する基礎的内容の学修過程で取り上げられるもので，(b)は基礎看護学以外の看護学，ことに臨地実習で学修することになる．1つの援助内容を看護行為ないし看護技術としてこのように段階的に考えるのは，学修を容易にすると同時に，評価の時期と内容を明確にするためである．

このようなことを前提にして必要な学修内容を具体化するには，次のことに留意しなければならない．

① すべての看護技術および看護行為には，認知・情意・精神運動領域の内容が含まれる．

② 認知領域には，知識レベルから問題解決までの内容が含まれる．主な内容としては，次のようなことが考えられる．
- 1つの技術として実施するために不可欠な内容（原理・原則的なもの）
- 方法や実施順序の決定に関する内容（方法の種類，方法や順序の決定要因）
- 援助の程度の判定に関する内容（援助の程度，実施時間・実施頻度の決定）
- 次の援助計画の立案に関する内容

③ 精神運動領域では，1つの援助内容を，その行動の構成要素となる基本動作のまとまりに分節化し，それを一連の行動の流れのなかで効果的に組み立て

ながら実施できるようにする．
④ 情意領域には，クライエントに対する配慮および学修姿勢(興味・関心，学修の習慣)が含まれる．
⑤ 当面の援助内容に関する学修を中心にしながら，発展目標ないし向上目標を設定して，関連内容を発展的に学修する．
⑥ 援助内容によっては，当面の援助内容に関する独自(単独)の基本動作だけで成り立っているものと，その他の援助においても活用される基本動作とを組み合わせて(複合)行うものとがある．

たとえば，仰臥位から側臥位への体位変換は，それに必要な技術を単独に行う内容であるが，仰臥位から腹臥位への体位変換は，仰臥位から側臥位にする行動に，回転させるという別の行動が加わって成立する．全身清拭は，清拭に関する内容に，体位変換・寝衣交換といった別の技術が加わって成立する．

⑦ 1つの看護技術のバリエーションとして学修できる類似の技術がある．

その例としては，1つの看護技術を全体的に活用し，一部を変換する場合と，1つの看護技術を実施する際に他の技術で用いる部分行動を組み込む場合とがあげられる．前者の例では，高圧浣腸とグリセリン浣腸の関係のように1つの技術を土台にすることができるもので，それには，目的の違いに伴う方法の違い，同じ内容に一部の他の内容を含むものなどがある．後者の例では，寝具類や処置用シーツなどの取りはずし方，チューブ類の取り扱い方，消毒のしかたがそれである．

⑧ 1つの看護技術に次のような内容を加えて学修するように考慮する．
- 成長発達段階
- 疾病ないし障害
- 疾病ないし障害の程度
- 病院などの施設内における方法と家庭内における方法

⑨ 単独の内容で成り立つ看護技術でも，使用器具の多様性，家庭や施設内といった場の違い，床上安静や移動の可能性といった患者の状態の違いなどから，多様な方法がありうる．

このように内容を具体化してみると，1つの看護技術に含まれる学修内容は膨大なものであり，これらの内容を同時に学修するのはむずかしいことが明らかになる．したがって，次のように段階を経て必要な内容も含めて学修を進めることも考えられる．

[1] 第1段階では看護職者が一般に身につけていなければならない看護技術(基本技術)に認知領域・情意領域・精神運動領域の内容を含めて，多様に活用できるように学修のまとまりをつくる．

[2] 第2段階では第1段階の学修後にクライエントの個別性を加えて臨地実習を含めた学修が行われるようなまとまりをつくる．

このように学修に段階をつけると，学修成果を確実に評価しながら学修を進めることができるようになる．すなわち，[1] では，看護の基本動作を多様に活用

できることを考慮しながら，看護職者として必要な看護技術を確実にできるようにし，次の［2］では，それを臨床(家庭を含むあらゆる場)で実践できるようになることを目ざす．

前ページ［1］項の「看護技術」の教育単位では，次のような点を考慮してまとまりをつくることが望ましい．

① 関連領域における看護技術を，準備から後始末までを含めて，だれにでも活用される一般的な技術を看護行為の流れにつながるような形で全体的に問題にする(各看護技術には,認知領域・情意領域・精神運動領域を含む)．関連領域とは，取り上げる内容の範囲のことで，たとえば「清潔の援助」に関していえば，「身体の清潔」「寝衣ないし衣の清潔」などを含めて「清潔の保持とよい身だしなみ，衣類の着脱，皮膚の保護」とすることである．細かく段階をつくって教育する場合には，身体の清潔に限って「身体各部の清潔」として範囲を狭くすることもできる．

② 一般論として考えられる範囲で，用具および方法の違い，場・年齢・性別の違いによる方法の違いを考慮する．ただし，年齢による違いについては，指定基準のように成長発達段階によって科目設定する場合には，一般的な看護技術の学修過程に入れないようにすることも考えられる．

③ 取り上げようとする領域のなかで，有機的に関連する内容の範囲を，他の学修内容のまとまりのつくり方との関係において定める．

さらに［2］項の段階の個別性を考慮した「看護行為」の教育単位では，次のような点に注意する．

① 上記［1］段階の看護技術の教育単位に含められる範囲によって含める内容が多少異なる．

② 学修の過程には，臨地(病院など施設内および家庭)実習を含めて，実践を通した学修とその評価ができるようにする．

2）教育単位の目標作成過程

看護学教育における教育単位は，いわゆる知識(認知領域)に関する内容のまとまりと技術を含む内容のまとまりに大別される．いうまでもなく，それぞれの教育単位は，属する科目の全体構造のなかで設定されるものであり，それぞれの内容は独自性をもっている(図3-6，p.54参照)．言い換えれば，独自性があるから1つの教育単位として設定されるので，教育単位内容は前項で述べたように，学修の過程で期待する内容に基づいて設定される．たとえば，取り上げる領域としては，「呼吸」「飲食(栄養)」「身体の移動」などの学修のまとまりを指し，さらに技術の学修過程であれば，基礎の学修段階として看護技術のみの学修のまとまりをつくる場合と，その基本技術をクライエントへ適用する段階で学修のまとまりをつくる場合とに区分するということである．ただし，看護技術にかかわる教育内

容は，それぞれの技術が認知領域・精神運動領域・情意領域の内容から成り立つので，関連するこれらの内容をすべて含んだ教育単位となる．しかもこれらの内容は，既修内容を新学修内容に統合しながら学修する過程ともなることを認識しておく必要がある．

以下に，教育単位レベルにおける標準的な目標の整理過程の概略と留意点を述べよう．

(1) 知識(認知領域)に関する教育単位の場合

認知領域の内容を具体化するには，その教育単位の属する科目と該当する教育単位の性質を十分にとらえておかなければならない．看護学教育で取り上げられる認知領域に関する学修のまとまりとしては，「人間の構造・機能」「看護とは何か」「看護の変遷」「人間の成長発達段階」「人間の社会生活」などのいわゆる知識としてそれぞれ単独に学修するものと，看護技術を行う際に知っていなければならないものとして学修する内容があがってくる．しかし，前者の内容も，何らかの形で看護実践と結びつくことになるので，いずれの場合もその活用方法を考慮にいれて具体化しておく必要がある．

具体的な目標設定のしかたは，取り上げる内容の性質によって多様に考えられるが，次のような段階を経るのも1つの方法である．

第1段階

該当する教育単位の領域で，学修者をどのように変容させたいかということを，教育単位内のいくつかの題材として選び出す．その題材は内容の特性をとらえたものでなければならないが，同時にその内容が学修者の行動となるような形で取り上げる．表現がやや概念的になるのは否めない．

第2段階

第1段階であげられた題材ごとに，その主要な内容となると考えられる事項を精選する．

取り上げられる内容には，単に知識として学修する内容に関するもの，および看護技術と直接的な関連をもつものとともに，用語や原理の知識，概念の把握，概念間の関係性の把握，関連内容をあらゆる対象へ適用する際の考え方などに関するものがある．

第3段階

第2段階で精選された主要な内容ごとに，さらに具体的な内容をあげて目標を設定する．具体的な内容を精選していく過程として，次のようなブルームらによる分類視点を活用するのもよい．

- 用語の知識

- 事実の知識
- 法則性と原理の知識
- 手続きとプロセスを利用する技能
- 変換する能力
- 応用する能力

上記のブルームらが提唱する目標細目分類表(表3-3, p.62参照)の各項を活用して，看護技術「体位変換」に関する内容を，次のように具体化して整理することもできる．

想起(知識)
- 用語の知識：専門用語としての定義・概念を含む体位変換
- 事実の知識：一般的に人間がとる行動としての安楽な体位または安楽でない体位
- 法則性と原理の知識：一般的に人間がとる行動の特性に関する根拠としての関節の可動域，体位と生体反応など．

理解
- 手続きとプロセスを利用する技能：知識とテクニックとの関連を考え，看護技術としての流れをつくる．つまり，上記の想起(知識)の内容を再構成して，体位変換技術の効果的な行動の流れを考えること．
- 変換する能力：対象・場などの条件の違いによる実施方法を考える．たとえば，肥満やるいそうのある患者における実施方法，小児や老人に対する実施方法，ベッド上や畳の上での実施方法を考えることなど．

問題解決
- 応用する能力：個別性に応じた看護技術の実施方法で，個人の好みやさまざまな健康障害を考慮した実施方法としての方法の選択，実施順序，頻度を考えることなど．

さらに，このような考え方に看護に必要な学習内容面を加味して，**表6-9**のような枠組みをつくってみるのもよかろう．

このようにブルームらの提案は，単純なものから複雑なものを含めた教授-学修内容の階層化を大きな目的としているが，その能力に関する階層の枠組みをつくるには，まず教授-学修内容として取り上げようとしている内容を明確にすることが不可欠である．このことは，内容の性質によっては，期待する能力に関する枠組みを多様に考えることにもつながる．たとえば，看護の内容では，知識と理解レベルの内容を合わせて，現象(事実)の把握を中心とする枠を設けて，「事象」「原理」「法則」「概念」「因果関係」「前提条件(予測)」などの内容を問題とすることも考えられる．また，看護の内容・方法の決定過程を中心として，情報収集の過程で「観察」「測定」「比較」「分類」「分析」などをあげ，それに基づく現象の一般化として，「単純化」「抽象化」「法則化」「価値判断」を問題とし，方法の

表6-9 教育内容の分類枠組み

	1 案	2 案
想起（知識）	・術語（専門用語）の定義 ・特定の事実 ・看護の実践や問題解決に必要な原理・原則・概念・理論	・用語・具体的事実についての知識
	・看護の方法の種類 ・看護の実施順序およびプロセス	・方法・実施順序についての知識
	・人の発達段階からみた身体的・精神的・社会的特徴 ・現象の過程・方向性・変化	・人間と社会の変化についての知識
理解	・知識の現象説明への利用 ・データの分析・解釈と妥当な予測	・因果関係の把握
	・関連内容間の関係把握	・方法の種類とその性質や機能との関係把握
問題解決	・看護上の問題解決に必要なデータの認識	・問題意識
	・看護内容および方法の選定 ・看護上の判断	・知識・原理の応用
	・計画の立案 ・実施した看護の評価	・判断

決定については「方法の選択」「器具の選定」などと整理してみる．情報収集過程での「観察」と「測定」には，精神運動領域の内容を含めて考えることもできるが，認知領域の範囲では，「観察」には観察のポイント・観察方法に関する知識を，「測定」には測定の種類・方法に関する知識を含めることになる．

その他，学修内容の性質に合わせてさまざまな分類項目を設定して，内容の系統性もしくは論理性を問題にすることができる．たとえば，ヴァーガス[16]は認知領域に関するブルームらの分類をまとめて，次のような2つに分類することを提案している．

- 知識・理解（comprehension）・応用・分析：理解（understanding）・概念形成
- 統合・評価：創造性

この理解（understanding）・概念形成と創造性の分類は，「看護とは何か」といった概念形成に関する内容に容易に活用できる．「看護とは何か」を学習する意味は，看護の定義を明確にし，それを看護実践に生かすためである．それには，先人による看護の考え方やその他学習した関連内容の統合をして，個人の看護に対する考え方を看護の機能・役割との関係で具体的な行動で理解することが望まれる．このように学習目的を設定すると，求められる学習内容は，次のように整理できる．

- 理解・概念形成：先人の看護論の理解，看護をめぐる現象の把握
- 創造性：個人の看護観，看護観と看護実践との関係における看護の具体化

このように，認知領域の内容は，単純な内容の想起から，それらを複雑な現象へ適用させたり評価したりする過程として，連続的ないし論理的秩序づけをして整理することを重視しなければならない．認知領域の内容を複雑な現象へ適用する際の考え方にまで発展させておくと，あらゆる場での対応を問題とする看護の学修には有意義である．

(2) 技術に関する教育単位の場合—基礎的内容の学修段階

前項［1］（p.139下段）で整理したように，「看護技術」に関する教育単位においても，その教育単位において期待する学修範囲を明確にしておかなければならない．さらに，看護技術は認知領域・情意領域を含んで存在するものであることを忘れてはならない．

学修内容を具体化し，教授-学修目標を設定するのに，以下では6段階に分けて，それぞれの内容と，段階ごとの関係についてふれてみたい．

第1段階

該当する教育単位の領域で，学修者をどのように変容させたいかということを，看護実践時の行動の形で，該当領域の看護技術をすべてあげる（行動目標のレベル—第3章参照）．

ここであげる「看護技術」には，たとえば「原理・原則ないし効果的な実施順序に従って全身清拭を行う」範囲で，それに必要な認知領域・精神運動領域・情意領域に関する内容が含まれているものとする．このように，「看護技術」を抽出してから学修内容を整理するのは，教育者が学修者の最終的な到達目標を明確にしながら教育でき，一方，学修者がその看護技術を身につけるには，目ざす看護技術の構成内容を1つひとつ学修しなければならないからである．

第2段階

第1段階にあげられた1つひとつの看護技術に対して，認知領域・精神運動領域・情意領域の内容を明らかにする（細目標レベル—第3章参照）．

その際には看護技術を行うために必要な内容をすべて取り上げるようにする．

「第1段階」と「第2段階」の考え方を図式化すると，次のようになる．

```
                    ┌─ 認知領域の内容
  1つの看護技術 ────┼─ 情意領域の内容
                    └─ 精神運動領域の内容
```

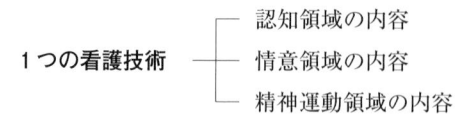

それぞれの看護技術におけるこの3領域の内容を整理していくには，次のようなプロセスをたどる方法も考えられる．

① 精神運動領域の内容を「一連の流れ」の行動としてイメージし，その看護技術を支える構成要素となる基本動作を明確にする．

② 上記①の行動を実施するのに必要な認知領域の内容を整理し，その内容と

の関係で精神運動領域の内容を再検討して両者の内容を整理する．
　③ 上記 ② であげた認知領域の各項にそれぞれ答えを書いてみて，特定の内容に対する目標の表現方法をさがしていく．
　④ 上記 ① の行動を実施するのに必要な情意領域の内容を整理し，その内容との関係で精神運動領域の内容を再検討して，両者の関係とそれぞれに必要な内容を整理する．情意領域の内容は，その性格のもたせ方によっては認知領域の内容とも関係するので，その面からの検討も必要になる．

しかし，この3領域の内容はともに目ざす能力を明確にしてはじめて目標となる表現ができるので，その意味ではこの段階から目標分類学に基づく方法を考慮しながら，系統的に内容を整理することができればなおよい．なお，第2段階の作業過程では能率を考えて，次のような方法をとることも考えられる．

第1段階であげられた個々の看護技術のなかの，「グリセリン浣腸ができる」と「高圧浣腸ができる」，「導尿ができる」と「尿管にカテーテルを留置できる」，「仰臥位から側臥位に体位変換ができる」と「側臥位から腹臥位に体位変換ができる」などの類似の看護技術，すなわち，ほとんどの内容が同一でよい看護技術の場合には，それらの看護技術のなかから次のいずれかの考え方に基づいて1つの看護技術を選ぶ(選んだ看護技術は「類似の看護技術のなかで中核となるもの」とよんでよい)．

　① その看護技術が確実に実施できればよいとして選ぶ場合：選ばなかった技術に関しては，関連性の理解に止めることもある．
　② 関連する技術の全般的な内容を抽出できると思われるものを選ぶ場合：単に内容を効率よく整理するための方便であるため，内容間の重みづけと学習方法については別に考えることになる．
　③ 最も複雑なものを選ぶ場合：関連する全般的な内容を1つの看護技術の分析で抽出できる．② と同様の理由が考えられる．

上記内容を考慮して，選んだ1つの看護技術に必要な具体的な内容を前述の3領域に分析し，ついでその他の技術に必要な内容を3領域のそれぞれに加える．このことを「浣腸」の例で模式化すると，**図 6-2** のようになる．類似の複数の看護技術の具体的な内容を整理する場合は，認知領域の内容として，複数の看護技術のそれぞれの特徴あるいは相違点の説明と，多様な看護技術のなかから看護方法の選択ができるようになる目標の検討が必要になる．

また，3領域に分析する際の精神運動領域の内容では，手順にそって必要項目をあげるのではなく，できるだけ一連の行動の流れを分節化してキーポイントとなる部分行動としての要素，つまり，その看護技術を支える構成要素としての基本動作をあげることが望ましい．たとえば，高圧浣腸では「カテーテルの挿入方法」「カテーテルの抜去方法」といったことがあげられる．基本動作として行動を分節化する際には，部分練習をする必要のある動作を抽出するつもりで選ぶのも1つの方法である．

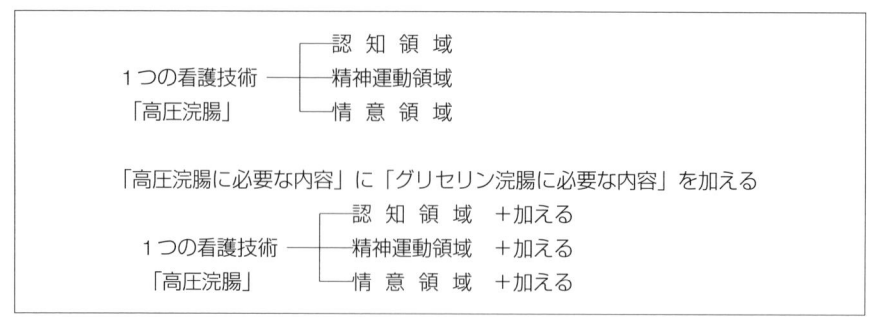

```
                ┌─ 認 知 領 域
   1つの看護技術 ─┼─ 精神運動領域
   「高圧浣腸」    └─ 情 意 領 域


「高圧浣腸に必要な内容」に「グリセリン浣腸に必要な内容」を加える

                ┌─ 認 知 領 域    ＋加える
   1つの看護技術 ─┼─ 精神運動領域  ＋加える
   「高圧浣腸」    └─ 情 意 領 域    ＋加える
```

図 6-2　類似技術の整理過程

さらに，3領域の内容はともに，それがなければ1つの看護技術が成り立たないと思われる内容については，すでに学んでいると思われるものを含めて抽出し，整理する．すでに学んでいる内容(既修内容)は前提目標になるものであるが，同時に事前的評価とその該当教育単位への活用面で評価の対象ともなりうる．

第3段階

第2段階で整理された各看護技術の3領域の内容を全部並べてみて，重複があればそれを整理する．

ここでいう重複の整理とは，① 表現の上でまったく同じものがあればまとめること，② 内容間の関連性を考えて1つの目標にまとめることを指している．前者の表現が同じものは当然いずれか1つでよいが，後者の内容間の関係をまとめるときには学修内容に幅と深さをもたせることを考慮し，内容間の関係性で学修したほうがよい場合は，その学修につながるような目標の表現を考える．この段階でも，ブルームらの目標分類学に基づいて目標細目分類表および表6-9に示す枠組みなどの考え方を活用し，目標の再整理をすることが望まれる．類似する看護技術間の内容を模式化すると，主には次のようになる．

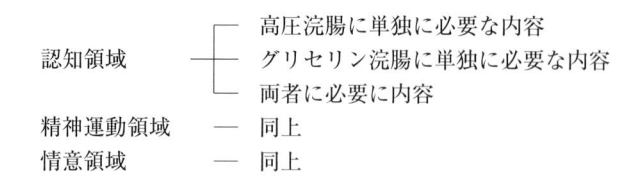

```
                 ┌─ 高圧浣腸に単独に必要な内容
    認知領域  ───┼─ グリセリン浣腸に単独に必要な内容
                 └─ 両者に必要に内容
    精神運動領域 ── 同上
    情意領域     ── 同上
```

複数の看護技術間で問題にできる教授・学習目標の具体例としては，次のような方法の説明，相違や選択に関するものがある．

- 方法の種類とそれぞれの適用に関する説明
- すべての種類の実施方法の説明
- すべての種類の方法の違いに関する説明(用途・必要物品・手順の違い,配慮事項の違い)
- ある条件での方法の選択（看護技術の学修過程では発展目標ともなる）

この段階における目標の整理過程では，発展目標ないし向上目標を考慮に入れながら必要な内容を整理する．

第4段階

第3段階で整理された内容には，3領域のいずれにも，既修内容と本教育単位で新しく学修する内容（新学修内容）とが含まれるので，その分類を行う．これは，さまざまな知識や技術を駆使して1つひとつの看護技術をつくりあげるので，常に両者が混在しているからである．

このように既修内容と新学修内容を区分するのは，本教育単位での学修に必要な前提行動となるものと，直接的な学修内容を明確にするためである．この両者については，本教育単位における評価を確実にするために独自の内容を明確にし，また既修内容については本教育単位との関連とその活用方法を学修する必要があるので，それぞれの内容を整理しておかなければならない．いうまでもなく，本教育単位における直接的な評価の対象となるのは新しい学修内容であるが，その内容のなかには一部発展目標ないし向上目標となる内容も含まれることになる．関連する既修内容を整理するのは，それを本教育単位での学修内容に活用しなければならないからである．

3領域の内容を既修内容と新学修内容からみて模式化すると，次のようになる．

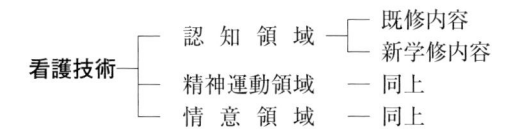

```
                ┌ 認 知 領 域 ┬ 既修内容
                │             └ 新学修内容
看護技術 ────┼ 精神運動領域 ─ 同上
                └ 情 意 領 域 ─ 同上
```

第5段階

第4段階で整理された内容ないし目標は，最初に抽出した看護技術から派生する，本教育単位における直接的な内容に限られる．最初にあげる看護技術が看護実践上必要不可欠なものであれば，これらの内容は全学修者が到達しなければならない最低到達目標である．しかしその評価にあたって，すべての内容を取り上げて問題にすることはできないので，形成的評価の段階で確実に評価の対象とするものと，総括的評価で対象にするものとの関係を考え，評価目標を吟味することになる．さらに，各教育単位の教授−学修目標を設定する際には，最低到達目標だけではなく，その学修の過程で深化学習が期待される内容（向上目標）や本教育単位の学修をさらに発展させていくために，次のステップで学修する内容（発展目標）が，学修者にわかるような形で教育単位目標を構成することが望ましい．各目標間の関係は，図3-5のとおりである（p.53参照）．

第6段階

次は，第4および第5段階で整理された内容ないし目標をどのように組み合わ

せ，どのような順序で教授-学修を進めていくかを検討し，この教育単位レベルにおける教授-学修計画に基づく評価計画を立てることになる．この際には，最初に抽出した各看護技術を念頭におきながら，実践に向けて効果的な教育をする方法を考えなければならない．なお，第5段階で追加した向上目標と発展目標については，最低到達目標に到達した学修者に深化学習として学修させる内容ともなる（図2-4 p.31参照）．内容の組み立て方には，次のような方法が考えられる．

① 第1段階であげた看護技術をそれぞれに取り上げる方法．認知領域および情意領域の内容はそれぞれに含める．

② 第2段階で整理した内容のうち，精神運動領域の基本動作を関連のあるもの，あるいは類似した内容から学修のまとまりをつくり，その学修終了後に基本動作を統合しながら目標とする看護技術の学修へと進めるようにする．認知領域および情意領域の内容は必要に応じて組み入れる．

③ 第2段階で整理した認知領域・情意領域および精神運動領域の内容をそれぞれにおいて，関連性のあるもの，あるいは類似した内容でまとめて学修の順序を決める．

④ 第2段階で整理した認知領域・情意領域および精神運動領域の内容のそれぞれにおいて，先行学習がそれに続く学修に生かせるように学習の転移を考えたまとまりをつくる．

3領域の内容は，必要に応じて組み合わせるようにする．このことは，看護技術の学修過程では，精神運動領域の内容，ことに基本動作の確実な学修を重要視する必要があるが，基本動作は認知領域の内容に裏付けされて成り立っている関係上，認知領域の内容を組み込んだ動作としての学修過程をつくる必要があるからである．その他，認知領域の内容では，理解・解釈・問題解決にかかわる目標などを，発展目標を含めて表現する場合もある．

(3) 技術に関する教育単位の場合—臨床における看護の学修段階

臨床における看護の学修段階の内容を具体化する場合も，前述の基礎の学修段階の内容を具体化する方法に準ずることになるが，ここでは，各看護技術にクライエントの特徴や個人の特性を加えた「看護行為」のつくり方を考えることになる．したがって，一般論としての看護技術に何を加えればよいのかが問題となる．「看護行為」の実施に必要な学修内容を，まず大まかにあげると次のようになる．

① 一般論としての実施順序
② 原理に基づく一般的な看護技術の実施
③ 対象に合った方法を決めるための考え方や根拠
④ 対象に合った実施方法の決定
⑤ 対象の諸条件を考慮した看護行為の実施

このなかで，①と②および③に関する一部については，「技術に関する教育単位の基礎の学修段階」で学修しているので，本教育単位の直接的な内容ではな

く，既修内容として整理できる．本教育単位では，③に関する必要内容と④と⑤のクライエントへの適用方法を取り上げることになる．

　③に関する必要内容の側面を概略的にあげると，次のようなことが考えられる．
- 該当する看護技術に関する使用可能な方法の種類と適応
- 具体的な実施方法とその理論的根拠
- 実施過程での観察視点と観察方法
- 観察内容の解釈と判断
- 該当する看護技術に必要な患者の情報の収集
- 必要な患者の情報と該当する看護技術との統合のさせ方
- 人の気持ちの推察のしかた
- 保健指導，および自立への指導方法

　これらの内容を総合して，④の対象に合った実施方法を決定し，⑤の個別性を考慮した看護行為の実施へとつなげる．実施過程では，③にあげた内容を評価規準として，個人の特性をさらに深くとらえ，次のケアに生かせるようにし，一方では基本動作の対象に応じた方法の検討をするように考える．つまり，看護過程を問題にしながら，看護技術および看護の方法の学習を進めるようになる．これは，臨床では患者の個別性が強調されるが，看護技術を適用するにあたっては，原理に基づく一般的な看護技術が中心となり，その流れのなかに必要であれば，個人的特徴を反映させることになるからである．

(4) 情意領域に関する学修内容の場合

　看護学教育における情意領域に関する学修内容には，対人関係および自己の成長に関する内容を中心とした諸目標が含まれる．たとえば，患者ないしクライエントとその家族への配慮，関係従事者・同僚との協調，現象ないし事象（学修内容）への興味・関心，関連事項に関する価値観，学修の習慣，社会的存在としての態度などが，それである．

　これらのうち，コミュニケーションに関する理論的な内容については，1つの学修のまとまりをつくることができるが，その他の内容については，いずれも日々の行動における動機づけによって啓発されるもので，1つの教育単位をつくって学修するものではない．考え方によっては，コミュニケーションに関する内容についても，単独に学修のまとまりをつくるより，1つひとつのケアのなかでタイミングと方法を学ぶほうが実際的である．また，このように情意領域の内容に関しては，繰返し必要となるものが多く，既修内容としてできるだけすべての教育単位において意図的に関連内容を組み入れて学習目標を設定することが望まれる．

　含める内容の整理のしかたとしては，取り上げる内容の性質によって，次のような多様な方法が考えられる．
- 「配慮（患者・家族・同室者・関係者に対する）」と「環境の調整」
- 「配慮」「関心・興味」と「習慣化」

- 「配慮」「批判力」と「関心・興味」
- 「原動力(好奇心・集中力・協力)」,「成就感(発見・成功)」と「価値観(批判・創造・工夫)」

第7章 看護学教育における教授-学修目標と評価

　教育評価は設定された教育単位を基盤に考えることになるので，教育単位の設定のしかたによって，教授-学修過程で取り上げる評価内容は異なる．しかし，看護学教育が看護の実践者育成という目的をもっているかぎり，どのような学修過程を経ても，その成果は同じになるはずであることを前提にすると，看護技術にかかわる目標設定と，それに対象の理解を加えて臨地で行う看護行為の教授-学修過程を明確にすることによって，評価計画は立案できるといえる．

　それには看護学教育者が看護を教育内容の全体像との関係で幅広くとらえることができ，その内容を駆使して自由自在に状況に応じた看護実践に対応できる能力がある場合に限られるので，次のような内容への見識と実践能力が必要になる．

1）「看護技術」の教育単位の目標設定過程を明確にとらえ，さらにそれらの目標と評価との関係を理解する．
2）「看護技術」に対象の状況を加えた教育単位の目標設定方法と評価の関係を明確にとらえる．
3）看護の実践過程を明確にしながら，看護計画を立案する必要性を再認識する．
4）看護技術および看護行為の確実な実践能力を身につけ，それに裏づけられた教育目標の設定とその能力に基づく観察方法で，学修者の評価を確実なものとする．

1. 教授-学修過程の教育内容と評価の関係

　教授-学修の過程を具体化するには，看護の内容を可能な限り広範囲に考えられることが前提となる．前章で看護学教育の中心的学修課題となる看護技術，看護行為の考え方に焦点を合わせた教育単位のまとまりのつくり方とその設定プロセスについて述べた．しかし，看護学教育の目的とする臨地における看護実践能力は，対象が人であることから，その実践過程は複雑になる．このことを踏まえて初学者に看護実践にかかわる教育を行うには，初期段階では内容をかなり焦点化して，その学修成果を確実なものにしながら，思考の範囲および看護技術・看護行為の範囲が広げられるような取り組みが不可欠になる．このような考えの下に前章では看護実践能力の教育に原理的な内容の確実な学修過程を経て，看護の複雑性・多様性と取り組むための筋道を提案している．さらにこの考えを生かして効果的な教授-学修過程を創るには常に次のような事項に留意する必要がある．

a．最終ゴールとなる臨地における看護実践を視野に入れて，教育上の段階を経た展開過程を創る

　初期段階では，表6-4（p.131参照）に示す「本来ならば自己管理できる日常生活行動に関する一般的な援助方法で学修のまとまりをつくる場合の教育内容」から始める．次いで表6-5（p.132参照）の「本来ならば自己管理できる日常生活行動に障害により何らかの看護・治療処置を必要とする場合の一般的援助方法を含めて学修のまとまりをつくる場合の教育内容」に移る．その際に，それぞれにおいて次の段階あるいは既修内容を視野に入れて当面の学修内容の全体における位置関係を確認しながら，中心となる学修内容の確実性と拡がりが理解できるような教育の過程をつくる．

　これらの学修が確実に実施されない段階から，対象の理解に関する内容を加えると，看護実践過程における普遍的な内容と応用発展が必要な内容との関係がわからないため，既存の能力が多様な場への対応能力につながらなくなる．図7-1に示すように初期段階からの学修過程で，常にそれらが次にどのように活かされるのかについて動機づけを行えば，次のステップでの必要事項への興味・関心につながり，当面の学修内容と次へのイメージの両面においてその範囲が拡がる可能性が高い．初期段階から事例的に条件を設定して取り組むと，その考え方が定着し，それ以外は考えられないような学修の範囲を狭める可能性があることに留意する．

b．中心となる技術とそれが活かせる関連の類似技術との関係にこだわる

　看護職者が身につける必要がある看護技術は多様であり，その数も多い．それらのすべてを限られた教育年限で学修するのはむずかしい．したがって，身につ

1. 教授-学修過程の教育内容と評価の関係

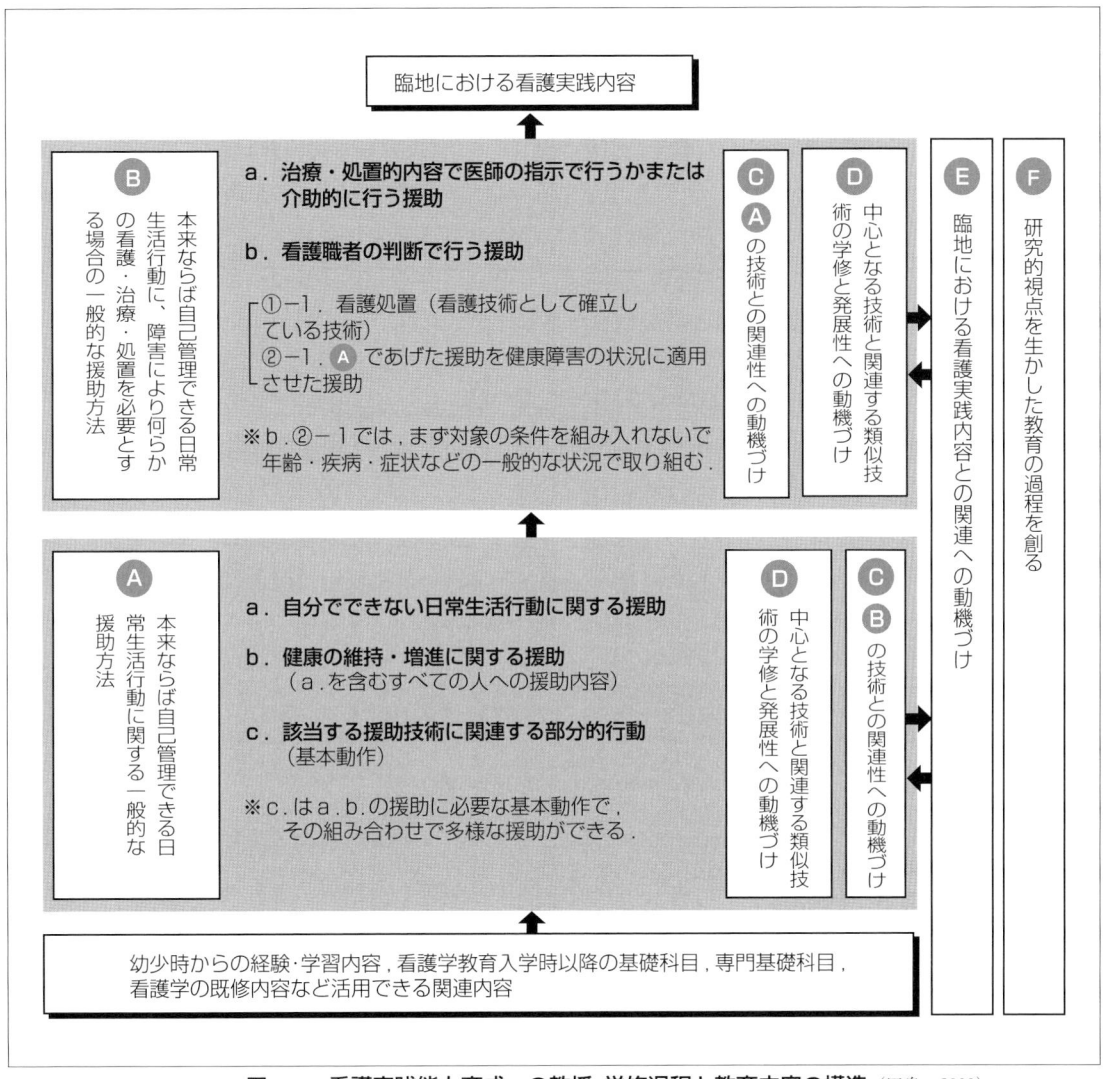

```
                    ┌─────────────────────┐
                    │ 臨地における看護実践内容 │
                    └──────────▲──────────┘
┌──────┬────────────────────────────────────────┬──┬──┬──┬──┐
│  B   │ a．治療・処置的内容で医師の指示で行うか   │C │D │E │F │
│本来な │   または介助的に行う援助                │  │  │  │  │
│らば自 │                                        │A │中 │臨 │研 │
│己管理 │ b．看護職者の判断で行う援助             │の │心 │地 │究 │
│できる │   ┌①-1．看護処置（看護技術として確立   │技 │と │に │的 │
│日常生 │   │     している技術）                  │術 │な │お │視 │
│活行動 │   │②-1． A であげた援助を健康障害の    │と │る │け │点 │
│に，障 │   └     状況に適用させた援助           │の │技 │る │を │
│害によ │                                        │関 │術 │看 │生 │
│り何ら │ ※b．②-1では，まず対象の条件を組み入れ  │連 │の │護 │か │
│かの看 │   ないで年齢・疾病・症状などの一般的な   │性 │学 │実 │し │
│護・治 │   状況で取り組む．                      │へ │修 │践 │た │
│療・処 │                                        │の │と │内 │教 │
│置を必 │                                        │動 │発 │容 │育 │
│要とす │                                        │機 │展 │と │の │
│る場合 │                                        │づ │性 │の │過 │
│の一般 │                                        │け │へ │関 │程 │
│的な援 │                                        │   │の │連 │を │
│助方法 │                                        │   │動 │へ │創 │
│      │                                        │   │機 │の │る │
│      │                                        │   │づ │動 │  │
│      │                                        │   │け │機 │  │
│      │                                        │   │   │づ │  │
│      │                                        │   │   │け │  │
└──────┴──────────────────▲─────────────────────┴──┴──┴──┴──┘
┌──────┬────────────────────────────────────────┬──┬──┐
│  A   │ a．自分でできない日常生活行動に関する援助 │D │C │
│本来な │                                        │中 │B │
│らば自 │ b．健康の維持・増進に関する援助         │心 │の │
│己管理 │   (a.を含むすべての人への援助内容)     │と │技 │
│できる │                                        │な │術 │
│日常生 │ c．該当する援助技術に関連する部分的行動  │る │と │
│活行動 │   (基本動作)                           │技 │の │
│に関す │                                        │術 │関 │
│る一般 │ ※c.はa.b.の援助に必要な基本動作で，    │の │連 │
│的な援 │   その組み合わせで多様な援助ができる．   │学 │性 │
│助方法 │                                        │修 │へ │
│      │                                        │と │の │
│      │                                        │発 │動 │
│      │                                        │展 │機 │
│      │                                        │性 │づ │
│      │                                        │へ │け │
│      │                                        │の │   │
│      │                                        │動 │   │
│      │                                        │機 │   │
│      │                                        │づ │   │
│      │                                        │け │   │
└──────┴──────────────────▲─────────────────────┴──┴──┘
┌──────────────────────────────────────────────────────┐
│ 幼少時からの経験・学習内容，看護学教育入学時以降の基礎科目，専門基礎科目， │
│ 看護学の既修内容など活用できる関連内容                              │
└──────────────────────────────────────────────────────┘
```

図7-1 看護実践能力育成への教授-学修過程と教育内容の構造（田島，2009）

注1）具体的な援助内容については表6-4, 表6-5参照．
注2）ⒶⒷの教育過程では，中心となる学修の確認後にⒸⒹへの刺激を行い，看護技術への対応範囲を広げる．
注3）ⒺⒻはⒶⒷⒸⒹのすべての教育過程で活かすことになるが，初期段階では一般的な，だれにでも活用できる技術に止める．
注4）注1～注3の過程による確実な学修後，対象の条件を加える学修に進む．

けた少ない技術で，多くの看護技術に対応できるような学修過程をつくる必要がある．それには学んだ技術が他に活かせないかという発想を常にもって学修と取り組まなければならない．この取り組みには，単にそれが活かせる場合とそれをさらに発展的に活用する場合があることに気づかせ対応の幅を広げる学修に導く．

たとえば，「仰臥位から座位」への体位変換技術は，まず「食事時の体位」「読書時の体位」などに活用できること，さらにその技術は，「端座位として車椅子への移乗」「端座位の床上からの立位・歩行訓練に移る場合」に活用できることなど

多様な活用方法へとつなげられる．これらへの思考過程では，対象の条件などの設定は不要である．この取り組みで事前に知らなければならないことは，看護とは何を行うものかの具体的な理解であろう．

さらに1つの看護技術を，図7-1のⒷ段階の学修内容で取り上げると，図7-2のように1つのケアに限っても周辺に多様な要素が潜んでいる看護の複雑さがわかる．この段階においても対象の細かな条件を加えることなく，必要な関連技術の幅広い学修が可能である．このような思考過程を身につけるには，さまざまな教授-学修過程での動機づけが不可欠である．

c．研究的視点を活かした教授-学修過程を創る

教育はいろいろな視点からの研究対象となる．しかしそのなかで授業計画とその展開にかかわる研究が最も重要である．それは教育の目的である学修者の変容にかかわる結果が，学修者と教育者の両面から得られる過程だからである．授業過程の研究では，1つの教育単位のまとまりすべての内容を対象とする場合と，そのなかの1授業時間単位に限る場合とが考えられる．この両者の関係を明確にするには，いずれにしても関係するすべての教育内容に精通している必要がある．また，必要な内容にかかわる学修者の到達状況をデータにしなければならないことから，すべての内容の表現が求められる．その意味で教授-学修過程における研究的視点で内容の具体化をはかることには意義がある．

さらに授業計画には，内容に見合う選択された教育方法および評価方法が組み込まれる必要があるので，それぞれの観点から内容を分析し，教育内容の構造化ないし重要な内容とその周辺に存在する内容との関係などを明らかにしなければならないが，その過程の教育者の思考過程とその結果に基づく教授-学修過程が

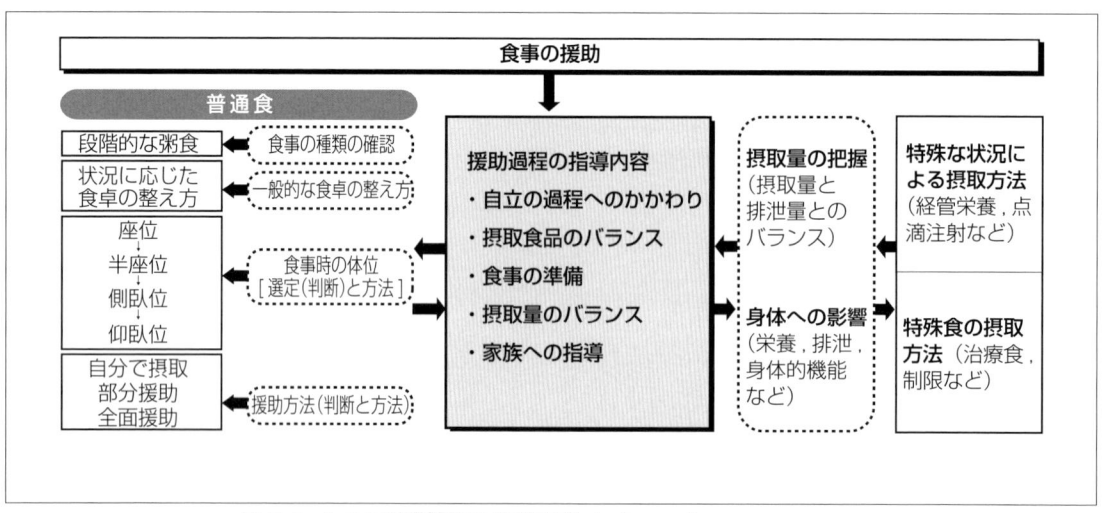

図7-2　1つの看護技術の関連内容（田島，2009）
注1）それぞれへの基本的な看護技術の習熟が事前に必要である．
注2）年齢や性別→個人の好みや習慣→健康問題による対応へと思考する．

役に立つ．

　図7-1の全体像をすべての看護にかかわる教授-学修過程の基盤におき，必要な教育のまとまりと学修段階を考える必要性が明らかになったが，それには教育者の看護の考え方や看護実践能力の力量がいかに重要であるかがわかる．その上に立って必要な教育内容のまとまりをつくり，確実な看護実践能力の基盤づくりを行う必要がある．

2．「看護技術」の教育単位の目標設定過程と評価

　取り上げる学修のまとまりを，「本来ならば自己管理できる日常生活行動に関する一般的な援助方法」の範囲で，「清潔の保持とよい身だしなみ，衣類の着脱，皮膚の保護」を例として，前章で述べた目標設定の過程をたどってみよう．

第1段階
　第1段階で関連する看護技術を抽出すると，日常的に望まれる清潔の保持とよい身だしなみ，衣類の選択，衣類の着脱，入浴できない場合の身体の保清方法などを取り上げることになる．その範囲で学修内容となる援助内容には，次のようなものがあげられる．

① 日常的に望まれる清潔の保持とよい身だしなみに関する指導ができる．
② 必要に応じた衣類の選択ができる．
③ 必要に応じて衣類の着脱ができる．
④ 口腔内の清潔に関する援助ができる．
⑤ 入浴時の援助ができる．
⑥ 全身清拭ができる．
⑦ 洗髪ができる．

　このうち，①の「日常的に望まれる清潔の保持とよい身だしなみに関する内容」は，②以降の内容のすべてにおいて同時に必要となるものであるが，健康の維持・増進の面からみると単独でも必要なものであり，1項目としてあげておく．これらの項目は，さらにいくつかの援助方法の違い，目的および内容の違い，年齢・性別からくる特徴などを考慮して実際に援助する個々の看護技術のレベルまで分類することになる．先にあげた7つの援助内容に関する看護技術を整理すると，**表7-1**に示すようなものが考えられる．

　ここで取り上げた看護技術は，学修内容の具体化を前提としてあげたものである．看護技術の取り上げ方は多様にあり，看護援助として考えられる内容のすべてをあげれば膨大な量になるので，明らかに学修内容が同じになると予測できる内容は事前に整理しておいたほうがよいからである．整理のしかたとしては，この教育単位でいえば「全身清拭」の項や「洗髪」が該当する．たとえば，「全身清

表7-1 「清潔の保持とよい身だしなみ，衣類の着脱，皮膚の保護」に関する看護技術学修段階の教育単位に含める内容―目標作成過程の第1段階の内容

① 日常的に望まれる清潔の保持とよい身だしなみに関する指導ができる．	・人の衣服に関する関心を述べることができる． ・健康と口腔内の清潔との関係を説明できる． ・健康と皮膚の清潔との関係を説明できる． ・対面による指導技術ができる．
② 必要に応じた衣類の選択ができる．	・室内でのくつろぎ着の選定ができる． ・作業着の選定ができる． ・寝衣の選定ができる．
③ 必要に応じて衣類の着脱ができる．	・臥床患者の着物の着脱ができる． ・臥床患者のパジャマの着脱ができる．
④ 口腔内の清潔に関する援助ができる．	・臥床患者の含嗽の援助ができる． ・臥床患者の口腔内清拭の援助ができる． ・臥床患者の歯磨きの援助ができる．
⑤ 入浴時の援助ができる．	・和式浴槽による入浴の援助ができる． ・洋式浴槽による入浴の援助ができる． ・シャワー浴時の援助ができる．
⑥ 全身清拭ができる．	・石けんを用いて全身清拭ができる． ・沐浴剤を用いて全身清拭ができる． ・沐浴ができる．
⑦ 洗髪ができる．	・ケリパードを用いて洗髪ができる． ・洗髪車を用いて洗髪ができる． ・アルコール洗髪ができる． ・家庭用品を用いて洗髪ができる．

拭」では上記の内容のほかに，部分清拭・部分浴（足浴・手浴）などがあげられ，「洗髪」では結髪が加えられるかもしれない．しかし，部分清拭・足浴・手浴などは，「全身清拭」の流れのなかにすべて含まれており，技術の学修面からみると取り上げる必要がない．しかし看護職者には，状況によって部分清拭・足浴を選択して実施する能力が求められるので，「清拭」の方法・範囲を決める際の判断力とそれに必要な知識の学修は必要である．このような認知領域の内容は，「全身清拭」の適用範囲を問題にする目標のなかに含められるので，あえて部分清拭・足浴などを取り上げなくてもよいであろうと判断するわけである．また，モーニングケアやイブニングケアなども，清潔の保持に関する学修内容などの再構成によって成り立つものとして考える．

　このように目標を設定していく過程では，看護実践を全般的に視野に入れながら教育内容の取り上げ方を考えることが重要となる．看護の援助行動を抽出しながら教育目標を整理するのは，ゴールを視野にいれながら教授-学習過程をつくることを意図しているためであるが，援助行動の量が膨大になってしまうと，その収拾にたいへんな時間を要することになる．そのためにも，事前に教育者の判断をいれて，教育の中心を占めるもの，およびその周辺の内容としてよいものとの選別が必要になる．

第2段階

第1段階で抽出した看護技術のそれぞれに対して，認知領域・情意領域および精神運動領域の内容を具体化することになる．その際には，全体の看護技術をみて類似の内容があればそれらをまとめて，先に示した考え方で整理するのもよい（p.144-146参照）．しかし，この教育単位の第1段階の内容の取り上げ方が，すでに①から⑦までとして類似の内容をまとめた形になっているので，それぞれを類似の項目としてその次の整理手順に移ってもよい．このような①から⑦までの内容とまとまりは，ある意味で小教育単位として扱うこともできる．

表7-2 ⑦の「洗髪ができる」に関する内容の具体化
「ケリパードを用いて洗髪ができる」に関する精神運動領域・認知領域・情意領域の内容―目標作成過程の第2段階の内容

領域	分類視点		教授・学習目標
精神運動領域	基本動作		1. ケリパードの点検をし必要量の空気が入れられる． 2. 患者の体位を整えることができる． 3. ケリパードを装着できる． 4. ピッチャーを用いてお湯がかけられる． 5. 洗うことができる． 6. ケリパードの後始末ができる． 7. 結髪ができる． 8. 洗髪・結髪のしかたを指導できる．
	動作の統合化		9. 効果的な順序に従った一連の行動ができる．
認知領域	知識	用語・具体的事実についての知識	1. 頭皮・毛髪の生理機能を述べることができる． 2. ゴム製品の手入れのしかたを述べることができる． 3. 頭部を清潔にする必要性を述べることができる． 4. ケリパード準備時のポイントを述べることができる． 5. 実施過程における観察の視点を述べることができる．
		方法・実施順序についての知識	6. ケリパードの挿入方法を体位との関係で述べることができる． 7. お湯のかけ方を述べることができる． 8. 洗うときの注意点を述べることができる． 9. 洗髪の実施順序を述べることができる．
	理解	方法の種類とその性質や機能との関係	10. 洗髪・結髪の指導時のポイントを述べることができる． 11. 成人・小児および老人の洗髪時の留意点の相違を述べることができる．
	問題解決	問題意識	12. 洗髪の方法として，ケリパード以外にどのような用具を活用できるか工夫できる．
		知識・原理の応用	13. ケリパードによる洗髪方法を他の用具を用いる場合への活かし方を述べることができる．
情意領域	配慮		1. 洗髪の必要性を患者に説明できる． 2. 行動をかえるときにはそのつど行う内容を説明する． 3. 実施過程でたびたび苦痛の有無を尋ねる． 4. 同室者への気くばりができる．
	批判力		5. 実施内容に関する自己評価をする．
	興味・関心		6. 洗髪の過程で患者の反応に気づき，実施方法の改善に向けた提案ができる．

では，表7-1に示す第1段階であげた技術のなかから⑦の「洗髪ができる」を取り上げて，その考え方を示してみよう．「洗髪」では4つの看護技術があげられているが，関連技術の全般的な内容を抽出できるという理由で，そのなかから「ケリパードによる洗髪ができる」を選び，それを認知領域・情意領域および精神運動領域の3領域に分類する．内容の特性を考慮して分類し目標を整理すると，**表7-2**のようになる．

「ケリパードによる洗髪ができる」ということは，洗髪に関する援助内容のうちの1つであり，実際に学修する内容は，このほかに洗髪車による洗髪，アルコール洗髪，および家庭用品を用いた洗髪がある．したがって，これらの内容についても，ケリパードによる洗髪で分析してきたような考え方で，内容を具体化する必要がある．しかし，洗髪ということでは同一の内容が多いので，先に示した類似の技術に対する内容の整理のしかたに準じる．つまり，「ケリパードによる洗髪」に関する具体的な内容にその他の洗髪方法に必要な内容を加えて，洗髪全体に必要な教育目標を設定していくのである．

「洗髪車による洗髪」で加える内容としては，精神運動領域に「洗髪車を装着できる」「洗髪車の操作ができる」を加え，「アルコール洗髪」では精神運動領域に「アルコールで毛髪の清拭ができる」，認知領域に「毛髪清拭時の使用アルコールの濃度を述べることができる」を加える．さらに，「家庭用品を用いた洗髪」では，認知領域に「家庭用品を用いて，ケリパードないし洗髪車に代わる用具を工夫できる」「畳の上での洗髪時の術者の姿勢について述べることができる」を，情意領域に「家族への気くばりができる」を加える．

第3段階

第2段階で具体化した内容の重複を整理することになる．その際には，本教育単位ではまず①から⑦までにあげたそれぞれの内容のまとまりで重複を整理し，ついで①から⑦の内容間の重複を整理する．

前段階で3領域に分析した「洗髪ができる」に関する内容を考慮して，4つの洗髪に関する学修内容の重複を整理して新たな目標を設定すると，精神運動領域ではケリパード・洗髪車，その他の洗髪用具の準備と後始末，および各種洗髪用具の装着と体位のとり方ができるかどうかをそれぞれ1つにまとめて，「各種洗髪用具の準備と後始末ができる」「各種洗髪用具の固定と体位を整えることができる」とし，認知領域では，方法の違いを問題にして「洗髪方法の種類とその使用範囲を述べることができる」「各種洗髪用具の固定のしかたと体位の整え方の違いを述べることができる」のようにまとめることができる．情意領域については，すべての技術で同じ内容となる．これまで整理してきた「洗髪」に設定する目標をまとめると，**表7-3**のようになる．この段階における目標の整理過程では，臨床における看護の実践状況（発展目標）を視野にいれておく必要がある．

以上に示した「洗髪」に関する教育目標の整理・統合の過程を，本教育単位で

2.「看護技術」の教育単位の目標設定過程と評価

表7-3 ⑦の「洗髪ができる」に関する教授-学修目標

精神運動領域	1. 各種洗髪用具の準備と後始末ができる(ケリパードの準備と後始末ができる). 2. 各種洗髪用具の固定と体位を整えることができる(ケリパードを装着し体位を整えることができる). 3. お湯をかけながら洗うことができる(ピッチャーを用いてお湯をかけながら洗うことができる). 4. 結髪ができる. 5. 洗髪・結髪のしかたを指導できる. 6. 各種洗髪用具を用いて効果的な実施順序に従った一連の行動ができる(ケリパードを用いた洗髪ができる).
認知領域	1. 頭皮・毛髪の生理機能を述べることができる. 2. ゴム製品の手入れのしかたを述べることができる. 3. 頭部を清潔にする必要性を述べることができる. 4. 洗髪方法の種類とその使用範囲を述べることができる. 5. 各種洗髪用具の固定のしかたと体位の整え方の違いを述べることができる. 6. 各種洗髪用具の準備・後始末時のポイントの違いを述べることができる. 7. お湯をかけるときの注意点を述べることができる. 8. 洗髪時の注意点を述べることができる. 9. 実施過程における観察の視点を述べることができる. 10. 洗髪の実施順序を述べることができる. 11. 洗髪・結髪の指導時のポイントを述べることができる. 12. 成人・小児および老人の洗髪時の留意点の相違を述べることができる. 13. 病室の条件や患者の行動範囲を考慮して,洗髪方法の選定・工夫ができる.
情意領域	1. 洗髪時にその必要性を患者に説明できる. 2. 行動をかえるときにはそのつど行う内容の説明ができる. 3. 実施過程でたびたび苦痛の有無を尋ねる. 4. 同室者への気くばりができる. 5. 実施内容に関する自己評価をする. 6. 洗髪の過程で患者の反応に気づき,実施方法の改善に向けた提案ができる.

[注1]:評価をするにあたっては,各項目に必要に応じて,さらに条件ないし規準を設定し内容を限定する必要がある.
[注2]:精神運動領域では,(　)内に示したように特定の内容を選択して評価することになる.

あげたその他の①から⑥の内容においても試みる.ここでは,紙面の都合で各項目の具体化は試みないが,本教育単位でまとめて目標を表示したほうがよいと考えられる内容には,先にも述べた①の清潔保持の面から必要な指導内容,皮膚の生理機能,衣服の選択,およびいくつかの援助方法が考えられる看護技術の方法の種類とその適用に関するものがある.たとえば,清潔保持面からの必要な指導内容について,精神運動領域では「身体各部を清潔に保つ必要性と頻度の高い方法の指導ができる」「身体各部を清潔に保つ必要性とその方法を,各種援助方法の違いを明らかにしながら指導できる」といった内容があげられ,認知領域では全身の皮膚に頭皮・毛髪を含めて「全身の皮膚および粘膜の生理機能を述べることができる」「皮膚および粘膜の生理機能の違いによる清潔にする方法の違いを述べることができる」といった表現をあげながら,求める能力をあらわす目標を設定していく.

表7-4 ⑦の「洗髪ができる」に関する教授-学修目標

教授-学修内容		認知領域 知識 用語・事実・具体的	認知領域 知識 方法・手順	認知領域 理解 方法の性質と機能	認知領域 理解 その種類や関係と機	認知領域 問題解決 問題意識	認知領域 問題解決 応用知識・原理の	精神運動領域 基本動作	精神運動領域 動作の統合化	情意領域 配慮	情意領域 批判力	情意領域 興味・関心	目標の区分	事前的評価	形成的評価	総括的評価
精神運動領域	1. 各種洗髪用具の準備と後始末ができる.							○					新		○	
	2. 各種洗髪用具の固定と体位を整えることができる.							○					新		○	
	3. お湯をかけながら洗うことができる.							○					新		○	
	4. 結髪ができる.							○					新		○	
	5. 洗髪・結髪のしかたを指導できる.							○					新		○	
	6. 各種洗髪用具を用いて効果的な順序に従った一連の行動ができる.								○				新			○
	7. 個別性を考慮した洗髪ができる.								○				発			
認知領域	1. 頭皮・毛髪の生理機能を述べることができる.	○											既	○		
	2. ゴム製品の手入れのしかたを述べることができる.	○											既	○		
	3. 頭部を清潔にする必要性を述べることができる.	○											新	○	○	
	4. 洗髪方法の種類とその使用範囲を述べることができる.			○									新	○	○	○
	5. 各種洗髪用具の固定のしかたと体位の整え方の違いを述べることができる.			○									新		○	
	6. 各種洗髪用具の準備・後始末時のポイントの違いを述べることができる.			○									新		○	
	7. お湯をかけるときの注意点を述べることができる.		○										新		○	
	8. 洗うときの注意点を述べることができる.		○										新		○	
	9. 実施過程における観察の視点を述べることができる.	○											新		○	
	10. 洗髪の実施順序を述べることができる.		○										新		○	
	11. 洗髪・結髪の指導時のポイントを述べることができる.			○									新		○	
	12. 成人・小児および老人の洗髪時の留意点の相違を述べることができる.			○									新 発	○		○
	13. 病室の条件や患者の行動範囲を考慮して，洗髪方法の選定・工夫ができる.					○	○						新 発	○		
	14. 患者の個別的条件に応じた洗髪方法を述べることができる.						○						発			
情意領域	1. 洗髪時にその必要性を患者に説明できる.									○			新			○
	2. 行動をかえるときにはそのつど行う内容の説明をする.									○			既			
	3. 実施過程でたびたび苦痛の有無を尋ねる.									○			既			
	4. 同室者への気くばりができる.									○			既			
	5. 実施内容に関する自己評価をする.										○		既			
	6. 洗髪の過程で患者の反応に気づき，その意味を考えようとする.											○	新 向 発			○
	7. 洗髪の過程で患者の反応に気づき，実施方法の改善に向けた提案ができる.											○	発			

既：既習内容に関する目標　　新：新学修内容に関する目標　　発・向：発展的な学修内容に関する目標
［注1］：評価にあたっては，各項目に必要に応じ，さらに条件ないし規準を設定し内容を限定する必要がある．
［注2］：精神運動領域では特定の内容を選択して評価することになる．
［注3］：事前的評価では，知識の有無の確認が重要であるが，技術チェックを含めるとさらによい．

第4段階

　第3段階で整理された内容に対して，既修内容と新学修内容との分類を行うことになる．表7-3で示した「洗髪」の内容でみると，認知領域では「解剖学・生理学」をすでに学んでいる時期にこの教育単位が入っていれば，「頭皮・毛髪の生理機能を述べることができる」は既修内容となり，そのほかにゴム製品を取り扱う内容を含む教育単位があり，それをすでに学んでいれば，その学修内容も既修内容ということになる．そのほか，成人・老人・小児などの特徴，病室内の環境などに関する内容がすでに学修されていれば，12. 13. の目標は問題にしやすい．さらに，情意領域では事前に看護技術の学習をしていれば，患者との対応のしかたについてはほとんどが既修内容となる．情意領域で新学修内容となるのは，必要な内容を患者に説明するタイミングと，洗髪と患者の反応との関係をとらえようとする態度である．

第5段階

　第4段階で整理された内容に対して評価の段階を考慮しながら評価目標の設定(意思決定)を行い，その際には向上目標や発展目標の設定も考える．向上目標としては，洗髪の過程で患者の反応に気づくことや，その反応の意味を考えることなどがあげられる．発展目標には患者の個別的条件を考慮して洗髪することができるという内容をあげることになる(**表7-4**)．

第6段階

　第4ないし5段階で設定された内容ないし目標をどのように組み合わせ，どのような順序で教授-学習を進めていくかを考えて評価計画を立てることになる．組み立方の可能性としては次のようなこのが考えられる．

① 第1段階で取り上げた7つの項目をそれぞれのまとまりとして取り上げ，しかも看護技術を中心にして，その広がりにおいて認知領域および情意領域の内容を含める場合
② 看護技術のなかで関連する基本動作のまとまりをつくって，その学修の広がりにおいて認知領域および情意領域の内容を含める場合
③ 認知領域・精神運動領域および情意領域の内容をそれぞれ個々に取り上げ，そのうち，認知領域は内容の特徴や類似性を問題にしてまとまりをつくり，精神運動領域では行動の特性をまとめて学修するようにしたり，さらに認知領域と情意領域，精神運動領域と情意領域の内容をまとめて内容を構成したりする場合
④ 先に学修した内容が必ず後に続く学に役立つような学習の転移を考慮したまとまりをつくる場合，などが考えられる．

　評価計画はまとまりのつくり方によって内容の取り上げ方が異なるが，表7-4に示したような目標は同じになると考えてよい．したがって，認知領域の内容と

精神運動領域の基本動作は形成的評価で確実に取り上げるようにし，精神運動領域の基本動作の統合化と情意領域の内容は行動力を中心として総括的評価で取り上げる．

これまで述べてきた目標設定過程は，障害により何らかの看護および治療・処置を必要とする場合の一般的な援助方法で学修のまとまりをつくる場合も同様である．さらに，1つの教育単位には類似の複数の看護技術が含まれ，これまでに示してきた各段階において複数の看護技術項目の具体化と整理・統合が必要になり，その過程は複雑になる．そのなかで教育単位の構成内容に合わせて中心となる看護技術を精選するのはむずかしい．しかし，各看護技術を熟知していれば，各看護技術の基本動作の分析は容易であり，それらの再構成で複数の看護技術の教授-学修過程を設定するのはむずかしいものではない．教育単位の内容にかかわる目標間の再構成には，第1章7ページの教育単位の構成が参考になろう．

3．臨床実習における学習目標設定と評価

臨床実習における学修は，クライエントの個別的条件を考慮して，あらゆる場における健康上の問題に関する対応のしかたを取り上げることになる．つまり，家庭を含む地域および施設内(病院・各種施設)で，母子・小児・成人・老人を対象に，人の1日の生活の流れを再構成しながら，健康維持に関する対応のしかたを学ぶのである．

その学修の過程では，対象の個別的な条件として，成長発達段階の特徴，身体的特徴，生活上・健康上の背景，クライエントの訴え，およびその他の客観的なデータを総合的にとらえ，それらを統合して，個別的な看護内容を考えながら実践能力を身につけることになる．表7-5は臨床で実践する看護内容とそれに必要な学修内容のあらましを表頭に示す内容ごとに整理したものである．これらを学修するには，何らかの意図をもって学修のまとまりをつくる必要があり，前章では成長発達段階ないし現在の健康上の問題を中心とした学修のまとまりをつくることを提案した．成長発達段階を中心にして区分すると，小児看護学・成人看護学・老人看護学・母性看護学といった指定基則の学修のまとまりをつくることにつながる．この区分では，さらにそのなかを時間数の多い成人看護学では運用として器官系指向で健康問題を限定したり，その他，地域や実習施設の特性を生かして学修のまとまりをつくったりすることもできる．いずれにしても，設定した学修のまとまりのなかで，臨地における学修の過程をつくることになるので，そのなかで評価の対象(目標ないし内容)となるものを整理することになる．

表7-6は図4-2 (p.67参照) とも内容が重なるものであるが，各学修のまとまりで取り上げる内容の一例であり，評価視点ともなりうるものである．ただし，この表には設定科目ないし教育単位に関する特定の内容はあげていないので，実際に

表7-5 臨床における看護と学習内容

看護実践に関する内容	対象の理解に関する内容		看護に対する考え方に関する内容	看護技術に関する内容	系統的観察法（看護診断）に関する内容	対人関係に関する内容	発展的学習への取り組みに関する内容
看護上の視点・援助内容と課題	人の理解に関する内容	健康の理解に関する内容					
・救命・救急処置	・人体の構造・機能	・健康の概念	・看護の概念（看護観）	・救命・救急処置技術	・面接技術	・対患者・家族・関係従事者間関係	・ケーススタディ
・健康の維持・増進に関する援助	・ライフサイクル（人生観を含む）	・人と健康観	・看護の動向と展望	・健康の維持・増進に関する援助技術	・観察技術（全身の系統的観察技術―ヘルスアセスメント）		・看護研究への取り組み
・日常生活行動への援助（身体面・精神面を含む）	・成長発達段階的特徴（身体・心理・社会的側面を含む）	・健康障害の理解（器官系指向，疾病指向，症候指向，看護上の問題指向）	・看護職者としての責任の自覚	・日常生活の援助技術（ヘンダーソン，アブデラなどの理論の活用）	・検査データの読み方		・興味・関心事への取り組み
・看護処置	・生活の構造・機能	（病態生理・症候・検査・治療法など，予後を含む内容を含む）		・看護処置技術	・観察結果の統合力と活用		・価値観（倫理面を含める）
・診療への援助				・診療への援助技術			
・教育・相談（患者・家族・地域集団への援助）				・教育・相談技術（患者・家族・地域集団への援助）			
（上記内容のあらゆる場における実践およびあらゆる成長発達段階にある人の実践に関して生と死を含めて問題にする）				・終末期ケア（健康の維持・増進に関する援助技術については，日常生活に関する援助技術に含めることもできる）			

［注］：上記の内容には，看護学の内容の他，科学的思考の基礎，人間と生活，社会の理解および専門基礎にかかる内容のすべてが関連している。

第7章 看護学教育における教授-学修目標と評価

表7-6 臨地における看護に関する学修内容(評価視点)例

① 看護技術の実践力(日常生活行動の援助と治療面の援助を組入れる)	
② 成長発達段階に関する特徴の把握と活用	
③ 身体的特徴の把握と活用	
④ 生活上の特徴の把握と活用	
⑤ 健康上の特徴の把握と活用	
⑥ 看護観	
⑦ 計画立案過程	・患者・家族に対する情報収集のための面接技術 ・データを得るための理学的検査・観察技術(ヘルスアセスメント) ・関係従事者からの情報収集のしかた ・面接・観察・記録・関係従事者から得た情報の分析 ・患者のニーズと収集した情報を反映させた看護の視点,援助内容と課題のリスト作成 ・計画の優先順位の決定 ・必要な情報の適切な報告 ・必要な情報の適切な記録
⑧ 計画の実施過程	実施する日常生活行動と治療・処置への援助のそれぞれに対し,下記の内容を視点とする. ・一般論としての効果的な実施順序 ・原理に基づく一般的な看護技術の実施(基本動作と一連の流れによる動作間の関係) ・対象に合った方法を決定するための考え方や根拠 　・該当する看護技術に関する使用可能な方法の種類と適用 　・具体的な実施方法とその理論的根拠 　・実施過程での観察視点と観察方法 　・観察内容の解釈と判断 　・該当する看護技術に必要な患者の情報の種類 　・必要な患者の情報と該当する看護技術との統合のさせ方 　・該当する看護技術に必要な保健指導および自立への指導方法 　・人の気持ちの推察のしかた ・対象の諸条件を考慮した看護行為の実施 ・実施したケアの評価 ・必要があれば計画の修正
⑨ 教育技術	⑫ 論理性・推理力
⑩ 関係者との協調	⑬ 興味・関心との取り組み
⑪ 感受性・価値観	

[注1]:①の看護技術の実践力では,確実に学習させたい共通の看護技術を段階的に組み入れる.評価の対象には,実施する技術を必ず観察で評価できるように日常生活行動と治療・処置技術を各1項目選定する.
[注2]:②,③,④,⑤,⑥の内容には表7-5に示す「対象の理解に関する内容」と「看護に対する考え方に関する内容」を看護実践との関係で学修できるようにする.
[注3]:⑨と⑩については看護実践への組み入れ方を,⑪,⑫,⑬については看護実践の過程で,その関係に気づかせるようにする.
[注4]:各項目には,それぞれ評価の対象とする具体的な目標と期待する解答をケースに応じて準備して評価を実施する.
注5]:次項の臨地実習における看護過程の評価と併せて考える.

は設定した範囲の「① 看護技術の実践能力」「⑧ 計画の実施過程」に関する内容として取り上げたい看護技術ないし看護行為を評価の対象とする看護内容として抽出する.すなわち,設定した学修領域に関する内容のうち,その領域でしか学べない日常生活の援助,看護処置および診療への援助に関する内容を,表7-5に示す「看護実践に関する内容」として,体験させたい具体的な看護内容であげ,それに必要な関連内容が確実に学修できる目標を設定する.その際には,安全性

が保証される確実な技術，清潔(感染予防)と快適性，栄養，精神面の援助，観察力，薬物の管理，創傷の手当のしかた，職業意識などの面を反映させて取り上げる．このうち，①の看護技術については，設定した領域内の看護技術を基本技術として，学ばせたいものを抽出することになる．

たとえば，成人看護学の内容を器官系指向で健康問題を限定した場合には，それぞれの領域で以下のような例を参考にしてあげた援助内容と，それに必要な知識・技術・態度を抽出することになる．ただし，取り上げる内容には，設定した学修のまとまりの直接的な内容としてあげるものと，どの学修のまとまりにも共通する内容を段階的に組み入れていくものとがある．後者の内容をあげる際には，すでに学修した内容が生かせること，および学修内容の難易度を考慮して組み入れる．具体的には次のようなものが含まれる．

① 日常生活の援助(身体面・精神面を含む内容で，たとえば呼吸器系であれば呼吸困難が持続している患者への全身清拭，骨関節・筋系では牽引患者のベッドメーキングなど)
② 看護処置
  - 継続的に行うもので治療と密接な関係のあるもの(膀胱洗浄，創部の清潔など)
  - 突発的におこった異常時の対応(出血・測定値異常発見時の対応，呼吸困難の出現，終末期ケアなど)
③ 診療への援助
  - 与薬，検査，手術に関する援助
  - 治療的処置(包帯交換・各種穿刺時の援助など)
④ 家族への援助
  - 経過や状態の説明
  - 自宅での生活に困らないように，環境の整え方の指導（排泄・入浴など）
  - 社会復帰に向けた指導(食事の食べさせ方の指導,食事のつくり方の指導など)
⑤ 関係職者との連絡調整
  - 必要に応じて他の看護スタッフとの連携
  - 必要な関係職者との連携
  - 家族を含めた関係職者との連携

ここであげられた看護内容の教援-学修目標の整理のしかたは，前項で示した看護技術の目標設定過程，および看護行為の構造化に関する内容の具体化に準ずる．しかし，その評価は，「①看護技術の実践力」としてあげた内容に対しては，設定した学修のまとまりのなかでの基本技術として学修させることと，「⑧計画の実施過程」のなかであげた内容は，必要な援助項目毎の看護過程を考慮した看護の実践力を問題とするので，それぞれの教育単位で評価目標は異なる．「⑧計画の実施過程」の内容については，表7-6に示す内容を用いる．それぞれに求め

る内容には，学年差を考えて条件や規準をつけて目標を設定し評価することになる．

臨床実習における看護の評価は，それぞれ看護の実施状況を中心にしながら，それに関連する内容が十分に考えられるか，看護計画の立案過程を個々の看護実践に反映させているかを問題にしながら，看護の実践能力の内容的な幅と深さを加えていけるような評価計画を立てる必要がある（図7-2参照）．看護計画の立案過程に関する評価内容は，次の項でふれる．

4．臨地実習における看護過程の評価

1）看護過程の意味

看護過程は臨地における看護実践に不可欠な思考過程である．それは看護の実践過程の思考過程であり，1つひとつの看護実践の過程にも，ケースの看護計画立案過程にも活用できる問題解決のための一手法だからである．具体的には，看護過程は看護を実践する際に必要な情報を収集し，その情報を分析ないし考慮して看護の援助内容や方法の特定を行い，その実施と評価を行うプロセスである．したがって，看護関係ではケースの展開過程に限らず，地域の地区診断と看護の進め方，看護研究の過程など必要に応じて多様に活用されているものである．

この「看護過程」を臨地実習での活かし方で考えれば，1つひとつの看護の実践過程とケース展開のなかでの計画立案の過程とが関係し，しかもこの二面性を同時進行のなかで思考しなければならないことになる．したがって臨地実習の評価では，「看護過程」を評価の中心としているところが多いにもかかわらず，この二面を活かした評価の視点については曖昧になっているのが現状である．それには，「看護過程」の用語のもつ意味の広さと，看護過程の1段階となる情報収集・分析過程の手法として，既存の理論的枠組みを導入して，その用語に基づく看護診断を組み入れようとしていることとの関連があろう．

それらの原因はともあれ，「看護過程」には，次のようなさまざまな「計画の立案過程」と「看護の実施過程」とが含まれ，両者がオーバーラップして複雑に入り組んでいることが影響している．

① 患者の入院ないし受け持ち開始に伴い，当座の看護計画を立案する必要が生じるため，その直後に当面の看護の実施内容と方針を設定する過程：
② 入院ないし関係をもち始めた直後に収集できる範囲の情報および入院時の状態・病名などから予測できることをもとに，患者の入院から退院までの全過程の方向性としての看護計画を立てる過程：
③ 看護計画を上記 ① ないし ② の段階で立案された計画を中心にして，経過のなかで評価・修正の思考を組み入れて立案する過程：

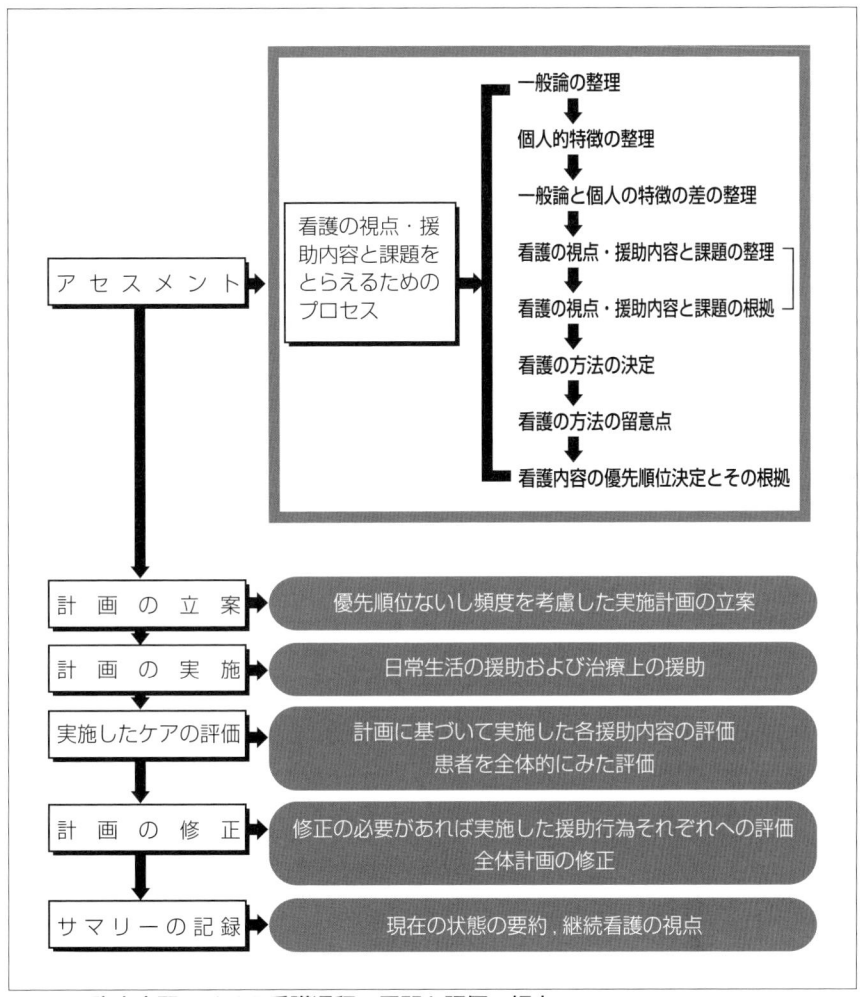

図 7-3 臨床実習における看護過程の展開と評価の視点(田島, 1989)
注1) 援助内容と課題の中では，すべての日常生活移行への援助を前提とする．
注2) 援助内容と課題は，経過の中でその内容と数の変更がある．
注3) アセスメントに必要な情報は，看護実践過程で得られることが多いので，初期の情報収集の限界を認識する．

④1日24時間の時間軸のなかで行う種々の当面必要な看護行為の実施過程に着目する看護過程：1つひとつの看護行為の実施過程に必要な情報を得，その情報を援助行為の流れのなかで考慮して実践し，その過程でさらに新たな情報を得て次の援助を考えるための評価をする過程：

⑤上記④の内容をもとにして，②の段階で立案された看護計画を経時的な変化を組み入れて修正する過程：

看護過程には上述のようなさまざまな看護の過程があり，時間差および日数差がある経過を背景とする計画立案と当座の看護の実施過程とが同時並行的な進め方となるので，その評価のあり方がどちらかといえば看護計画の立案過程に偏っている場合が多い．その影響で初期段階から患者像の把握，全般的な情報収集によるアセスメントと看護計画立案が求められている実情がある．

しかし，看護計画の立案過程と看護の実践過程とは，毎日の看護実践過程を経て，より個別的な情報を収集し，回復過程を視野にいれて必要な看護ケアの追加修正をしながら，時系列で看護計画の立案・確立をしていくという関係であり，両者は重層・立体関係にあるものである．その他，両者を一面では考えられない理由には次のようなことも関係している．

- 1つひとつの看護の実践過程が十分身についていないと，その過程に必要な情報を用いて，適切な看護方法の選定を踏まえた看護計画は立案できない．
- 入院ないし受け持ちなどで関係を持ち始めた直後に収集できる範囲の情報およびその時点の状態・病名などから予測した看護計画は当座のものに過ぎない．
- 看護実践能力と多様な看護方法を経験のなかから習得していれば，初期段階からある程度，ケースに見合った看護計画の立案は可能となるが，その準備がない場合は，必要な看護ケアに見合う情報の収集を行うことはできない．
- 看護計画は必要な看護内容を特定し，かつ実践可能な具体的な方法を提案して，すべての関係者が一定の方向に向かって看護を進めるための指針であり，具体的な看護方法の組み入れが不可欠である．
- ある種の枠組みを用いて体系的な情報収集を行い，看護診断用語による看護診断ラベルを確立しても，その診断ラベルに基づく必要な看護ケアが処方され，その確実な実践と実践過程の評価がなければ，看護過程の一環にはつながらない．

このようにして看護過程をみれば，一般にそれに必要と考えられている初期計画の立案や患者像の把握については，当座に行う看護実践による経験を通して，次第にその厚みを増していく過程を大切にしてはじめて成り立つものであると認識する必要がある．その意味で，臨地実習の評価は学修過程における段階を考慮した教授-学修の進め方とそれに基づく評価のしかたを検討しなければならない．

2）「看護過程」の評価の視点

看護過程の評価については，次の3つの視点を設けて考える必要があろう．

A．入院ないし受け持ち開始時の当面の看護計画立案過程における評価
B．日々行われる看護行為の実施過程における評価
C．日毎ないし退院（退室）時サマリーの書き方の評価

看護過程と評価の対象となる内容の全体像を模式化すると，図7-3のようになる．また，それぞれの評価視点の考え方は次に示すとおりである．

（1）入院ないし受け持ち開始時の当面の看護計画立案過程における評価

患者の入院あるいは入所に伴い看護の視点ないし援助内容を整理して看護計画を立てなければならないが，学修の過程ではその整理の方法を大切にしなければ

ならないので，看護上の視点ないし援助内容をとらえるプロセスを取り上げ，その点からの継続的な取り組み方をみることになる．ただし，この段階における評価の範囲は，日常生活行動を中心として，入院ないし関係を持ち始めた直後に収集できる範囲の情報およびその時点の状態・病名などから予測できるものに限定する．ある種のフォーム化された枠組みを用いて，全般的な情報収集とそのアセスメントを求めるのではなく，当面の看護に必要な情報を，これまでの学修に照らして自由に視点を設けて収集し，自己の看護の過程を考えさせる．

　一方，看護を必要とする患者・クライエントに対してどのように看護するかという観点から，「人」の理解に関する内容，疾病ないし健康問題に関する知識および対処のしかた，看護の方法などを統合して，個人に合った看護計画の立案能力を育成するために，次のような段階を評価の視点として，看護計画の立案過程の学修に生かすのも1つの方法であろう．

第1段階
　患者の背景を考えるために，下記事項の面から関連内容の一般的特徴を整理する（その際には，一般論として考えられる特徴を簡潔に整理する）．
① 成長発達段階の特徴を身体的・心理的・社会的側面から整理する（該当する年代層と性別による特徴と看護の視点を念頭におきながら整理する）．
② 対象年齢層における日常生活行動の一般的パターンを整理する（24時間の生活の流れを考慮にいれながら，ヘンダーソン，アブデラなどの看護上のニーズを軸にして整理するのも1つの方法である）．
③ 健康状態（現疾患および既往症）に関する一般的特徴を整理する（健康状態については，病態・症状・治療面の特徴から整理する）．

第2段階
　上記「第1段階」の内容に基づいて患者の個別的特徴を整理する（その際には，「第1段階」であげた内容を中心に，その内容と対比させる形で，できるだけ事実に基づいて記述する）．
① 成長発達段階の特徴を考慮して，日常生活行動に関する個人の特徴を整理する．個人の性格的特徴があればそのことも加える．
② 健康状態に関しては，現疾患の関連症状と既往症について整理する．それにより，直接的なケアと予防面からのケアを把握させる．

第3段階
　個別的特徴と一般的特徴を対比して両者の違いを明確にし，個人の特徴を浮きぼりにする．
① 日常生活行動に関しては，一般的行動に準じてよい点と異なる点を明確にする．個人的性格の特徴で留意することがあればそれも加える．
② 健康状態に関しては，現症のほか，潜在している可能性が予測できる症状についても整理する．

第4段階

上記「第3段階」の内容をもとに，看護の視点・援助内容および看護上の課題を整理する(必要な援助内容といわゆるプロブレムリストの作成).

① 看護の視点・援助内容については，成長発達段階的特徴および日常生活行動に関する状態で，看護職者の立場から生活行動を円滑に保つために必要な援助内容をあげる．とくに予防的観点から気をつけなければならないものをあげる．

② 看護上の課題としては，健康問題に基づいて援助が必要になった日常生活面と治療面の援助に関する内容をあげる．

③ 看護上の課題はできるだけ日常生活行動を中心として，健康上の課題はその援助過程で考慮されるように整理する．

第5段階

上記「第4段階」であげた看護の視点・援助内容および課題のそれぞれの内容に関する根拠を整理する(看護の視点・援助内容および課題を整理する過程で考えたことを記述する)．

① 看護の視点・援助内容および課題に関する根拠は，看護の方法を決める際の考慮点となるので，それに役立つようにまとめる．その過程では予防面からも看護に取り組めるように考えていく．

② 健康上の課題に関しては，病態・検査データ・X線所見などの客観データおよび患者の訴えなどの主観データを検討する．

第6段階

上記「第5段階」であげた看護上の視点・援助内容および課題に対する根拠に基づいて看護の方法を整理する(その際には，個別的特徴を最も重視する)．

① できるだけ望ましい方法で，実施する援助内容を具体的にあげる．

② 実施方法については，その頻度も明確にする．

第7段階

上記「第6段階」であげたそれぞれの看護方法に対する留意点を整理する(その際には個別的特徴を最も重視する)．

① 看護の視点・援助内容で整理された内容が具体的な援助行動に反映されるように留意点を整理する．

② 健康問題に関しては現症の観察点を明確にし，悪化予防のための考慮事項を整理する．

第8段階

看護の視点・援助内容および課題として整理されたものの実施上の優先順位を考える．その際には，その根拠を付記する．

① 内容面では生命維持，生活の流れを重視する．

② 判断面では健康問題および場の条件の考慮・調整を重視する．

第9段階
　優先順位ないし頻度を考慮して実施計画を整理する．

　臨床実習が看護学教育の学修過程における学修内容を最終的に統合する場であるということはだれもが認めるところであろう．しかし，その統合のしかたについては，明確な形で具体化されているとは必ずしもいえないのが現状である．前述の段階で看護計画が立てられるように内容を整理するとすると，指定基準における基礎科目の内容，基礎看護学で学修した内容，および看護学各科目の概論・保健・疾患の理解に関する内容などを含めて統合することになる．したがって，前述した各段階における行動ないし思考過程も評価の対象となるのは当然である．また，それぞれの過程では設定した領域で学修させたい内容を確実に取り上げているかが問題となる．

(2) 看護行為の実施過程における評価

　看護計画は看護を円滑に実施するために立案されるもので，実施される看護には計画立案時の考慮事項が反映されなければならない．したがって，看護過程の評価視点として最も重視しなければならないのは，看護行為の実施過程といってもよい．1つの看護行為を中心にそれを効果的に実施できるように具体化する過程，実施する過程，観察し評価する過程，およびそれを次の計画に反映させる過程の視点を設けて，技術を確実に実施できるかどうかを評価する必要がある．評価に際しては，実施過程を中心としながら関連内容をとらえ，かつその必要性ないし根拠を明確に述べられるか否かを確かめることになる．つまり学修の段階によって，(1)一般論としての実施順序，(2)原理に基づく一般的な看護技術の実施，(3)対象に合った方法を決定するための考え方や根拠，(4)対象に合った実施方法の決定，(5)対象の諸条件を考慮した看護行為の実施，などに関する内容を考慮して目標を設定し評価する(表7-6の⑧参照)．

(3) 日毎ないし退院(退室)時サマリーの書き方の評価

　日毎ないし退室時のサマリーを書くことは，その時点の患者の全体像をとらえることにつながるので，患者の全体像と実践する看護との関係が把握できているか否かを評価する視点とすることができる．そのほか，患者を全体的にとらえることを習慣化するのにも役立つので，退院ないし退室の経験をしたときだけではなく，日毎および一定の間隔をおいて必ず書くように指導し，要約のしかたを学修させることが望ましい．

　これまで述べてきた看護過程に関する考え方と内容が，前項で述べた臨床実習の各学修のまとまりで取り上げられる内容に生かされることになる．**表7-6**に示す②，③，④，⑤に関する内容は，看護上の視点・援助内容および課題をとらえるためのプロセスと実施内容との関連性を評価する視点で，一般論と個人の特徴

を全般的に整理して個人の特徴をどのように把握し，それをどのように個人に生かすかについての考え方を評価するものといってよい．⑦の計画立案過程の欄に示す内容は，上記の内容を円滑に進めるための方法と計画の立案に関するものである．これらに関する方法が確実に身についていなければ，適切な看護計画は立案できない．

　なお，サマリーの書き方の評価は，⑦の「必要な情報の適切な報告」と「必要な情報の適切な記録」の範囲に含めて考える．

第8章 看護学教育課程の評価

　教育課程の評価は，それを改善するうえでの意思決定に役立つ情報を収集するために行うものである．教育課程をどのようにとらえるかによって，その対象となる範囲は多様に考えられる．しかし，近年の教育課程の評価は，単に教育機関の教育課程に止まらず，関連する施設・設備，教職員の教育活動・研究活動を含めた組織的機能，外部機関との連携や外部機関からの評価の導入など，その内容は多岐にわたるものである．

　文部科学省および厚生労働省は，教育の質向上の強化対策として，各教育機関に自己点検・評価を行うことを義務づけた．具体的には，看護学教育関係機関では，「看護師等養成所の教育活動等に関する自己評価指針作成検討会報告書」(2003年7月25日) に基づいて，大学においては，大学評価・学位授与機構ないし大学基準協会などの評価基準に従って，自己点検・評価を行う必要性が示された．大枠では「教育上の管理運営」，「教育活動の計画・運営」，「学修者の受け入れと社会活動への導入」および「教育の質の保証にかかわる活動」などへの評価である．これらの指針ないし基準には，教育上必要な内容が網羅的にあげられているので，本章では，これまで述べてきた教育目標に関する考え方を考慮して，効果的に教育を進めていくために必要な教育課程の編成とその実施過程に直接関連する内容を中心とする．その意味で，次の事柄への見識が必要になる．

1) 教育課程の編成段階にかかわる評価が確実にできるような環境を整える必要性を認識する．
2) 教育の実施過程の評価が確実に行えるような教授-学修過程の教育計画を立案する．
3) 授業評価の利点と欠点を明確にして，効果的に活用できる評価用具の作成と結果の活用方法を重視する．
4) 教育の成果は，卒業生の活動状況で示されることを常に意識して教育を行う．

1. 評価の段階と評価内容

　　教育課程の評価は，教育者が教育課程の改善には限界はないという認識をもち，つねにその改善を目的として，教授-学修の過程で意図的に評価することによってはじめて成り立つ．これまで看護学教育における教育課程は，国の定めた指定基準を前提に考えられてきたため，教育課程の評価についてはあまり語られていない．しかし，教育課程はそれぞれの教育機関が独自の教育理念に基づいてつくられた教育計画でなければならないので，それには常に教授-学修の過程を評価しながら，それぞれの機関の目的・目標と学修者のニーズを満たす教育ができるように緻密な教育の計画を立てていく必要がある．

　　したがって，教育課程の評価では，その編成過程と教育の実践過程が主な対象となるが，さらに教育の成果と卒業後の活動状況との関連性を加えて評価しなければならない．その意味で，教育課程の評価は，次のような段階において考えることになる．

1）教育課程作成段階の評価

　　教育課程の作成は教育年限を考慮した目的・目標の設定から始まる．その目的・目標の設定にあたっては，機関の教育に対する基本的な考え方を明確にしておかなければならない．すなわち，先に示した「教育に対するニーズと制約」の各項を教育機関の特色を考慮して検討し，教育の理念とともに目標および教育方針を明確にする必要がある．したがって，その具体的な評価の視点としては，次のような内容があげられる．

①　教育が目ざす人間像が明らかになっているか．
②　教育内容に関する目標が認知領域・情意領域・精神運動領域を含めて設定されているか．
③　校風ないし教育観が反映された教育目標となっているか．
④　教育目標は時代の要請に対応できるものとなっているか．
⑤　遵守しなければならない基準に見合う内容となっているか．
⑥　科目設定および教育内容を具体化するための明確な考え方があるか．たとえば，理論と実習との関係，講義ないし演習のまとまりのつくり方，実習内容の学修段階のつくり方などについて．
⑦　教育の進め方に関する考え方があるか．たとえば，基礎科目と専門科目との関係，専門科目のなかの各科目間の関係について．
⑧　教師ないし指導者の起用のしかたに関する考え方があるか．
⑨　目ざす人間像と設定した教育目標を考慮して，入学者の選考にあたっているか．

2）教育計画に基づいた教育実施段階の評価

　教授-学修の過程では，必要な教育の段階に合わせて具体的に記述された教育目標が必要となる．したがって，機関の教育目標を受けて教育目標設定時の原則および留意事項などを参考にして，評価できるような目標を設定しているかどうかが問題となる（第3, 4, 7章を参照）．さらに，教授-学修の過程の評価では目標の達成状況を客観的にみなければならないので，教育方法が密接に関連することになる．その意味で，学修者の評価に合わせて教育方法および教育者の評価も対象にしなければならない．具体的な評価の視点としては，次のような内容が考えられる．

　① 個々の教育者が担当する教育科目ないし教育単位の教授-学修過程は，機関の教育目標と他の関連する科目との関連が考慮されたものとなっているか．

　② 教育目標と看護実践との関連性があるか．
　　（各教授-学修過程で，当面の該当内容に関係する他の教育単位の既修内容を統合・総合することを問題にする.）

　③ 看護実践に関する学修内容には，時代の要請に応える内容の基盤となるものが精選されているか．

　④ 教育目標が単に知識の暗記，技術の手順の学修にとどまるものになっていないか．
　　（原理に裏づけされた基本動作とその組み立てによる看護実践能力の育成を問題にする）

　⑤ 学修状況と科目ないし教育単位の配列との関係はどうか．

　⑥ 学修状況と教育方法との関係はどうか．
　　（講義を最小限にし，学修者の主体的思考過程を引き出しながら学修をさせているかを問題にする.）

　⑦ 授業計画のなかに評価計画が含まれているか．

　⑧ 教育内容と教育方法との関係はどうか．

　⑨ 教育段階に応じた適切な新しい教育理論や教育方法に関心がもたれているか．

　⑩ 学修量と時間数との関係はどうか．
　　（記録物・レポート類は，適当な量で課しているかを問題にする.）

　⑪ 学修者の変容状況はどうか．
　　（学修の過程と学修終了時を含めて問題にする.）

　⑫ 学修の過程における評価結果の活かし方はどうか．
　　（補充学習と深化学習のさせ方を問題にする.）

　⑬ 教授・学修環境はどうか．
　　（教育者，実習場を含めた教育施設設備，教材などの評価を問題にする.）

　なお，教育者の評価については後述する（p.177参照）．

3）卒業生の活動状況からみた評価

　看護学教育は，卒業後に看護職者として，その役割を果たせることを目的として行われているので，当然教育の評価を考えるには，卒業生がどのような活動をしているかを問題にしなければならない．具体的な実態をとらえたい視点としては，次のようなことが考えられる．

　①臨床で，どのくらい看護実践ができるか．
　②学校で学んだものを，どのように活かしているか．
　③学校で学修したもの以外で，どのような内容を必要としているか．
　④これからの自己の学修課題としてあげるものが考えられるか．
　⑤毎日の業務のなかで主体的・自主的にどのような活動を行っているか．
　⑥看護の内容に新しい知見を入れるために，どのような関係文献を読んでいるか．
　⑦勉強会や研修会に積極的に参加しているか．
　⑧新しい知識・技術などを得る方法として利用しているものは何か．

　評価の時期としては，卒業時または卒業直後，卒業後3か月，6か月，1年，3年，5年などの段階を設定することが考えられる．卒業後の成長状況との関連で教育課程の評価を考えていくには，その過程における個人の努力や職場の教育プログラムが介在するので，その点をコントロールしなければ客観的データを得るのはむずかしい．しかし，経年的に結果をだして一般的な傾向を把握したり，他の教育課程で学修したグループとの比較検討をしたりして，まず教育課程の評価に役立つ資料づくりと評価方法の開発をしていく必要があろう．いずれにしても，卒業後の活動状況を評価するには，卒業時点のデータを中心にして考えることになるので，このデータは必ず確保するようにする．

2．評価の基準・規準

　教育課程の評価を効果的に行うには，次のような意味で，基準と規準の概念を併せ持つ必要がある．基準は標準として比較して考えるためのよりどころととらえ，指定規則を視野入れた基準を上回る成果を目標として評価する．一方，教育機関で設定された目的・目標に対する評価では，規準（criterion）の概念で行為などの則るべき規範を前提として，確実な能力育成につながる教育過程の評価を行う必要がある．

　したがって，教育機関の教育課程の評価を行うには，評価の意図，明確な基準と規準およびその具体的な方法がなければならない．言い換えると，教育課程の編成時点から，教育機関の教育理念に従った，(1)評価の視点，(2)収集すべきデータ，(3)情報の収集と分析の方法，(4)評価の各側面に関する各職員が負うべき責任

に関する考え方を明確にしておく必要がある．その規準づくりのうえでは，次の3点を考慮することになる．

① 適切性：教育目標・教育活動・結果に対して考える．
② 関連性：機関の教育目標と設定した科目の関連性，設定科目と教育単位間の関連性，教育内容と教育方法との関連，学修者の学修状況と学修の進め方との関連などを考える．
③ 責任性：教育目標の設定，教育活動，結果などの教育の過程に関するすべてにおいて，責任の所在を明らかにする．

看護学教育における教育課程の評価については，その規準や方法が長い間確立されていなかった．しかし，2003年に示された教育活動等に関する自己評価指針により，内容面での方向性は明らかになったといえよう．しかし，そのなかの重要ないくつかに限定したとしてもそれぞれの達成状況を判断するのは容易ではない．しかもそれにかかわる評価を自己評価で行うとなれば，その妥当性やその際の判断基準などの論議が難しい．当面は前述した教育課程作成段階の評価，教育過程段階の評価および卒業生の活動状況に関する評価の視点を軸にして，部分的にその具体化を検討しながら必要な規準や評価方法を作成し，該当する教育機関にみあう客観的な評価結果を追求していくことになろう．

3．授業評価とその活かし方

授業評価は，わが国ではあまり考えられてこなかった分野であるが，近年，その必要性が論議されている．いわゆる教育方法の評価，教育者の評価を意味するもので，授業担当教師による自己評価および教育者をとりまく関係者の評価によって成り立つ．授業評価の観点で関係者を整理すると，図8-1のようになる．したがって，行われる授業は関係者のそれぞれの立場から評価され，その結果を参考にして教育目標，教育方法，教育者の授業態度などが必要に応じて改善されることになる．

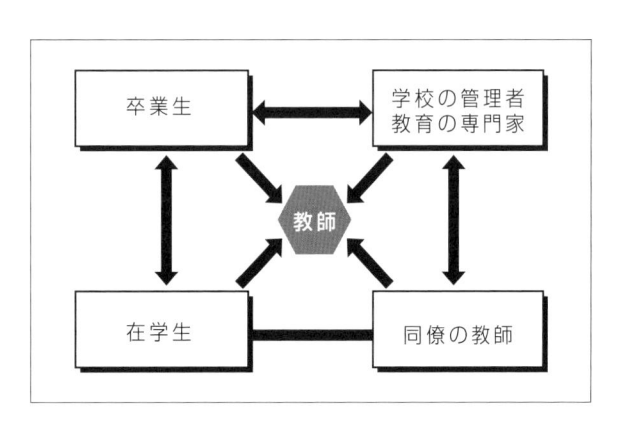

図8-1　授業に関連する者

（1）授業評価の方法

　授業評価には授業担当教師自身による毎時，事業過程の区切りおよび教育単位の終了時に行うものや他者による評価など，多様のものが含まれる．ここではそのための質問紙の例を，次に紹介する．

|例：質問紙による授業評価|

|例1| 教育方法と内容に関する評価の視点を取り上げたものである．

　【問】次の項目について，該当するものに○印をつけてください．

方法	話し方	明瞭度	はっきり聞きとれる	聞きとれる	一応聞きとれる	聞きとれないことがある	ほとんど聞きとれない
		声の質	生き生きとし単調でない	かなり生き生きと話す	一応よい	かなり単調である	きわめて単調である
		速度	かなり話し方が速い	話し方が速い	一応よい	かなり話し方が遅い	遅すぎて聞きにくい
	板書のしかた		非常に見やすい	比較的見やすい	一応よい	やや見にくい	見にくい
	教育機器の使い方		非常に見やすく適切	比較的見やすく適切	一応よい	やや見にくく適切さを欠く	見にくく不適切
	教材	量	かなり多い	多い	一応よい	少なく内容がうすい	ほとんど価値がない
		見やすさ	非常に見やすい	比較的見やすい	一応よい	やや見にくい	見にくい
	用いられた授業の方法		非常に適切でよい	比較的適切でよい	一応よい	あまり適切でない	適切でない
内容	興味・刺激の度合い		必ずこの学修を続けたい	多分学修を続ける	学修を続けるかも知れない	学修は続けない	前より興味を失った
	量		かなり多い	多い	一応よい	少なく内容がうすい	ほとんど価値がない
	論理性と構成		きわめて明快で論理的	明快で論理的	一応よい	混乱気味でついていきにくい	理解できなかった
	有効性		将来必ず役に立つ	役に立つこともある	何かの役に立つ	あまり役に立たない	役に立つことはない
	困難度		非常にむずかしい	比較的むずかしい	一応よい	かなりやさしい	やさしすぎて興味がわかない

［注1］：評価尺度は3段階ないし5段階のいずれでもよい．
［注2］：評価尺度は内容の記述ないし数字のいずれでもよい．

例2　学習者による教師の評価のために作成されたもので，A～Fまでの問で構成されている．このフォームは，学修者以外の関係者も用いることができる[15]．

【問】下記のA～Iまでの問いで，右欄に5段階のスケールがあるものについては，適当と思う数字に○をつけ，その他の設問については，適当に自分の意見を書いてください．

A．講義への興味・関心

項　目 / 評定尺度	全くそうだ	かなりそうだ	まあまあそうだ	ときにそういうことがある	それほどでもない	該当しない
私の興味を講義の最後まで維持している．	1	2	3	4	5	0
講義の最初から私の関心をとらえた．	1	2	3	4	5	0
講義のための背景の設定が効果的である．	1	2	3	4	5	0
講義の提示のしかたが多彩である．	1	2	3	4	5	0
聴講者の活気をうながしている．	1	2	3	4	5	0
興味をひく方法で講義を終えた．	1	2	3	4	5	0
講義とその他のコースの部分とをうまく結びつけている．	1	2	3	4	5	0
学生の個人的関心と講義の重点とをうまく関連づけている．	1	2	3	4	5	0

［意見］

B．講義の方法

項　目 / 評定尺度	全くそうだ	かなりそうだ	まあまあそうだ	ときにそういうことがある	それほどでもない	該当しない
教材を明快に分析・解明する教師の説明は明快で理解しやすい．	1	2	3	4	5	0
実例や引例，引用をうまく活用している．	1	2	3	4	5	0
視聴覚補助機材を有効に利用している．	1	2	3	4	5	0
定期的に自分の講義内容や学生の理解度をチェックしている．	1	2	3	4	5	0
重要な教材には力点をおいている．	1	2	3	4	5	0
講義の目的を明確にしている．	1	2	3	4	5	0
むずかしい要点の場合は別の説明のしかたで理解しやすいように心がける．	1	2	3	4	5	0

［意見］

C．学習者の理解度の確認

項目 \ 評定尺度	全くそうだ	かなりそうだ	まあまあそうだ	ときにそういうことがある	それほどでもない	該当しない
授業の期間中学生に何を求めるかを明確にしている．	1	2	3	4	5	0
講義の間ノートをとる価値のある点をはっきり明示する．	1	2	3	4	5	0
聴講者の参加意識を促進させる．	1	2	3	4	5	0
その教科目に関する学生の理解度を知るためにフィードバックをよくする．	1	2	3	4	5	0
講義のあと学生にどんな勉強を期待するかを明らかにする．	1	2	3	4	5	0

〔意見〕

D．講義中のコミュニケーション

項目 \ 評定尺度	全くそうだ	かなりそうだ	まあまあそうだ	ときにそういうことがある	それほどでもない	該当しない
意思伝達のしかたが効果的である．	1	2	3	4	5	0
声を効果的に使っているジェスチュアや身体の動きの使い方が効果的である．	1	2	3	4	5	0
自分と定期的に目をふれる．	1	2	3	4	5	0
クラスの全員と親密な関係にある．	1	2	3	4	5	0
活気がある．	1	2	3	4	5	0

〔意見〕

E．教材の取り上げ方

項目 \ 評定尺度	全くそうだ	かなりそうだ	まあまあそうだ	ときにそういうことがある	それほどでもない	該当しない
教材の選択や構造化が巧みである．	1	2	3	4	5	0
私の必要と関心に合った教材を提示している．	1	2	3	4	5	0
教材を教科目の主題や教育目的に合致するように構造化している．	1	2	3	4	5	0
この科目に対する私の関心をかきたてる．	1	2	3	4	5	0
許された時間内に適量の教材を提示する．	1	2	3	4	5	0

〔意見〕

F．その他あなたが評価したいと思う教師の特徴があったらあげてください．

項　目（項目は自由記述）　　　　　評定尺度	全くそうだ	かなりそうだ	まだまあそうだ	ときにそういうことがある	それほどでもない
	1	2	3	4	5
	1	2	3	4	5
	1	2	3	4	5

G．教師が学生をいらだたせたり，気を散らせたりするようなくせがあったら，あげてください．

_____

H．講義のなかであなたがとくによい点と思うものがあったら，教えてください．

_____

I．講義のなかで改善すべきだと思う点があれば述べてください．

_____

[喜多村和之：諸外国における大学教育の評価，IED・現代の高等教育，No.224，pp.50-51 により作成]

J．授業形態の好み

項　目　　　　　評定尺度	全くそうだ	かなりそうだ	まだまあそうだ	ときにそういうことがある	それほどでもない	該当しない
講義形式による授業を好む	1	2	3	4	5	0
ゼミナール，グループワークなどによる授業を好む	1	2	3	4	5	0
実験・実習による授業を好む	1	2	3	4	5	0

［意見］

K．授業への参加の仕方

項　目　　　　　評定尺度	全くそうだ	かなりそうだ	まだまあそうだ	ときにそういうことがある	それほどでもない	該当しない
当日の授業内容を認識して参加した．	1	2	3	4	5	0
予習をして参加した．	1	2	3	4	5	0
指示された文献は必ず読んで参加した．	1	2	3	4	5	0
授業中は終始集中して参加した．	1	2	3	4	5	0
理解できないところを質問して確認した．	1	2	3	4	5	0
教師からの質問には積極的に参加した．	1	2	3	4	5	0
グループワークなどには，積極的に参加した．	1	2	3	4	5	0
レポートなどの提出物は，独自のものを作成しようと努力した．	1	2	3	4	5	0
本科目の授業には必ず出席している．	1	2	3	4	5	0

［意見］

このように学修者に教育者を評価させることについては論議があるかもしれないが，学修者は授業を受ける者であり，その学修者の反応を考慮に入れながら授業を考えていくことは大切である．また，同僚の教師間での授業評価も積極的に取り入れて，単に授業方法のみではなく，学修者の反応と変容状況を実際の授業のなかで，できるだけ客観的にとらえ，教育方針と教育内容の取り上げ方を検討していくことが望まれる．その意味で，授業評価は，あらゆる角度から積極的に取り組んでいかなければならない分野であろう．

(2) 授業評価の活かし方

授業評価は一般に，教育者の授業過程の他者（学修者，管理者，同僚など）による評価が多いが，その結果は授業参加者の参加意欲・態度・事前準備などと大きく関連する．学修者に視点を当てれば，上記の表の「J．授業形態の好み」，「K．授業への参加の仕方」であげた好みや参加状況との関係で結果を解釈する必要がある．

これらのことは，さらに次のような事柄にも留意しなければ，評価結果の効果的な活用にはつながらないことを意味する．

① 授業評価の実施時期：一般に科目ないし教育単位終了時に行われることが多いが，この場合の評価には，評価実施時の印象，記憶している部分的な内容への反応，総体的な個人の感情などが含まれる可能性が高い．可能な限り授業時間ごとの評価を行い，教育内容，教育方法に限定した結果を出すようにすれば，授業の改善や教育単位の教育の流れを考える資料となる．

② 授業形式による参加者の反応：学修者は，どちらかといえば自己の個人的作業が多いゼミナール形式やグループワーク，実験・実習などを好む者と，個人的ワークが少なく，メディアや資料を得られる講義形式を好む者とに分かれる．これらの好みによっても，授業評価の結果は影響される．看護学教育では，好みに関係なく前者の学修方法になじむ必要があるので，この点からの認識が必要であろう．

③ 教育者の学修者への対応のしかた：教育者の個人的な感情による対応のしかたに影響された授業の過程にかかわる客観的な評価ではない結果となることもある．すべての教育者が，個々の評価結果を意識することなく，学修者が客観的に反応できるような毅然とした対応ができるような教育環境と授業評価への対処のしかたが必要である．

第9章

継続教育の過程における教育と評価の考え方

　看護はその対象が人であることから，対応の仕方には不確実性が高く，そのあり方は生涯，追及していかなければならないものである．看護は人々のさまざまな生活環境や個々人の変化，および医療環境の変化に対応して初めて成り立つものだからである．したがって，基礎教育の過程ではそれらに対応できるような基礎的能力の育成が求められ，さらに基礎教育終了後には，その能力を深め，発展させて看護の質を向上させるための研鑽と実践が求められる．その過程において確実な結果をだすには，まず基礎教育で確実な基盤づくりを行い，その上で本来あるべき継続教育が可能になるような環境づくりと，両者の成果につながる教育評価が必要になる．

　継続教育は専門職者として生涯続くものであり，長期スパンで考えるようにしなければならない．導入期間として設けられるオリエンテーションプログラムでは，看護専門職者の基盤に当面不可欠な内容に限った再確認と，自己の看護実践能力により高い関心が向けられるようにし，その後は個々の自主的な自己研鑽に委ねる．一方でその環境を整えるように配慮する必要がある．それには次のような認識が必要になる．

1）基礎教育と継続教育との内容面の関係を明確にし，両者の関係を踏まえて教育・評価を考えるようにする．
2）自主性が活かせる効果的な施設内教育の内容と進め方を検討し，生涯にわたる自発的な活動と継続的な研鑽ができる環境づくりを行う．
3）看護の実践過程を基盤とした看護方法の開発が，臨地における重要な事項であることを認識する．

# 1．看護基礎教育と継続教育との関係

　看護学教育における評価を考えるには，ゴールと教育の過程を定める必要があるが，それには基礎教育と継続教育の関係にかかわる認識が共通でなければならない．これら両者の教育のあり方については，その基盤に必要な考え方を第1章で述べている(p.2 参照)．

　その上に立って，具体的に両者の関係を整理し，看護基礎教育と継続教育との関係で後者のあり方を考えてみたい．教育はいずれにしても常に次代を視野に入れて行う必要がある．すでに世界のグローバル化は社会の動きの一部となっており，このことは看護学教育においても同様である．世界規模での感染症の蔓延，災害などによる医療従事者の協働体制の必要性，特殊状況下でのファーストエイドの役割を担わなければならない場合などがある．

　一方，多様化する地域でのニーズに対応した看護活動の推進，医療機関での在院日数の短縮化，自己ないし家族による健康管理の推進などが，これからの看護職者の役割であることを考えると，その看護基礎教育の重大さの認識と，継続教育の効果的な機能の追求が可及的な速さで進められなければならない．生活習慣病対策，少子化対策，高齢者の健康維持対策およびニーズに応じた援助などの推進には，看護職者が備える看護の本質に基づく看護実践能力を最大限に発揮する必要がある．

1）看護基礎教育の中心に求められるもの

　看護学教育の基盤となる看護基礎教育で確実な成果が求められる内容について，1つの考え方を例示しておこう．

> 看護基礎教育の中心に求められるもの
> a．看護の概念を具体的な実践内容との関係で説明できる．
> b．必要な看護実践内容のうち，基本的な看護技術を，当面の必要なエビデンスを反映させた原理・原則に基づいて実践できる．看護技術の範囲には，日常生活行動への援助および頻度の高い治療・処置にかかわる援助を含める．
> c．上記内容を看護の場の違い，対象の年齢の違い，健康状態の違いでの対応の仕方が考えられる．
> d．ヘルスアセスメント技術を用いて，看護ケアの過程をとおして全身の系統的観察を行う能力と，それに基づく看護上のニーズの把握および看護診断につなげられる基礎を身につける．

上記の各項を継続教育の基盤となる共通理解事項として再確認する意味で，これまでに言及してきた関連内容をそれぞれにまとめて付記すると次のようになる．

a．看護の概念を具体的な実践内容との関係で説明できる．

　臨地において，下記のb．項にあげている内容を，自己が行う必要があるものとして具体的にイメージし，それらの実践能力を身につける必要性を認識できるように理解させる．具体性のない概念の理解に止めないようにすることが重要である．少なくとも初期段階の臨地実習において，看護の役割を具体的に実施する看護内容で説明し，その実践につなげられるようにする．

b．必要な看護実践内容のうち，基本的な看護技術を当面の必要なエビデンスを反映させた原理・原則に基づいて実践できる．看護技術の範囲には，日常生活行動への援助および頻度の高い治療・処置にかかわる援助を含める．

　学内での学修や練習を重ねて身につけた看護技術を，すべての臨地実習の過程で患者・クライエントに繰り返し適用することによって，実際に臨地で行う看護実践に必要な看護技術を経験を通して学び，さらにその過程で対象の状況に応じたアレンジの仕方などを身につけられるようにする．

c．上記内容を看護の場の違い，対象の年齢の違い，健康状態の違いでの対応のしかたが考えられる．

　看護は目前の対象となる人の年齢に着目することから始める．看護の場と患者・クライエントの状況は，臨地実習の過程での臨場感をとおしてそのリアルさを立体的に認識させてくれる．その過程で何例かの患者・クライエントの受け持ちをとおして，年齢面の特徴，健康問題および個別的な特徴などに気づくことを重ねていくことにより，対象の理解を深め，過去の状況の推測やこれからの行動の予測などができるようになる．この過程で情報の意味をとらえながら必要な情報収集の仕方が学修できるからである．このような感覚を身につけるには，臨地実習期間のすべての時間を患者・クライエントとのかかわりに充てるような体験が必要である．学内で試みられるペーパー・シミュレーションでの学修には，患者・クライエントの動きや変化が盛り込めないことや相互関係が取れないので，臨地実習の過程を大切にしなければならない．

d．ヘルスアセスメント技術を用いて，看護ケアの過程をとおして全身の系統的観察を行う能力と，それに基づく看護上のニーズの把握および看護診断につなげられる基礎を身につける．

　看護は観察に始まり，観察に終わるといわれるように，看護実践過程は観察の過程でもある．具体的な全身の観察法としてのフィジカルアセスメント技術を土台に，ヘルスアセスメント技術を身につける必要がある．これらの技術も臨地で

患者・クライエントと向き合ってはじめて成り立つものである．さまざまな状況下での正常・異常の判断は難しい．看護実践の経験をとおして，状態の判断の仕方や対応の仕方を含めた看護技術を身につけるのが，臨地実習であることを認識していなければならない．この過程での学修が十分でなければ，情報の意味の適切な解釈，必要な看護とその具体的な方法につながる看護診断にはなりにくいからである．

このように基礎教育に求められる内容を整理すると，臨地で行う技術だからといって各看護技術に対象の条件をつけた到達目標の設定にこだわる必要もなく，また看護職者が身につける技術の指導・評価事項を紙面に緻密に表現するための時間を割くこともなく，教育・指導者の専門職者としての現場での実践能力によって対応できることが共通理解できよう．同時に浮上してくるのは，その教育環境の整備と臨地側の教育に対する対応の仕方に関する相互調整であろう．

上記のような教育によって成果を出すには，臨地実習場の環境整備を併せて行う必要性がでてくるので，継続教育と密接に関係する．

2）継続教育の中心に求められるもの

次に看護基礎教育と継続教育との関係において，継続教育側に求められるものについて整理してみよう．

継続教育の中心に求められるもの

a．基礎教育課程で身につけた技術の次のような展開
　・多様な場での活用
　・技術の円熟化，時間短縮
　・患者・クライエントおよび家族への指導内容の拡大と熟練
　・多様な看護方法の蓄積
　・自己管理能力レベルの向上

b．難易度の高い技術との取り組み

c．新しい技術の導入・展開

d．関連部門との連携の推進

e．看護管理・指導的役割の遂行

f．看護方法の開発

g．看護方法の根拠の確立

上記のように継続教育において求められるものを整理すると，看護基礎教育における教育は，看護実践にかかわる基礎的な看護技術とその発展的活用にかかわる考え方の確実な教育とその評価に限定することができる．また，継続教育は基

礎教育の成果を土台に行うものであり，基礎教育が不十分な状態での継続教育は機能しないこと，基礎教育の不十分さを継続教育で補おうとする考え方があれば，両者において成果を生まないことを教育者間で共通理解する必要がある．

2．継続教育の教育内容の考え方

　継続教育では，基礎教育終了直後の対応として，専門職者の自立に向けた基盤づくりが最も重要になる．それは施設内における教育内容の設定の仕方や教育プログラムのあり方によって，基礎教育のあり方にも大きく影響するからである．継続教育はいうまでもなく患者・クライエントを中心とした看護の質向上のために実施するものであり，継続教育の目的は基礎教育を土台に，看護職者個々の看護の実践内容を深化・発展させるためのものでなければならない．したがって，それに見合う教育プログラムの作成が必要になる．継続教育の目的は下記のような内容でその概要を表現することになろう．

- 看護の質の向上を図る．
    - 看護職者個々の質を一定以上にする
    - 看護内容を豊富なものにする
    - 変化に対応できる能力を獲得する
- 看護職者の看護実践にかかわる専門性を高める．
- 看護内容の改革・発展に寄与する能力を培い社会に貢献できる．

　このような継続教育の目的を達成するために，**前項で述べた継続教育の中心に必要な内容を具体化することになる**．各項目にかかわる考え方を例示すると，次のようなものがあげられよう．

a．基礎教育課程で身につけた技術の熟練と拡大

- 毎日の業務のなかで，個々が次のような目標をもって看護を行う．
    (1)多様な場での活用，(2)技術の円熟化と時間短縮，(3)患者・クライエントおよび家族への指導内容の拡大と熟練，(4)多様な看護方法の蓄積，(5)自己管理能力レベルの向上
- 日常生活行動の援助については，配属病棟・施設などでの毎日の業務のなかで，経験を重ねることによって，個々の実践かつ対応能力を培う．既修内容の活かし方については，個々の責任において行う．
- 治療・処置にかかわる援助については，頻度の高い技術に限定し，難易度の高いものは，次項に含める技術との関係で検討する．
- 専門職者としての自己管理・適応能力，関係職者との連携方法や患者・クライエント・家族とのコミュニケーション能力などを，日々の看護実践過程をとおして高める．

- 自主的活動にポートフォリオを活用し，課題の特定や解決への筋道，必要な情報収集とその活かし方，自身の特徴・傾向などを把握しながら，楽しんで成果が見出せるようにする（第5章3項，p.112参照）．

b．難易度の高い技術との取り組み

- まず，第一に考えなければならない内容は，生命の維持に直結するような緊急時の対応に必要な技術である．配属場所にかかわらず，看護職者の全員の基礎能力の1つとして必須の技術とする．
- 次いで求められるのが，配属された場所で不可欠な技術である．勤務する機関・病棟などの特徴によって取り上げる内容は異なるが，勤務場所の特有な技術で新たに学ぶ技術，および基礎教育での学修範囲のうち，より精度・確実性が求められる技術などが含まれる．

c．新しい技術の導入・展開

- 看護研究の成果による看護方法や，周辺の医療関係領域による開発技術が導入される際に，関係施設で一斉に学ぶ必要があるものが含まれる．使用頻度が高い器具，看護方法，治療・処置方法などが新規に導入される場合は，事前に全員に対してそれらの研修会を開催する必要がある．

d．関連部門との連携の推進

- チーム医療が推進されるなか，そこにおける看護職者の役割は大きい．看護職者は，患者・クライエントの入院前，入院中および退院後を含めて，生活の全般にわたる目配りが必要であるため，関係者との連携は欠かせない．しかし，看護基礎教育の過程で，生活行動への看護の実践能力を重視しながら，退院後の生活を視野に入れた援助やニーズに応じた家族への援助の必要性についての学修は含められているが，広範囲の関係従事者との実際的な連携方法の学修は十分とはいえない．したがって，日常の業務のなかで必要に応じた援助をとおして対応力を高め，かつその可能性を広げていくことになる．
- これまで十分な連携がなされていなかった職種との新たな連携方法の提案とその遂行を図る．

e．看護管理・指導的役割の遂行

看護管理・指導的役割については，次のような事項に基づく活動となる．

- 看護管理の基礎は，看護ケアの確実な実践能力であるため，まずその能力を培う．看護管理に関する理論的な学修・研修などで補われるものではない．
- 看護ケアの熟練度が増せば，自信とともに余裕ができ周辺への目配りが広がるので，その気づきを管理・指導に活かす．
- 病棟における毎日の全患者の個別の満足状態を把握し，それに基づく病棟運

営を行う．
- 毎日の業務のなかで，視野に入れる内容の拡大を図る．勤務場所の総体的な動き，効果的なスタッフの動き，スタッフ間のサポート体制のあり方，病棟の物理的環境などへの気配りを行う．

f．看護方法の開発

- すべての看護の実践過程が1つひとつの看護方法の開発過程となる．

  看護は，その状況下で最も適切な方法を選択して行われるが，その方法はある種の仮説でもある．人がおかれている状況は変化しているものであり，常に同じであるとは限らない．それにより適切な判断の基に行った看護実践でも，反応の違いや新たな変化に気づくことにより，その状況に応じたアレンジの必要性がでてくることもある．したがって，すべての看護実践の過程は対応の仕方での改善方法や次に向けて検討する必要がある仮説の抽出につながる．

- 実践過程で生まれた仮説の検証のために，研究的取り組みを行う．

  看護実践の過程が，実践，仮説の設定，仮説の検証のサイクルで行なわれることを認識して，看護の実践過程を分析的にみる習慣が身についていれば，多くの事柄にかかわる次への提案ができるようになる．

- 日常の看護実践にかかわる内容や方法を最新の方法やエビデンに基づいて選択するには，研究論文を読む習慣をもつことや，学術学会，研修会などにできるだけ参加することにより，日常的に新しい知見や発想を得る必要がある．

g．看護方法の根拠の確立

- 上記の過程の取り組みでは，どちらかといえば問題解決レベルの成果にとどまる場合もあるが，その客観性を高める取り組みを行えば，看護に活用できる根拠づくりにつながる．
- 継続教育には，施設内教育，専門職団体主催の研修会などのほかに，卒後教育(大学院教育)が含まれる．このなかには，専門領域をもつための教育として，大学院教育と認定看護師資格取得のための教育がある．これらの教育修了者が専門領域に特化した研究と取り組み，客観性の高い根拠の確立に貢献することが期待される．

3．施設内教育の指導過程と評価の考え方

施設内教育の内容は，前項で示したa.からe.の内容とf.の一部が該当するので，これらの内容を個々の能力向上のために組み立てて，効果的な教育プログラムを作成する必要がある．しかし，継続教育の対象は基礎教育終了者としての資

格所有者であり，継続教育のプログラムはそれを超えるものでなければならない．またそれは専門職が備える必要がある自主的行動を中心とした教育プログラムであることも求められる．

1）教育プログラムの作成過程の考慮事項

教育プログラムの作成には，最初にその性格づけを明確にする必要があり，次のような事項を検討する．

① プログラム作成の目的を明確にする．

次のような段階を設定し，目的達成を容易にする．

1段階：該当施設における職員となるため，必要な内容について知る．
2段階：配属病棟・場所での職員として役割が果たせるようになる．
3段階：個々の長期にわたる成長助成のために必要な内容と取り組む．

② プログラムの作成者を明確にする．
- プログラム参加者を含む関係者全員とする．

③ 必要な教育内容を明確にする．
- 目的に応じた内容をプログラム参加者とともに考える．

④ 教育プログラムの期間を明確にする．
⑤ 教育プログラムの評価およびプログラム推進過程の評価方法を明確にする．

2）段階別教育プログラムと評価の考え方

次に上記の考えに基づいて，目的別に3段階を考慮した教育プログラムの考え方を具体的な方法を含めて例示する．

（1）1段階：新任者全員へのオリエンテーションプログラム例

目的	該当施設における職員となるために，任務遂行に必要な内容の理解と配属場所の動きをとらえる．
時期と期間	●勤務開始日から1週間程度：午前中のみ ●午後は配属場所に馴れる時間とする．
内容	●施設の概要 ●事務関係手続き ●医療関係従事者としての対応方法 ●看護関係方針および共通する対応方法 　（ポートフォリオ導入の説明を含む） ●災害・緊急時の対応方法 ●人命救助技術の個別確認 ●その他

	(前ページよりつづく)
期間中の進め方	・1日のなかに多様な内容を組み入れない． ・配属場所の雰囲気を吸収しながら，必要事項を理解できるように計画する． ・規則などの説明に終始することなく，当施設の職員であることの意義，自主的参加の必要性についても強調する． ・災害・緊急時の対応，人命救助技術については，個別に対応の仕方と技術の確認を行う． ・参加者個々の反応を確認し，必要な細かな対応を行う． ・重要な個所については，質問時間を設ける．

[1段階の評価]

この段階のオリエンテーションプログラムでは，災害・緊急時の対応方法と人命救助技術の個別確認を重視し，緊急時にファーストエイドとして行動レベルで対応できるかどうかを確認する．その他は，とくに評価の対象とする内容を設定する必要はないが，個々がこれからの取り組みについて考えたものを，A4用紙1枚程度にまとめて提出させると，スタートラインの考えを知るのに役立つ．個人の意思・意志，不安要因，オリエンテーション内容の過不足などにかかわる多様な反応の記述が期待できるので，それらの活用範囲は広い．また，ポートフォリオの活用方法が理解されているかどうかの確認を行い，不足部分があればその補いをし，2段階のオリエンテーションプログラムへの自主的・主体的参加ができるようにする．

(2) 2段階：看護職者への配置先オリエンテーションプログラム例

目的	・配属病棟（場所）における職員となるために必要な内容を理解し，配属場所の活動に参加できるようにする． ・配属病棟（場所）で頻度が高く，確実な実践能力が求められる技術の質向上と日常生活行動の援助への実践経験を積む期間とする．
時期と期間	2か月程度：新任者全員オリエンテーション終了後，7週間を目処に配属場所に馴れるようにする．
内容	①基礎教育課程で身につけた技術について，下記の視点から日常の看護実践の過程で質を高めるための自己研鑽を始める．また，その過程で，自己の不足に気づきそれを補う努力を行う．但し，頻度の高い技術から始め，次第にその範囲を広げるようにして，すべてを短期間に行おうとしない． ・多様な場で活かせるようになる ・技術の円熟化，時間短縮を図る ・患者・クライエントおよび家族への指導にかかわる内容を増やす ・多様な看護技術の蓄積 ・実践能力の振り返りによる自己評価（ポートフォリオの活用） ②難易度の高い技術との取り組み 　上記①に含まれる技術のなかで，病棟での実施頻度が高く，かつ精度・確実性が求められる技術については，指導者からの確認を得ながら確実に実施できるまで実践経験を重ねる． ③関連部門との連携の推進 　上記①②の実践過程で，必要な内容と取り組みながら関連部門の特定や連携の仕方を，経験をとおして内容を豊富にする． ④自己管理能力レベルの向上 　勤務時間および健康状態の自己管理，看護活動への参加状況の振り返りを行い，必要に応じた対処能力を身につける．

(前ページよりつづき)

期間中の進め方	次のようなかかわり方を重視する． ● 現場での教育は指導より良い看護を見せるようにする． ● この期間は，チームの中にメンバーとして入れ，看護の動きを感じ取らせる．そのなかで必要なケアを指導者とともに行い，自己の不足部分に気づかせる．また，指導者と一緒に行うことによって，看護の楽しさと結果をだせる過程に気づかせる． ● 上記①②の内容にかかわる自己の気づきを基に，配属場所における研修計画は各自に作成させる．オリエンテーション開始後1か月の中間で自己の研修計画を提出させ，その後の効果的な活動を支援する．なお，研修計画に過不足があれば，その意図を確認しながら指導する． ● 個別に作成された研修計画に盛り込む内容としては，上記②難易度の高い技術としてあげているものを重視し，その確実な指導を行う． ● 研修計画には，研修内容，具体的な研修方法，評価の方法を入れるようにして，一貫して看護実践能力を身につけるのは自己責任であることが自覚できるようにする． ● 看護実践の過程では，常にチーム活動の中で自己の役割が果たせる能力が求められることを認識できるようにする． ● 新任者がいろいろな経験を周辺に気遣うことなくできるような環境と必要に応じて相談できる場づくりを行う．

[2段階の評価]

新任者にとって最初に配属された場所でのオリエンテーションプログラムは，専門職者としての基盤づくりに影響するものである．したがって，その評価にあたっての考え方とその視点を明確にしておかなければならない．

《評価にあたっての考え方》

① **確実な看護実践能力を自主的行動で獲得していく方法に手ごたえを感じて成果が得られているかどうか**を確認する．この能力は生涯において活かすことができるので，その素地を実践の中で身につける経験となっているかどうかが重要である．

② 看護の実践過程における，**チームによる連携の必要性の理解とチームへの参加状況**が適切かどうかを確認する．自主的行動を行うにも，チーム内での活動であり，連携の必要性および相互の協力関係を実践過程で身につけているかどうかが重要である．また，不慣れな内容については，必ず**自ら事前の確認を行う習慣**を身につけることも加える．

③ 看護実践能力の評価には，**現場での実践過程を重視**する．実践能力は上記の①と②を活かして実施される看護をとおして身につくものである．また，看護は必要な認知領域および情意領域の内容を組み入れた看護技術を中心として成り立っているものであり，その能力の評価は，これらが総体的に活かされているかどうかを行動の流れの適切性で行う．多数の知識，態度，安全性などのチェックポイントに当てはめた評価を行わないようにする．

④ 期待する成果を出すには，それに**関連する環境づくりが不可欠**である．成果と環境は表裏一体のものである．たとえば，積極的に活動できる場の

提供，必要に応じた指導体制・相談体制，勤務者間のつながり，などがそれである．

《評価の対象となる視点》
- **新任者に対する評価視点**
(1) 看護実践にかかわる内容
① 該当病棟・場所で，実施頻度が高く，かつ精度・確実性が求められる技術については，指導と実施を繰り返し，初期段階で実践できるようなっていることを観察で確認する．最高でも5項目程度の中心となる不可欠な技術を選定し，自己の看護技術への自信と意欲を引き出すようにする．
② ①以外の日常生活行動への援助は，ともに行う過程で評価し，努力を要する箇所に気づかせる程度に止め，自主的努力を待つ．
③ 中間時点で提出を求める研修計画について，本人と指導者とで実施可能性と適切性について検討する．2か月後のオリエンテーション終了時にその成果を検討し，それ以降の自主的活動の方向を示唆する．
④ ③については，①②にかかわる自己評価を，オリエンテーション開始後1か月の中間時点でまとめさせ，その後の研修計画作成に取り組ませる．最終的な提出はオリエンテーション終了時とし，2か月間の成果を指導者との差で検討し，次の自己の取り組みにかかわる計画立案を行う．照合資料は，お互いの結果に影響されないように，それぞれ別用紙を用いて両者が同時に出したものとする．
⑤ ④の過程にはポートフォリオを導入する．
(2) 看護実践過程の背後に必要な内容
下記の上位の3項は実践過程で総合的に判断する．
① 自主的取り組みの状況は適切か
② チームへの参加状況は適切か
③ 必要に応じた事前の準備や関係者との連携は適切か
④ 職場での共通の目標と個別の目標に向けての活動の評価を継続する
- **指導者および当該場所のスタッフに対する評価視点**
① 多くの経験ができるような環境づくりに参加したか
② 指導・相談にかかわったか
③ できるだけ一緒に看護実践を行うよう努力したか

(3) 3段階：個々の長期にわたる成長助成のためのプログラム

2か月間の導入オリエンテーション終了後は，その間に身につけた環境に適応する方法と，身につけた該当場所で不可欠な技術を駆使しながら，さらに自立した活動を行う期間となるようにする．一方では，次のようなフォローアッププログラムを準備し，その後の自主活動を支援するようにすることも1つの例となろう．ただし，下記のフォローアッププログラムのうち，新任者の全員が対象と

なるのは，下記 c．項の1年後までとし，その後の個々の進度には自由度を設けるのが望ましい．個人の成長の度合いや希望を考慮し，個々の発展に向けた支援を行う．

- a．1か月後（就職後3か月）：オリエンテーション終了時に検討した次への課題にかかわる確認と継続する看護活動に向けた示唆を行う．この際には，本人の仕事への参加にかかわる気持のもち方を重視した対応を行う．
- b．半年後：対応方法は上記内容に同じ
- c．1年後：当該施設での支援プログラムの終了時期とする．
  全般的なこれまでの本人の成果を認め，その後の発展に希望がもてるような示唆を行う（ポートフォリオの継続活用を示唆）．
- d．2年後：支援プログラム終了1年後のポートフォリオによる評価をともに行い，その後の継続を主体的・自主的活動に移行する．
- e．5年後：指導者としての基盤づくり開始の目安とする．施設内独自の研修プログラム，関係機関の研修プログラムへの参加などが考えられる．この時点からは，認定看護師コースや大学院への進学を勧めることも考える．
- f．10年後：管理者としての基盤づくり開始の目安とする．対応方法としては，上記の内容に同じ．

4．看護職者とキャリア教育・開発との関係

近年，看護基礎教育終了者の卒業直後の研修の必要性が大きな課題となっている．その要因の1つに，医療現場の高度化・複雑化などのさまざまな医療環境の変化が考えられ，基礎教育卒業直後からの研修プログラムの必要性が論議されているのであろう．しかし，この件については，看護基礎教育の教育環境の整備，教育方法の改革などを含めて検討する必要がある．継続教育を考えるにあたっては，それ自体をキャリア教育と置き換えている状況もあるので，最初に看護職としてのキャリアの意味を明確にとらえる必要があるように思われる．その上に立って，看護基礎教育の過程との関係で継続教育を考えなければ，看護専門職者の発展的な生涯教育としての筋道をつくることはむずかしい．

1）看護専門職者としてのキャリアの意味するもの

「キャリア」は外来語であるが，その意味を明確な日本語にする前に，わが国ではキャリア開発，キャリア形成，キャリア教育などの用語で活動が進められている．この動きは，19世紀中頃から欧米ではキャリアが職業上の前進を意味し，高位の階位を得ていくことに使用されており，その時代に日本に紹介された影響と考えられている．この動きを看護職者で見ると，米国においては1970年代までに

看護職者の職種への同一賃金を改善する手立てとして，クリニカル・スペシャリストやナース・プラクティショナーなどの高位の資格制度を開始していることがある．わが国の看護職者間では，このような米国の動きを参考に，その意味を個人が職業上たどる経歴と重ねて，キャリアが仕事や職業上の上位の役割を担うのにつながるレベルアップと関連させて使用されるようになったのであろう．

しかし近年，キャリアは仕事や職業への志向は人々の生活全般をベースに培われるものであることから，広く個々人の生活の向上を意味するようになってきている．このことは，第4章の総合・統合能力の項で述べている小学校からキャリア教育が推進されている実情と重なる．それはキャリアが，親，性別，年齢，興味，能力，置かれている社会，環境，地域などの種々の出来事から影響を受けるものだからである．

したがって，看護専門職者がキャリアの言葉を使用する場合は，上記の内容を背景にして，キャリアには①いわゆる生産年齢人口(15～64歳)に該当する者としての社会的責任を果たすために選択した専門的職業，②①に基づく仕事に携わる過程と経験，③②の過程で得た組織における地位，資格，などの多様な意味が含まれるものであるとの理解が必要であろう．キャリアをこのようにとらえると，キャリアには，個々が職業・職場の選択や決定を個人の意思で行い，その後の進路も選択した職業・職場とのかかわりにおける個人の行動として創造・発達させる意味が含まれている．つまり，キャリアは仕事に視点をおくのではなく，仕事を経験している個人と個人の内面に視点を向ける必要があるものといえる．キャリア教育の名称で職場の経営組織の人的資源管理面を重視して，主体的な個々人のキャリア形成を阻害しないようにし，経験が個人の生涯計画のなかの1ステージとなるように支援しなければならないことを共通認識する必要がある．

しかし，キャリアは仕事を介して形成されるものであり，両者を切り離して考えることはできないので，キャリア形成には，個人の立場で自己のキャリアを考える場合と，職場のニーズから考える場合があることを前提にしなければならない．前者では，個々が仕事への興味・関心・期待での計画を立て，それが生涯のプロセスや生き方につながるようにすることが中心になり，後者では，職場のニーズで必要な教育・訓練を行い，それを評価して，組織内での役割を果たせる人選に役立てたり，昇進・昇格での位置づけを行い人的資源の管理体制とつながるものとすることになる．両者は相互補完により成り立つものであるが，後者の職場での必須要件の過度の強要，地位・資格取得のプロセスが優位に立つと，必ずしも個々のニーズと一致しないプロセスでの経験の積み重ねとなり，仕事の継続を阻害することにもなりかねない．

このようにキャリアの意味をとらえると，個々が選択した看護専門職者としての生涯発達を，個人を中心にして考え，その過程に個人が満足して仕事への意欲を高め，職場の活性化・発展に貢献できるようになることによって，キャリア発達・開発面が陶冶できるのであろう．いうまでもなくこの背景には，個々人の選

択した仕事への愛着，自律・自立と積極性が不可欠であり，それに必要な支援と環境整備とを合わせて考える必要がある．

2）個々の成長過程を重視した教育・研修への留意事項

近年の看護の職場では，継続教育の一環としての研修プログラムの強化・推進が試みられている．その際の職場におけるキャリア教育・開発としての研修過程においては，個々のもてる能力を最大限に活かしながら，主体的に活動できる筋道とその環境づくりが不可欠である．次に研修プログラムの計画・実施過程で留意する必要がある事柄への考え方をいくつか示しておこう．

(1) 現状の課題の克服

現場の実情に次のような動きがある場合には，対応方法の改善を検討する必要がある．

① すべての看護職者に同一の進度で研修プログラムを課す方針がある．
② 初期段階の研修内容が，看護職者に求められるすべての事項を列挙したもので，期限付きでそれらへの達成を求めている．
③ ②の達成基準ないし規準が，現場での実践過程にかかわる手技による対応方法を中心としたものではなく，どちらかといえば，テキストの留意項目の完全学習となっている．
④ 上記各項との関係から，評価のプロセスが個々の実践能力を発展的に培う体制にはなりにくく，研修期間終了後の主体的な活動への期待がもてない状況となっている．
⑤ 示された達成項目への研修に執着する必要があるため，余裕のある心境で楽しみながらの仕事への参加とはなりにくい状況となっている．
⑥ 個人のもてる能力と主体性を活かすことが，初期段階から体系的に組み入れられていない．

上記のような体制でキャリア教育・開発ないし初期段階の研修プログラムが企画されている場合は，次のような現場の問題に着目して，研究結果を反映させた改善が必要であろう．

この種の研究は，職場環境のコントロールが難しいので，全面的に信頼はできないが，傾向の推測には役立てられると思われる．新卒看護師のストレスとバーンアウトに関する就職3か月後と6か月後の縦断的変化の研究によれば，バーンアウトでは「情緒的消耗感」の値が前半に高いのに比し，「脱人格化」および「個人的達成感の低下」は後半に高く，「脱人格化」は6か月後に有意に上昇している．また，職場ストレッサー得点では，前半・後半ともに「自分の能力不足」が高く，後半では「患者・家族との関係」「援助へのジレンマ」「上司との関係」などが高くなり，「援助へのジレンマ」と「上司との関係」の2項については有意に上昇し

ている．なお，人的サポートの実感および職業アイデンティティ得点については後半に低下している（小野田らによる，2008）．この実態は6か月後においても，自発的に行動できない実情のなかで新任者の苦悩が継続していることを示していると受け取れる．

　その他，卒業後1年から5年目の看護師の職業性ストレスの特徴に関する調査によれば，どの年齢層でも仕事の要求度への負担があり，1年目は上司や同僚の支援を受けているという認識の得点が高くなっているが，精神健康度は低い．それに2年目での仕事のコントロール得点が最も低くなっていることがある（赤畠らによる，2008）．この結果は，2年目でも自己の主体的取り組みが不十分な状態が継続している実態を示しているといえよう．

　このようにして継続教育の実情を見れば，これまで本章で述べてきた継続教育における基礎教育との連携，その能力を活かしながらの卒業後の自主的活動への啓発を，本来的なキャリア教育・開発に則って行う必要性が浮き彫りになる．すべての職場で手厚い指導体制を組織できない看護職者の職場を鑑みると，いかに主体的自立の基盤を築くかを最優先させなければならない．具体的内容と進め方については本章の2, 3項に記述している．

(2) 指導体制の見直し

　研修，指導の必要性を強調すると，その過程を経なければ，あるいはそのプログラム内容に従っていればよいという考えが定着し，個々の主体的行動の発動につながらない．看護学教育としての高等教育に進学した時点から，教えられて学ぶ「学習」ではなく自ら修める「学修」に切り替えられているはずである．このような考えに基づけば，現在多くの施設で活用されている次のカタカナによって表現される3項のあり方についての見直しが必要であろう．その際にわが国の看護は，外来語を用いないと方法・対策を講じることはできないのだろうかという問題意識が加わることも併せて必要である．

a．プリセプターシップのあり方

　プリセプターについては，日本語では「個人指導の教師」あるいは「後輩を指導する先輩」ということになるが，前者で解釈すれば，卒業後2年目でも業務への負担感を感じている状態があり，現場での指導的役割を果たすにはその後少なくとも2～3年の経験が必要であろう．後者の意味に解釈すれば，新卒・新任者以外のすべての先輩スタッフがそれに該当することになる．現場での最良の学修・研修には，経験差があるチームのなかで多様な考え方やともに実践する看護活動のなかで切磋琢磨し，自主的活動の基盤をつくることが有効であろう．プリセプターとの閉鎖的な関係による相互のストレスによる影響があることは否めない事実だからである．

　研修制度の評価は新任者個々にプリセプターを配置しているかどうかではなく，

個人の主体的活動の成果が3か月後，半年後，1年後にどのようなものであるかを視点とし，成長の過程を個人が自己の計画を振り返りながら認識できるものでなければならない．それには初期段階から，個人の主体的参加に周辺の多様な資源が活用しやすくなる環境づくりこそが，継続教育の基盤に必要なことである．

b．クリニカル・ラダーの機能と実際

クリニカル・ラダーのラダーの意味は，「はしご，はしご状のもの」，「(出世への)道，手段，方法」，「(地位の)段階，(位階の)階層」などで説明されるものである．この用語の基で教育が企画されると，その背後には臨地における職位を上げるための階層が見え隠れする．それが全員を一律に対象とする必然性を生んでいるとすると，個人を中心とした生涯発達の筋道と一致しない場合も生ずることになる．少なくとも個人の経験の蓄積には，個々の希望を中心とし，内容・期間などの企画に参加できるような体制が求められよう．もちろん，一方では職場側の看護の質の保証にかかわるニーズがあるが，それは日々の看護の実践過程で昇華できるようにしなければならない．

c．プライマリ・ナースのあり方

わが国ではプライマリ・ナースが，いわゆる個々の患者の受け持ち看護師の呼称となっている．その発祥国である米国では，看護師側の主治医に匹敵する役割が担える者がプライマリ・ナースとなることからスタートした．つまり，患者が最初に接する看護師で必要事項への相談者となり，かつ適切な判断に基づく看護計画の立案と看護の進め方が正確に指導できることを重視し，その役割が果たせるナースがその任に当たった．実際の看護はプライマリ・ナースが立案した看護計画とその指導下でそのメンバーによって実施された．したがって，卒業直後の若い看護師は，そのチームメンバーとして看護経験を重ね，やがてはプライマリ・ナースの役割が果たせるように実践過程で成長することができた．

しかしわが国では必ずしもその過程を経ることなく，初期段階からプライマリ・ナースとして，患者の受け持ちが課せられ，一方では，キャリア教育・開発プログラムの課題と取り組むことを抱えている．看護の確実な実践過程の実感がない状態で仕事が進み，充実感を抱くこともなく，それが援助へのジレンマとなったり，仕事のコントロールができないことに苦しむことになったりしている実情がある．他国のシステムに同調するのであれば，単に用語や形だけを受け入れるのではなく，それが生まれた背景とその本質を見極めてから導入する必要がある．

(3) 取り組みの基盤に必要な事項

前項の見直しと同時に取り組む必要がある内容には次の事柄がある．

4. 看護職者とキャリア教育・開発との関係

a．施設内教育プログラムは個々の看護職者を中心とする

　キャリア教育・開発の中心は，看護の中心が患者・クライエントであるように個々の看護職者である．看護職の仕事は組織の中で機能する場合が多く，職場のニーズからのキャリア教育・開発が前面に出ることは否めない．しかしその際に，一定の枠組みを用いて，全員に同じ内容を同じ期間で課す方法をとれば，学修ペースは個人によって異なるので，その進度に従った歩みができない挫折者を出すことにもなる．可能な限り個人の能力と希望による選択ができるような方法を取り入れ，全員に一様の過程をたどらせるようなプログラムの作成は避けなければならない．

　古いたとえかもしれないが「大器晩成」という表現があるように，しっかりした基盤をつくりながら多様な発想ができる人材が育つような方法の選択とそれに見合う環境づくりを行い，場合によっては時間をかけながら成長を待つことも必要である．職場におけるキャリア教育・開発のプロセスによっては，離職者を出すことや発想の芽を摘むことにつながることがあるからである．そのような事態を避ける意味で，生涯，看護職として社会での役割を果たし，その経験の蓄積こそが看護のキャリアに他ならないという共通認識を根底において教育プログラムを作成する必要があろう．

b．仕事への愛着と自律・自立への動機づけを行う

　人が仕事に愛着を感じたり，主体的にその質を高める努力を行ったりする過程で使用される言葉に「やる気」「意欲」などがある．この状況を触発するものとして「動機づけ」の言葉が用いられる．動機づけは欲求が満足される過程ととらえられるものであるが，状況によって個々の意欲の強さや行動の持続性は変化するものでもある．動機づけは個人と状況との相互作用の結果として生じるものであり，意欲の持続性には，希望の職場の一員として何らかの役割をもって参加しているという実感が得られる環境が必要である．常にだれかの指導下ないし監視下にあるような体制は望ましい結果にはつながりにくい．またその結果はその持続を常に期待するような依存的な姿勢をつくることにもなりかねない．個々の自主性と自発性を尊重し，責任とやりがいのある仕事でその面白さが感じられるようにすれば，仕事への愛着心が湧き発展的な意欲に満ちた主体的な行動へと変化できる．それには人間が適切に動機づけされれば，仕事上の自立・自律性を発揮でき，思考の発展性も望めるといわれることとの関連を活かす努力が必要であろう．

c．職務満足度の確認とその活かし方と取り組む

　職務満足度を調べるには多面的な確認が必要であり，確実に把握するのはむずかしい．概観的にその状況を把握する際には，内在的職務満足領域と外在的職務満足領域の二面から考える必要がある．前者には，仕事そのものへの有意義感をもった経験，自己の仕事への責任がもてる経験，仕事の結果への認識などが含ま

れ，後者には，待遇，職場の環境，同僚との人間関係，上司との人間関係などが含まれる．両者は次元が異なるので，個々がおかれている職務満足状況を把握する際には，これら両面の要因を勘案して原因の把握を行い，それぞれへの対処方法を検討する必要がある．

d．職場における仕事の進め方を工夫する

先に述べた継続教育の進め方に準じた方法が生きるが，日々の仕事の過程で短時間のカンファレンスを頻回に開催し，仕事へのかかわり方，個々がもつ悩みなどを早期に汲み取り，悶々とする時間や日々が長引くことを回避できる環境をつくる．

引用文献

1) 田島桂子ほか：看護教育における看護技術および認知領域の教育のあり方に関する研究．厚生科学研究報告書：医療技術評価総合研究事業（平成13-14年度）．
2) B. S. ブルームほか編著，梶田叡一ほか訳：教育評価法ハンドブック—教科学習の形成的評価と総括的評価，p. 8，第一法規，1976．
3) 橋本重治：新・教育評価法総説（上巻），pp. 68-69，金子書房，1977．
4) 橋本重治：新・教育評価法総説（上巻），pp. 156-161，金子書房，1977．
5) R. M. ガニエ・L. J. ブリッグズ著，持留英世・持留初野訳：カリキュラムと授業の構成，北大路書房，1986．
6) 金豪権著，梶田叡一訳：完全習得学習の原理，p. 140，文化開発社，1977．
7) 同上．
8) B. S. ブルームほか編著，梶田叡一ほか訳：教育評価法ハンドブック—教科学習の形成的評価と総括的評価，p. 16，第一法規，1976．
9) B. S. Bloom et al：Taxonomy of educational objectives—The classification of educational goals, Handbook 1, Cognitive Domain, London, Longmans, 1956.
D. R. Krathwohl et al：Taxonomy of educational objectives—The classification of Educational goals, Handbook Ⅱ, Affective Domain, London, Longmans, 1956.
10) The research and evaluation section, Center for educational development, University of Illinois, College of Medicine：A revised taxonomy of intellectual processes, 1973.
11) R. H. Dave：Psychomoter Levels in developing and writing behavioral objectives, Tucson, Arizona, Educational Innovators Press, pp. 33-34, 1970./デイブ：看護行動目標の作成における分類学の利用．（D. E. Reilly 著，近藤潤子・助川尚子訳）看護教育における行動目標と評価．pp. 73-75，医学書院，1980．
12) 日本看護協会訳：国際看護師協会（ICN）「看護の定義」（簡訳版），看護55（5），p. 78, 2003.
13) American association of college of nursing, Essentials of college and university education for professional nursing, Final report, 1986.
14) NLN：Characteristics of baccalaureate education in nursing, No. 15-1758, 1987.
15) WHO expert committee on nursing, WHO technical report series, No. 347, p. 18, 1966.
16) J. S. Vargas：Writing worthwhile behavioral objectives, p. 105, New York, Harper and Row, 1972./ヴァーカス：看護行動目標の作成における分類学の利用．（E. E. Reilly 著，近藤潤子・助川尚子訳）看護教育における行動目標と評価，p. 65，医学書院，1980．
17) 喜多村和之：諸外国における大学教育の評価，IED・現代の高等教育，No. 224，pp. 50-51．
18) 鈴木敏恵：ポートフォリオ評価とコーチング手法—臨床研修・臨床実習の成功戦略！，医学書院，2006．

付録　看護基礎教育の過程で必要な看護技術と教育の可能性
I　生活過程に関する援助技術

No. 1

枠組み	大項目	中項目	基礎看護学	小児看護学	成人看護学	老年看護学	精神看護学	母性看護学	在宅・地域看護学	全領域対象	特定領域対象	助産領域対象
生活過程に関する援助技術	身体の清潔・整容・更衣	1) 望ましい身だしなみ	*	○	*	○	*	○	○	◆		
		2) 歯磨き	*	*	○	○	○	○	○	◆		
		3) 義歯の手入れ	△	○	○	*	○	×	○	◆	◆	
		4) 含嗽	*	*	○	○	○	○	○	◆		
		5) 全身清拭	*	○	*	○	○	○	○	◆		
		6) 洗髪	*	○	○	○	○	○	○	◆		
		7) 沐浴	×	*	×	×	×	*	×		◆	
		8) 入浴	*	*	○	○	○	○	○	◆		
		9) 陰部・肛門部洗浄	*	*	○	○	○	○	○	◆		
		10) 衣服の着脱	*	*	○	○	○	○	○	◆		
	排泄	1) 健康の維持・増進のための援助	△	*	*	*	*	*	*	◆		
		2) 床上排泄援助（便器・尿器使用）	*	○	○	○	○	○	○	◆		
		3) ポータブルトイレ使用による排泄援助	*	○	○	○	○	○	○	◆		
		4) おむつ交換	*	*	○	○	○	○	○	◆		
		6) 排泄異常時の対応										
		①摘便	△	○	*	*	○	○	*	◆		
		②浣腸	*	○	*	*	○	○	*	◆		
		③導尿	*	○	*	*	○	○	*	◆		
		④留置カテーテル挿入中の看護	*	○	*	*	○	×	*	◆		
		⑤人工肛門の看護	×	○	*	*	×	×	*	◆		
		⑥人工膀胱の看護	×	○	*	*	×	×	*	◆		
		⑦尿失禁時の看護	△	○	*	*	○	○	*	◆		
	食事・栄養	1) 健康の維持・増進のための援助	△	*	*	*	*	*	*	◆		
		2) 食事摂取援助・経口的摂取	*	*	○	○	○	○	○	◆		
		3) 食事摂取困難時の対応										
		①経管栄養法	△	○	*	*	○	○	*	◆		
		②麻痺・嚥下困難などの状況下での摂取方法	△	○	*	*	○	○	*	◆		
	起居・体位変換・移乗・移動	1) 健康の維持・増進のための運動援助	△	*	*	*	*	*	*	◆		
		2) 臥位から座位とその関連行動	*	○	○	○	○	○	○	◆		
		3) ベッドからの離床とその関連行動	*	○	○	○	○	○	○	◆		
		4) 必要な体位変換と良肢位保持	*	○	○	○	○	○	○	◆		
		5) 車椅子への移乗・移動	*	○	○	○	○	○	○	◆		
		6) ストレッチャーへの移乗・移動	*	○	○	○	○	○	○	◆		
		7) 歩行介助（器具使用を含む）	*	○	○	○	○	○	○	◆		
		8) 運動・訓練促進の援助	△	○	*	*	○	○	*	◆		
		9) 補装具装着技術	△	○	*	*	○	×	*	◆		
	環境調整	1) 生活環境の調整	*	*	*	*	*	*	*	◆		
		2) 病床の準備	*	○	○	○	○	○	○	◆		
		3) 病室の整備	*	○	○	○	○	○	○	◆		
		4) 生活空間の整備	*	*	○	○	○	○	*	◆		
	睡眠休息	1) 睡眠のための環境整備	*	*	○	○	○	○	○	◆		
		2) 入眠のための看護	*	*	○	○	○	○	○	◆		
	宗教・学習	1) 精神的欲求を満たす方法	*	○	○	○	*	○	○	◆		
		2) 必要に応じた学習継続の援助	△	*	*	*	×	*	*	◆		
		3) 学習環境の調整	△	*	*	×	×	×	○	◆		
	人の誕生・育成過程に関わる援助	1) 受胎調節指導技術	×	×	×	×	×	*	*		◆	◆
		2) 新生児家庭訪問指導	×	△	×	×	×	○	○		◆	◆
		3) 妊婦計測	×	×	×	×	×	*	×			◆
		4) 新生児計測	×	○	×	×	×	*	×			◆
		5) 乳房マッサージ	×	×	×	×	×	*	×			◆
		6) 悪露交換	×	×	×	×	×	*	×			◆
		7) 授乳・調乳指導	×	*	×	×	×	*	○		◆	◆
		8) 離乳食の援助	×	*	×	×	×	○	○		◆	◆
		9) 愛着形成への援助	×	*	×	×	×	*	○		◆	◆
		10) 発達課題への取り組みへの援助	×	*	×	×	×	○	○		◆	◆
		11) 基本的生活習慣形成	×	*	×	×	×	○	○		◆	◆
		12) 小児期の遊びの援助	×	*	×	×	×	×	○		◆	
		13) 親の役割習得への援助	×	*	×	×	×	*	○		◆	◆
	人の死の過程に関わる援助	1) 死を迎える人への援助	*	*	*	*	*	○	*	◆		◆
		2) 臨終を迎える人の家族への援助	△	*	*	*	*	○	*	◆		◆
		3) 死後の遺体への対応	*	○	*	*	○	○	*	◆		◆
	日常生活過程に関わる苦痛の緩和	1) 苦痛予防の看護	*	*	*	*	*	*	*	◆		
		2) 苦痛緩和の看護	*	*	*	*	*	*	*	◆		
	社会復帰過程における援助	1) 社会復帰過程における身体・心理面の調整方法	×	○	*	*	*	*	*	◆		
		2) 社会復帰のために必要な連携	×	○	*	*	*	*	*	◆		
		3) 社会資源の活用方法	×	○	*	*	*	*	*	◆		◆

［注］　＊：当該領域の看護学で取り上げられる技術
　　　　○：既修（習）内容となる技術
　　　　×：他の領域の教育内容として期待する技術
　　　　△：当該領域の内容を中心として発展的な学修となる技術
　　　　◆：適用範囲と特殊性の表示

［田島桂子，他：看護基礎教育における看護技術および認知領域面の教育のあり方に関する研究．厚生科学研究報告書：医療技術評価総合研究事業（平成13-14年度）：64-68 の表の一部を引用して作成］

II 生活と治療・看護の過程に必要な技術　　　No.2

枠組み	大項目	中項目	基礎看護学	小児看護学	成人看護学	老年看護学	精神看護学	母性看護学	在宅・地域看護学	全領域対象	特定領域対象	助産領域対象
生活と治療・看護の過程に必要な技術	ヘルスアセスメントに関わる技術	1) 健康歴聴取	*	*	*	*	*	*	○	◆		
		2) フィジカルアセスメント	*	*	*	*	*	*	○	◆		
		3) 発達アセスメント	*	*	*	*	*	*	○	◆		
		4) 全身状態の観察	*	*	*	*	*	*	○	◆		
		5) 異常状態の観察	△	*	*	*	*	*	○	◆		
		6) 測定技術										
		①身体の計測	*	*	*	*	○	*	○	◆		
		②生体情報の測定										
		・体温測定	*	*	*	*	*	*	○	◆		
		・呼吸測定	*	*	*	*	*	*	○	◆		
		・呼吸音聴取	*	*	*	*	*	*	○	◆		◆
		・心音聴取	*	*	*	*	*	*	○	◆		◆
		・血圧測定	*	*	*	*	*	*	○	◆		
		・脈拍心拍数の測定	*	*	*	*	*	*	○	◆		◆
		・CVP測定	×	×	○	○	×	×	×	◆		
		・患者監視装置によるモニタリング	×	○	○	○	×	×	×	◆		
		③血糖値測定	×	○	*	*	○	○	○	◆		
		④尿比重測定	*	○	○	○	○	○	○	◆		
	面接技術	1) 健康問題対処に関わる面接	*	*	*	*	*	*	○	◆		
	記録・報告	1) 健康歴の記録	*	*	*	*	*	*	*	◆		
		2) 看護計画立案	*	*	*	*	*	*	*	◆		
		3) 経過記録	*	○	*	*	*	*	*	◆		
		4) 電子カルテ使用による記録	△	○	○	○	×	○	○	◆		
		5) 必要な治療に関わる報告	*	*	*	*	*	*	*	◆		
		6) 必要な看護に関わる報告	*	*	*	*	*	*	*	◆		
		7) クライエント（患者）への必要な報告・説明	*	○	*	*	*	*	○	◆		
	感染予防・危険からの防護	1) 感染予防										
		①手洗い	*	*	*	*	*	*	*	◆		
		②ガウンテクニック	*	*	*	*	*	*	×	◆		
		③滅菌物の取り扱い	*	*	*	*	*	*	×	◆		
		④隔離	*	*	*	*	*	*	×	◆		
		⑤医療廃棄物の処理	*	*	*	*	*	*	×	◆		
		⑥汚物の取り扱い	*	*	*	*	*	*	*	◆		
		2) 安全の保持										
		①転倒・転落防止	*	*	*	*	*	*	*	◆		
		②クライエント（患者）の確認行為	*	*	*	*	*	*	×	◆		
		③クライエント（患者）の暴行への対処	×	*	*	*	*	×	×	◆		
		④微生物汚染への対処	△	○	*	*	*	*	×	◆		
		3) 問題行動への対応										
		①適切な抑制	×	*	*	*	*	×	×	◆		
		②問題行動回避への対応	×	*	*	*	*	×	○	◆		
		4) 災害に関わる対応										
		①火災時の対応	*	*	*	*	*	*	○	◆		
		②地震時の対応	*	*	*	*	*	*	○	◆		
		③労働災害時の対応	×	×	○	○	○	○	*		◆	
		④災害後遺症に関わる対応	△	*	*	*	*	*	○	◆		
	検査・検体採取	1) 検体採取										
		①採尿	*	*	*	○	○	○	○	◆		
		②採便	*	*	*	○	○	○	○	◆		
		③痰採取	*	*	*	○	○	○	○	◆		
		④採血	*	*	*	*	○	○	○	◆		
		⑤培養検体採取	×	○	○	○	×	○	×	◆		
		2) 穿刺										
		①骨髄穿刺時の援助	×	○	○	○	×	×	×	◆		
		②胸腔穿刺時の援助	×	○	○	○	×	×	×	◆		
		③腰椎穿刺時の援助	△	○	○	○	×	○	×	◆		
		④腹腔穿刺時の援助	×	○	○	○	×	○	×	◆		
		3) 生理学的検査：心電図検査	×	○	○	○	×	○	×	◆		
		4) 診断過程に必要な特殊検査										
		①内視鏡検査時の援助	×	×	○	○	×	×	×	◆		
		②各種X線検査時の援助	×	○	○	○	×	○	×	◆		
		5) 検査結果の入手・解読と対応	×	○	○	○	○	○	○	◆		
	診察過程への援助	1) 診察過程への援助	*	*	*	*	*	*	*	◆		
		2) 診察後の患者への対応	*	*	*	*	*	*	*	◆		
	入退院に関わる援助	1) 入院にあたっての患者・家族への対応	*	*	*	*	*	*	*	◆		
		2) 入院時オリエンテーション	*	*	*	*	*	*	*	◆		
		3) 退院後の生活指導	*	*	*	*	*	*	×	◆		
		4) 在宅での看護・介護指導	△	*	*	*	*	×	*	◆		
		5) 社会資源の活用と調整	△	*	*	*	*	*	*	◆		

204

Ⅲ 治療過程に関する援助技術

枠組み	大項目	中項目	基礎看護学	小児看護学	成人看護学	老年看護学	精神看護学	母性看護学	在宅・地域看護学	全領域対象	特定領域対象	助産領域対象
治療・処置に関する援助技術	与薬と管理	1) 与薬										
		①経口与薬	*	*	*	○	*	○	○	◆		
		②舌下錠与薬	*	○	*	○	○	○	○	◆		
		③坐薬	*	○	*	○	×	○	○	◆		
		④軟膏塗布	*	○	*	○	×	○	○	◆		
		⑤点眼	*	○	*	○	×	○	○	◆		
		⑥点鼻	*	○	*	○	×	○	○	◆		
		⑦点耳	*	○	*	○	×	○	○	◆		
		2) 注射										
		①皮内注射	*	○	*	○	×	○	○	◆		
		②皮下注射	*	○	*	○	○	○	○	◆		
		③筋肉注射	*	○	*	○	○	○	○	◆		
		④静脈内注射	△	○	*	○	×	○	○	◆		
		⑤中心静脈内注射時の管理	△	○	*	○	×	×	○	◆		
		⑥硬膜外注入時の援助	×	×	*	○	×	○	×	◆		
		⑦自己注射の指導	×	○	*	○	×	×	○	◆		
		⑧輸液時の援助・管理	△	*	*	○	×	○	○	◆		
		⑨輸血時の援助・管理	△	○	*	○	×	○	×	◆		
		3) 薬品管理										
		①水薬・坐薬	*	○	*	○	○	○	○	◆		
		②麻薬	△	○	*	○	×	○	○	◆		
		③劇薬	*	○	*	○	○	○	○	◆		
		④毒薬	△	○	*	○	○	○	○	◆		
		⑤特殊薬（抗癌剤など）	△	○	*	○	×	×	×	◆		
	処置	1) 呼吸・循環器										
		①気道確保	*	*	*	○	×	○	○	◆		◆
		②人工呼吸	*	*	*	○	×	○	○	◆		
		③体外式心マッサージ	*	*	*	○	×	○	○	◆		
		④体位排痰法	×	*	*	○	×	○	○	◆		
		⑤吸入療法・ネブライザー	*	*	*	○	×	○	○	◆		
		⑥酸素吸入	*	*	*	○	×	○	○	◆		◆
		⑦気管内吸引	△	○	*	○	×	○	○	◆		
		⑧気管切開時の看護	×	○	*	○	×	×	○	◆		
		⑨気管カニューレの交換	×	×	*	○	×	×	○	◆		
		⑩レスピレーター装着時の看護	×	○	*	○	×	×	○	◆		
		⑪エアバッグによる加圧換気	×	×	*	○	×	×	×	◆		
		⑫心停止を含む危篤時の看護	△	○	*	○	×	○	○	◆		
		⑬ペースメーカー装着時の看護	×	○	*	○	×	×	○	◆		
		⑭除細動器操作	×	×	*	○	×	×	×	◆		
		⑮温・冷罨法	*	*	*	*	○	○	○	◆		
		2) 腎・泌尿器										
		①膀胱洗浄	×	×	*	○	×	×	○	◆		
		②透析シャント管理・指導	×	×	*	○	×	×	*			
		③自己腹膜潅流管理・指導	×	×	*	○	×	×	*			
		3) 運動器										
		①シーネ固定	×	×	*	○	×	×	×	◆		
		②牽引	×	○	*	○	×	×	×	◆		
		③ギプス装着患者の看護	×	○	*	○	×	×	×	◆		
		4) 消化器										
		①胃洗浄	×	×	*	○	×	×	×	◆		
		②腸洗浄	×	×	*	○	×	×	×	◆		
		5) 皮膚・感覚器										
		①褥創のケア	*	○	*	*	×	*	*	◆		
		②糜爛皮膚の処置	×	○	*	○	×	○	×	◆		
		③洗眼	×	○	*	○	×	○	×	◆		
		④鼻洗	×	○	*	○	×	○	×	◆		
		6) 救急処置時の援助	△	*	*	○	×	○	○	◆		◆
	周手術期の看護	1) 手術前の看護	×	*	*	○	×	○	×	◆		
		2) 手術部位のケア	×	○	*	○	×	○	×	◆		
		3) 手術直後の看護	×	○	*	○	×	○	×	◆		
		4) 術後の挿入カテューブ類の管理	×	○	*	○	×	○	×	◆		
		5) 手術創のケア	×	○	*	○	×	○	×	◆		
		6) 手術時の手洗い	×	○	*	○	×	○	×	◆		
		7) 手術室無菌物の取り扱い	×	○	*	○	×	○	×	◆		
	治療に伴う援助	1) 放射線治療過程の看護	×	○	*	○	×	×	×	◆		
		2) 化学療法過程の看護	×	*	*	○	×	×	×	◆		
		3) 移植手術に関わる看護	×	○	*	○	×	×	×	◆		
		4) 透析療法に関わる看護	×	×	*	○	×	×	*	◆		

III 治療過程に関する援助技術

No. 4

枠組み	大項目	中項目	基礎看護学	小児看護学	成人看護学	老年看護学	精神看護学	母性看護学	在宅・地域看護学	全領域対象	特定領域対象	助産領域対象
治療・処置に関する援助技術	周産期に伴う看護	1) 診断技術 ①妊娠期の診断技術と対応	×	×	×	×	×	×	×			◆
		②分娩期の診断技術と対応	×	×	×	×	×	△	×			◆
		③産褥期の診断技術と対応	×	×	×	×	×	△	×			◆
		④新生児の診断と観察法	×	×	×	×	×	△	×			◆
		⑤乳房の診断と対応技術	×	×	×	×	×	×	×			◆
		2) 分娩介助技術 ①正常分娩過程の介助	×	×	×	×	×	×	×			◆
		②出生直後の新生児の看護	×	×	×	×	×	×	×			◆
		3) 異常分娩時の補助 ①異常出血への救急処置	×	×	×	×	×	×	×			◆
		②胎児・胎盤娩出時および後の処置	×	×	×	×	×	×	×			◆
		4) 保健指導 ①妊娠中毒予防のための保健指導	×	×	×	×	×	*	*	◆		◆
		5) 記録・報告 ①助産記録	×	×	×	×	×	×	×			◆
		②分娩監視装置解読	×	×	×	×	×	*	×			◆

IV 看護の実践過程に必要な技術

枠組み	大項目	中項目	基礎看護学	小児看護学	成人看護学	老年看護学	精神看護学	母性看護学	在宅・地域看護学	全領域対象	特定領域対象	助産技術
看護の実践過程に必要な技術	看護過程展開技術	1) 問題解決思考に基づく看護行為の展開	*	*	*	*	*	○	*	◆		
		2) 問題解決思考に基づくケース看護の展開	*	*	*	*	*	○	*	◆		
	コミュニケーション技術	1) クライエント（患者）との対人関係	*	*	*	*	*	*	*	◆		
		2) 家族・外来者との対人関係	*	*	*	*	*	*	*	◆		
		3) 必要に応じた関係者間での協調	*	*	*	*	*	*	*	◆		
		4) 文化・言語の違いを越えた対人関係	×	×	×	×	×	×	×	◆		
		5) コミュニケーション困難な人々への対応	*	*	*	*	*	○	*	◆		
		6) 病気・障害受容への援助	×	*	*	*	*	○	*	◆		
	ボディメカニックス	1) よい姿勢の保持方法	*	○	○	○	○	○	○	◆		
		2) 看護実践時のボディメカニックス原理の活用	*	○	○	○	○	○	○	◆		
	教育技術	1) 指導内容に応じた教育技法	*	*	*	*	*	*	*	◆		
		2) 対象に応じた教育技法	*	*	*	*	*	△	*	◆		
		3) 教材作成の方法	*	○	○	○	○	○	○	◆		
		4) 既存教材の活用方法	*	○	○	○	○	○	○	◆		

V 看護ケアシステムに関する技術

枠組み	大項目	中項目	基礎看護学	小児看護学	成人看護学	老年看護学	精神看護学	母性看護学	在宅・地域看護学	全領域対象	特定領域対象	助産領域対象
看護ケアシステムに関する技術	物品管理	1) 滅菌物品の取り扱いと管理	*	○	*	○	○	○	○	◆		
		2) 常備薬品の取り扱いと管理	*	○	*	○	○	○	○	◆		
		3) 医療機器の取り扱いと管理	*	○	*	○	○	○	○	◆		
		4) 看護用品・リネン類の取り扱いと管理	*	○	○	○	○	○	○	◆		
	看護管理	1) 医療・病棟等施設の管理	△	○	○	○	*	○	○	◆		
		2) 診療・看護記録類の管理	△	○	○	○	*	○	○	◆		
		3) 看護ケアシステムの組織化と活動	△	○	○	○	○	○	○	◆		
	チーム医療への参画	1) チーム医療における看護職の活動	△	*	○	○	○	○	○	◆		
		2) チーム医療における個人の役割	△	*	○	○	○	○	○	◆		
	保健・医療・福祉の連携システムづくり	1) 関係機関との連携の中での看護職の活動	△	*	△	○	○	○	○	◆		
		2) 専門職者間での連携システムの組織化と活動	△	○	△	○	○	○	○	◆		
		3) 非専門職者との連携システムの組織化と活動	△	○	△	○	○	○	○	◆		
	情報通信技術への参画	1) 利用電子機器への対応	△	○	△	○	○	○	×	◆		
		2) 開発された関係情報の活用	△	○	△	○	○	○	×	◆		

VI 健康生活維持に関する課題への対応技術　　No.5

枠組み	大項目	中項目	基礎看護学	小児看護学	成人看護学	老年看護学	精神看護学	母性看護学	在宅・地域看護学	全領域対象	特定領域対象	助産領域対象
健康生活維持に関する課題への対応技術	身体的課題への対処	1) 呼吸・循環の障害による症状への対処										
		①呼吸困難	×	*	*	○	×	×	○	◆		
		②動悸	×	○	*	○	×	×	○	◆		
		③血圧異常	×	○	*	○	×	×	○	◆		
		④ショック	×	○	*	○	×	×	○	◆		
		⑤末梢循環不全	×	○	*	○	×	×	○	◆		
		2) 栄養代謝の障害による症状への対処										
		①嚥下困難	×	○	*	○	×	×	○	◆		
		②下痢	×	*	*	○	×	×	○	◆		
		③便秘	×	*	*	○	×	×	○	◆		
		④腹部膨満	×	○	*	○	×	×	○	◆		
		⑤嘔気・嘔吐	×	○	*	○	×	×	○	◆		
		⑥血糖異常	×	○	*	○	×	×	○	◆		
		⑦肥満	×	○	*	○	×	×	○	◆		
		3) 防衛機能の障害による症状への対処										
		①易感染	×	○	*	*	○	×	○	◆		
		②発熱	×	*	*	○	×	×	○	◆		
		③痒み	×	○	*	○	×	×	○	◆		
		4) 内部環境調節機能障害による症状への対処										
		①尿量・尿質の異常	×	○	*	○	×	×	○	◆		
		②浮腫（腹水）	×	○	*	○	×	×	○	◆		
		③脱水	×	*	*	○	×	×	○	◆		
		④電解質のアンバランス	×	○	*	○	×	×	○	◆		
		5) 感覚・認知機能の障害による症状への対処										
		①疼痛	×	*	*	○	×	×	△	◆		
		②知覚障害	×	○	*	○	×	×	○	◆		
		③視力障害	×	○	*	○	×	×	○	◆		
		④聴力障害	×	○	*	○	×	×	○	◆		
		⑤意識障害	×	○	*	○	×	×	○	◆		
		⑥失行・失認	×	×	*	○	×	×	○	◆		
		⑦知能の障害	×	×	*	○	×	×	○	◆		
		⑧頭蓋内圧亢進	×	○	*	○	×	×	○	◆		
		6) 運動機能障害による症状への対処										
		①運動麻痺	×	○	*	○	×	×	○	◆		
		②四肢の切断	×	○	*	○	×	×	○	◆		
		③振戦	×	○	*	○	×	×	○	◆		
		④拘縮	×	○	*	○	×	×	○	◆		
		7) 言語障害による症状への対処										
		①構音障害	×	○	*	○	×	×	○	◆		
		②失語症	×	○	*	○	×	×	○	◆		
		8) 性・生殖機能障害による症状への対処	×	×	*	*	*	△	*			◆
		9) 精神症状や状態への対処										
		①幻覚妄想	×	×	×	×	*	×	○	◆		
		②抑うつ状態	×	×	×	×	*	×	○	◆		
		③そう状態	×	×	×	×	*	×	○	◆		
		④衝動行為	×	×	×	×	*	×	○	◆		
		⑤混迷状態	×	×	×	×	*	×	○	◆		
		⑥痴呆	×	×	×	*	×	×	*		◆	
		⑦せん妄	×	×	×	○	*	×	○	◆		
		⑧不安状態	×	*	*	○	*	×	○	◆		
		⑨ひきこもり状態	×	×	×	×	*	×	○	◆		
		⑩拒否（拒食，拒薬）	×	×	×	○	*	×	○	◆		
		⑪攻撃的行為	×	×	×	×	*	×	○	◆		
		⑫強迫行為	×	×	×	×	*	×	○	◆		
		⑬操作・試し行為	×	×	×	×	*	×	○	◆		
		⑭自傷・自殺念慮	×	×	×	×	*	×	○	◆		
		⑮障害を持つ子どもへの援助	×	*	×	×	○	×	○	◆		
	日常生活過程のストレスへの対応	1) 生活環境の変化への対処	△	*	*	*	△	*	*	◆		◆
		2) 役割の変化への対処	△	*	*	*	*	*	*	◆		◆
		3) 家族機能の変化への対処	△	*	*	*	△	*	*	◆		◆
	危機的状況への対処	1) 身体像の変化への対処	×	*	*	○	*	*	*	◆		
		2) 病名の告知への対処	×	*	*	○	△	*	*	◆		
		3) 死・別離への対処	×	*	*	○	△	*	*	◆		
		4) 暴力・虐待への対処	×	*	×	△	*	×	○	◆		
		5) 事故・災害への対処	△	*	×	×	△	×	○	◆		◆
	権利擁護	1) 自己決定のプロセスへの援助	*	*	*	*	*	*	*	◆		
		2) プライバシーの保護	*	*	*	*	*	*	*	◆		
		3) 情報開示	*	*	*	○	*	○	○	◆		
	地域における健康問題に関する対応	1) 地区診断	×	×	×	×	×	×	*		◆	
		2) 地域における保健計画立案・評価	×	×	×	×	×	×	*		◆	
		3) 学童の健康管理	×	*	×	×	×	×	*		◆	
		4) 労働環境のアセスメント	×	×	*	×	×	×	*		◇	
		5) セルフ・ヘルプグループの育成と支援	×	×	*	△	○	*	*		◆	

索引

あ
アブデラ, F.G. 71, 169

い
意思決定能力 122
逸話記録 99
一般教育目標(GIO) 42
一般目標 50

う
受け持ちケース 15
受入れ 58

え
エビデンスを反映させた原理・原則 184
援助に関する基本動作例
　―― 痛み 77
　―― 仰臥位から側臥位への体位変換 76, 80
　―― 筋肉内注射 78
　―― クローズドベッドのつくり方 76
　―― 呼吸困難 77
　―― 手術創の包帯交換 79
　―― 静脈切開時 78
　―― 寝衣交換 76
　―― 全身清拭 76
　―― 発熱 78
　―― 病気に対する不安 77
　―― 腹腔穿刺時 78
演繹的方法 13
演習 12

お
オリエンテーションプログラム 191
オレム, D.E. 71

か
カリキュラム形式の選択 43
カリキュラム決定因子 43
カリキュラム作成 43
カンファレンス 200
ガニエ(Gagné, R.M.) 55
家族の援助 82
解釈(理解) 57
学修順序に関する評価 26
学修途上における診断的評価 25
学習指導理論 30

学習者の評価 24
完成法 103, 106
完全習得学習(マスタリー ラーニング) 30
看護・看護学教育の基盤 2
看護過程
　―― の評価の視点 168
　―― , 初期段階での 11
　―― , 臨地実習における 166
看護学教育の考え方 16
看護学教育の目的 3
看護学教育評価の領域 23
看護学の教育方法 12
看護管理 188
看護基準 5
看護基礎教育
　―― と継続教育 184
　―― の中心に求められるもの 184
看護技術
　―― の関連内容 154
　―― の教育単位の目標設定 155
　―― の構造 75
　―― の評価目標 80
看護行為
　―― の教育方法 120
　―― の構造 67, 74, 79
　―― の実施過程における評価 171
　―― の成り立ち 68
　―― の評価目標 80
看護実践の基盤 4
看護実践能力
　―― の育成 6
　―― のとらえ方 65
看護職者の業務範囲・権限 4
『看護の基本となるもの』 128
『看護の原理と実際』 126
看護の定義
　―― , 国際看護師協会による 64
看護のとらえ方 64
看護方法 189
関連部門との連携 188
観察法 89, 109

き
キャリア教育 121
キャリア教育・開発 194, 198
キャロル(Carroll, J.A.) 30
帰納的方法 13
基礎教育と継続教育 6

基礎目標 53
基本動作 75
基本動作の分節化 13
期待目標 52
技術
　―― , 新しい 188
　―― , 難易度の高い 188
客観テスト 103
　―― , 再生形式の 103
　―― , 再認形式(選択形式)の 103
教育課程と評価 43
教育課程の構造 128
教育課程の展開 9
教育活動等に関する自己評価指針 177
教育計画に関する教育成果と記録 26
教育単位 44
　―― の学修過程 137
　―― の構成内容 126
　―― の設定 127
　―― の目標作成過程 140
教育単位
　―― , 技術に関する 144, 148
　―― , 知識(認知領域)に関する 141
　―― , ヘンダーソンに基づく 128, 129
教育単位区分の考え方 135
教育単位構成の可能性 136
教育内容の分類枠組み 143
教育に対するニーズと制約 43
教育評価
　―― とは何か 20
　―― の意義 20
　―― のためのデータ収集 36
　―― のための必要条件 26
　―― のとらえ方 15
　―― のプロセス 34
　―― の目的 21
　―― , 学習目的のための 22
　―― , 管理目的のための 21
　―― , 教育目標の作成過程と 42
　―― , 研究目的のための 22
　―― , 指導目的のための 21
教育プログラムの作成 190
教育プログラムの評価 25
教育方法
　―― , 看護技術の 13
　―― , 看護行為の 14
　―― , 看護の概念の 13

――,臨地実習の 14
教育方法の評価 26
教育目標
　―― 作成時の原則 47
　―― 設定時の留意点 49
　―― と評価の目標 61
　―― と評価用具 88
　―― のあらわし方 54
　―― の記述 49
　―― の作成過程 42
　―― の分類 56
教育目標設定の必要性 29
教育目標分類学 48
教授-学修過程
　―― と教育内容 153
　―― における評価 24
　――,看護実践能力育成への 153
　――,研究的視点を活かした 154
教授-学修目標 44
　―― 設定のための事前的評価 24
　―― 設定のための評価 25

く
クライエントと看護職者 71
クリニカル・スペシャリスト 195
クリニカル・ラダー 198
組合せ法 103,105

け
ゲス　フー　テスト 102
形成的評価 31
継続教育 186
　―― の教育内容 187
　――,看護基礎教育と
健康の維持・増進 71,130
健康の回復 71,130

こ
個人的達成感の低下 196
個人内評価 28
個別(特定)的行動目標(SBO) 42
口答法(問答法) 108
向上目標 54
行動の習慣化 120
行動描写法 90
行動目標 35,51
効果的な実施順序 82
校内実習 12
高齢者の健康維持対策 184
講義の位置づけ 12

さ
再生形式(自由反応形式,短答式) 103
再認形式(選択形式) 103
細目標 51
最終的学修課題 55
最低到達目標 53

し
指定規則 51
指導・評価目標の有機的関連 46
指導過程 31
施設内教育 189,198
試験の時期 32
試験方法と目標分類 89
自己教育力 119
自己診断法 101
自己評価 34
自由反応形式(再生形式,短答式) 103
自立に向けた援助 65
事後評価 32
事前的評価 31
質問紙法 101
実習中の記録 15
社会測定法 102
主体性・自主性の教育 118
　―― の評価方法 121
授業評価 26
　―― の活かし方 182
　―― の実施時期 182
　――,質問紙による 178
終末期ケア 71
熟達度 82
序列法(配列法) 103,107
少子化対策 184
正直な応答態度 38
将来設計能力 122
情意領域 35,49,56,58,83,88,98,149
情緒的消耗感 196
情報活用能力 122
職業アイデンティティ 196
職業性ストレス 197
職務満足度 199
信頼性 38
真偽法 103,104
深化学習 30
診断的評価 31
新任者に対する評価 193

せ
生活習慣病対策 184
精神運動領域 35,49,56,59,83,88,89
絶対(的)評価 28
選択完成法 106
選択形式 103
全身清拭の技術 73
前提目標 53

そ
相対(的)評価 27
想起 57
総括的評価 32
卒後教育 189

た
多肢選択法 103,104
妥当性
　――,規準関連的 38
　――,構成概念的 38
　――,内容的 38
退院時サマリーの書き方 171
大学院教育 189
諾否法 104
達成目標 52
脱人格化 196
単純再生法 103,106
短答式(再生形式,自由反応形式) 103
短文体テスト 108
段階的評価 31
段階別教育プログラム 190

ち
チェックリスト法 91
チェックリスト例 94,96
知的(諸)能力 46
中核目標 53
中間テスト 31
直接的な援助 66

て
テーマポートフォリオ
　―― の進め方 114
　―― の適用 114
訂正法 103,107

と
到達度評価 27,42

索引

到達目標 52

な
ナース・プラクティショナー 195

に
日常生活行動 66, 119
日常生活の援助 77
人間関係形成能力 122
認知領域 35, 49, 56, 57, 83, 88, 103
認定看護資格 189

の
能力認定のための総括的評価 25

は
バーンアウト 196
配列法(序列法) 103, 107
発展目標 54

ひ
評価
　——, 教育課程作成段階の 174
　——, 教育実施段階の 175
　——, 形成的 110
　——, 事前的 110
　——, 総括的 111
　——, 総合・統合能力に関する 111
　——, 卒業生の活動状況からみた 176
　——, ポートフォリオを用いた 112
評価結果の解釈 27
評価結果の報告 35
評価内容の多様性 26
評価の段階 174
評価法
　——, 情意領域に関する 98
　——, 精神運動領域に関する 89
　——, 認知領域に関する 103
評価目標
　——, 看護実践の 84
評価用具

——の客観性 39
——の組合せ方 109
——の効率 39
——の種類と活用方法 88
——の信頼性 38
——の妥当性 37
——の特異性 39
——, 教育目標と 88
評定尺度
　——, 記述 94
　——, 図式 95
　——, 点数 95
評定法(評定尺度法) 91, 94
標準化テスト 24

ふ
フィジカルアセスメント 9, 15, 185
フォローアップテスト 32
ブルーナー(Bruner, B.S.) 30
ブルーム(Bloom, B.S.) 30, 55
プライマリ・ナース 198
プリセプター 197
プリテスト 31

へ
ヘルスアセスメント 9, 15, 185
ヘンダーソン, V. 71, 128, 169
ペーパー・シミュレーション 185

ほ
ボディメカニクス 93
ボディメカニック 11
ポートフォリオ
　——の実施過程 115
　——の種類と活用方法 113
　——の特徴と長所 112
　——の評価 118
　——, テーマ 114
　——, パーソナル 113
　——, ライフ 113
　——, 臨地実習における 116
ポストテスト 32
保健師助産師看護師学校養成所指定規則 9, 51

保健師助産師看護師法 4
補充学習 30

ま
マスタリー ラーニング(完全習得学習) 30

み
身につける技術 45

め
面接法 100

も
模擬患者 97
目標とその関係(目標間の関連) 53
問題解決 57
問題場面テスト 97, 98, 109
問答法(口答法) 108

よ
よい教育評価 37

ら
ライフスパンと看護 66

り
療養上の世話 4
臨地実習 12, 166
　——, ある程度回を重ねた 84
　——, 初期段階の 84

る
類似技術の整理過程 146

れ
レポート 109

ろ
論文体テスト 107

欧文
GIO(一般教育目標) 42
SBO(個別[特定]的行動目標) 42